全国普通高等中医药院校药学类专业第三轮规划教材

药用植物学实验

（供中药学类、药学类专业用）

U0297390

主　编　王光志
副主编　张宏意　张　坚　包华音　王祥培
编　者　（以姓氏笔画为序）

王光志（成都中医药大学）　　　　王圆圆（甘肃中医药大学）
王祥培（贵州民族大学）　　　　　方清影（安徽中医药大学）
包华音（山东中医药大学）　　　　兰金旭（河南中医药大学）
林彦翔（福建中医药大学）　　　　任广喜（北京中医药大学）
刘笑蓉（湖南中医药大学）　　　　邢艳萍（辽宁中医药大学）
李思蒙（南京中医药大学）　　　　李润美（广州中医药大学）
张　坚（天津中医药大学）　　　　张　涛（长春中医药大学）
张宏意（广东药科大学）　　　　　陈　璐（成都中医药大学）
苗玉焕（湖北中医药大学）　　　　周云丰（河南大学）
赵　欢（首都医科大学）　　　　　康乃馨（苏州大学）
董丽华（江西中医药大学）

中国健康传媒集团
中国医药科技出版社

内 容 提 要

本教材为"全国普通高等中医药院校药学类专业第三轮规划教材"之一,在遵从国家"十四五"规划教材编写指导思想的基础上,以培养和提升学生的科研创新能力为目标,有机整合了实验教学中的基础理论、基本技能、新技术和新方法。教材分上、下两篇,上篇着重介绍药用植物学研究的基础知识和基本方法;下篇包括形态学、解剖学、分类学实验以及开放性和综合性实验,共计14个基础实验和6个开放性和综合性实验。同时,在书后有附录和花解剖示范图。

本教材主要供全国普通高等院校及职业学校中药学类、药学类学科实验使用,也可作为研究生和中医药工作者的参考用书。

图书在版编目(CIP)数据

药用植物学实验/王光志主编. —北京:中国医药科技出版社,2024.1

全国普通高等中医药院校药学类专业第三轮规划教材

ISBN 978-7-5214-3944-1

Ⅰ.①药… Ⅱ.①王… Ⅲ.①药用植物学-实验-中医学院-教材 Ⅳ.①Q949.95-33

中国国家版本馆 CIP 数据核字(2023)第 114476 号

美术编辑 陈君杞

版式设计 友全图文

出版　**中国健康传媒集团** | 中国医药科技出版社

地址　北京市海淀区文慧园北路甲 22 号

邮编　100082

电话　发行:010-62227427　邮购:010-62236938

网址　www.cmstp.com

规格　889mm×1194mm $^1/_{16}$

印张　11 $^1/_2$

字数　326 千字

版次　2024 年 1 月第 1 版

印次　2024 年 1 月第 1 次印刷

印刷　河北环京美印刷有限公司

经销　全国各地新华书店

书号　ISBN 978-7-5214-3944-1

定价　**39.00 元**

获取新书信息、投稿、为图书纠错,请扫码联系我们。

出版说明

"全国普通高等中医药院校药学类专业第二轮规划教材"于2018年8月由中国医药科技出版社出版并面向全国发行，自出版以来得到了各院校的广泛好评。为了更好地贯彻落实《中共中央　国务院关于促进中医药传承创新发展的意见》和全国中医药大会、新时代全国高等学校本科教育工作会议精神，落实国务院办公厅印发的《关于加快中医药特色发展的若干政策措施》《国务院办公厅关于加快医学教育创新发展的指导意见》《教育部　国家卫生健康委　国家中医药管理局关于深化医教协同进一步推动中医药教育改革与高质量发展的实施意见》等文件精神，培养传承中医药文化，具备行业优势的复合型、创新型高等中医药院校药学类专业人才，在教育部、国家药品监督管理局的领导下，中国医药科技出版社组织修订编写"全国普通高等中医药院校药学类专业第三轮规划教材"。

本轮教材吸取了目前高等中医药教育发展成果，体现了药学类学科的新进展、新方法、新标准；结合党的二十大会议精神、融入课程思政元素，旨在适应学科发展和药品监管等新要求，进一步提升教材质量，更好地满足教学需求。通过走访主要院校，对2018年出版的第二轮教材广泛征求意见，针对性地制订了第三轮规划教材的修订方案。

第三轮规划教材具有以下主要特点。

1.立德树人，融入课程思政

把立德树人的根本任务贯穿、落实到教材建设全过程的各方面、各环节。教材内容编写突出医药专业学生内涵培养，从救死扶伤的道术、心中有爱的仁术、知识扎实的学术、本领过硬的技术、方法科学的艺术等角度出发与中医药知识、技能传授有机融合。在体现中医药理论、技能的过程中，时刻牢记医德高尚、医术精湛的人民健康守护者的新时代培养目标。

2.精准定位，对接社会需求

立足于高层次药学人才的培养目标定位教材。教材的深度和广度紧扣教学大纲的要求和岗位对人才的需求，结合医学教育发展"大国计、大民生、大学科、大专业"的新定位，在保留中医药特色的基础上，进一步优化学科知识结构体系，注意各学科有机衔接、避免不必要的交叉重复问题。力求教材内容在保证学生满足岗位胜任力的基础上，能够续接研究生教育，使之更加适应中医药人才培养目标和社会需求。

3.内容优化，适应行业发展

教材内容适应行业发展要求，体现医药行业对药学人才在实践能力、沟通交流能力、服务意识和敬业精神等方面的要求；与相关部门制定的职业技能鉴定规范和国家执业药师资格考试有效衔接；体现研究生入学考试的有关新精神、新动向和新要求；注重吸纳行业发展的新知识、新技术、新方法，体现学科发展前沿，并适当拓展知识面，为学生后续发展奠定必要的基础。

4.创新模式，提升学生能力

在不影响教材主体内容的基础上保留第二轮教材中的"学习目标""知识链接""目标检测"模块，去掉"知识拓展"模块。进一步优化各模块内容，培养学生理论联系实践的实际操作能力、创新思维能力和综合分析能力；增强教材的可读性和实用性，培养学生学习的自觉性和主动性。

5.丰富资源，优化增值服务内容

搭建与教材配套的中国医药科技出版社在线学习平台"医药大学堂"（数字教材、教学课件、图片、视频、动画及练习题等），实现教学信息发布、师生答疑交流、学生在线测试、教学资源拓展等功能，促进学生自主学习。

本套教材的修订编写得到了教育部、国家药品监督管理局相关领导、专家的大力支持和指导，得到了全国各中医药院校、部分医院科研机构和部分医药企业领导、专家和教师的积极支持和参与，谨此表示衷心的感谢！希望以教材建设为核心，为高等医药院校搭建长期的教学交流平台，对医药人才培养和教育教学改革产生积极的推动作用。同时，精品教材的建设工作漫长而艰巨，希望各院校师生在使用过程中，及时提出宝贵意见和建议，以便不断修订完善，更好地为药学教育事业发展和保障人民用药安全有效服务！

数字化教材编委会

主　编　王光志
副主编　张宏意　张　坚　包华音　王祥培
编　者　(以姓氏笔画为序)

王光志 (成都中医药大学)　　　　王圆圆 (甘肃中医药大学)
王祥培 (贵州民族大学)　　　　　方清影 (安徽中医药大学)
包华音 (山东中医药大学)　　　　兰金旭 (河南中医药大学)
林彦翔 (福建中医药大学)　　　　任广喜 (北京中医药大学)
刘笑蓉 (湖南中医药大学)　　　　邢艳萍 (辽宁中医药大学)
李思蒙 (南京中医药大学)　　　　李润美 (广州中医药大学)
张　坚 (天津中医药大学)　　　　张　涛 (长春中医药大学)
张宏意 (广东药科大学)　　　　　陈　璐 (成都中医药大学)
苗玉焕 (湖北中医药大学)　　　　周云丰 (河南大学)
赵　欢 (首都医科大学)　　　　　康乃馨 (苏州大学)
董丽华 (江西中医药大学)

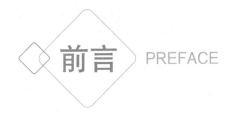
前言 PREFACE

药用植物学是中药学和药学类专业的专业基础课，为一门实践性较强的学科。药用植物学实验作为理论教学的延伸，是理论联系实践、提升实验研究技能、构建科学研究方法以及培养科研创新能力的重要环节，对学生掌握中药品种鉴定、质量评价、中药资源调查与评估具有重要的地位和作用。为了适应新时代人才培养的要求，同时结合同层次院校的教学实际情况，由成都中医药大学、山东中医药大学、广东药科大学、天津中医药大学等全国多所大学的21位一线教师共同编写了本实验教材。

本教材的编写以立德树人为根本，以培养和提升学生的科研创新能力为目标，在强调基础实验的基础上，注重吸纳学科发展的新知识、新技术、新方法。教材分上、下两篇。上篇为基础理论和技能部分，属于教师导学和学生自学部分，着重介绍药用植物学实验的基础知识和基本研究方法；下篇为实验方法篇，属于实验技能与能力培养部分，包括形态学、解剖学、分类学实验和综合性实验等内容。本教材还设置了多个附录作为知识拓展部分。同时，为了促进药用植物花形态结构和植物分类原理的理解，本教材在最后还附有银杏、黄连、丹参、浙贝母等植物花的精细解剖示范图。本教材为书网融合教材，即纸质教材有机融合数字化资源，便教易学。

本教材由王光志负责整体内容设计，编写第一章、制作花解剖图和审定稿件。第二章、第三章由张坚、任广喜、李思蒙、李润美和兰金旭编写，第四章至第六章由王祥培、苗玉焕、邢艳萍、周云丰、康乃馨和王光志编写，第七章至第九章由张宏意、王圆圆、赵欢、方清影和张涛编写，第十章、第十一章由包华音、刘笑蓉、董丽华和林彦翔编写，附录由陈璐编写。

本教材属于中药学类、药学类相关专业本科的实验用教材，使用时可根据各自学校的教学大纲和条件安排实验内容，也可作为研究生和中医药工作者的参考用书。本教材编写过程中，得到了各位编者及其所在单位的大力支持，也得到成都中医药大学严铸云教授的支持和指导，在此一并致以衷心的感谢！受编者水平所限，书中存在不足之处在所难免，希望读者在使用过程中提出宝贵意见，以便修订时完善。

编　者
2023 年 9 月

◆ **下篇 实验方法篇** ◆

上篇 基础理论和技能篇

第一章 绪 论

PPT

学习目标

知识目标

1. **掌握** 药用植物学实验记录与实验报告的相关要求；实验报告的书写格式。
2. **熟悉** 实验室安全问题和常用的安全处置方法；药用植物学实验的目的要求。
3. **了解** 实验室危险废物收集、暂存和处置的相关管理规定。

能力目标 通过绪论的学习，具备正确书写实验报告的能力；具备实验室常见安全问题处置的基本技能。

药用植物学实验是中药学类和药学类专业的一门重要的专业基础实验，在学生的知识体系构架和技能培养方面起着承前启后的作用。药用植物学实验主要包括植物的细胞与组织、植物器官的形态解剖与植物分类三部分基础内容，此外还包括药用植物资源调查、组织培养、药用植物的分子鉴定等拓展内容。通过实验，学生能掌握药用植物细胞与组织、器官形态和组织结构特征、重点分类群的特征等基础知识，具备植物解剖和生物绘图及摄影的基本技能，以及熟练应用植物分类检索表进行药用植物的分类鉴定的能力。

第一节 药用植物学实验的目的与要求

中药来源繁多，绝大多数来源于植物。我国12807种中药资源种中，药用植物有11146种，约占资源总数的87%，可见药用植物在中药研究和应用中占有重要地位。药用植物学研究的对象是鲜活的生命体，涉及植物的形态和组织结构、生长发育、药用植物分类、次生代谢产物的代谢调控以及资源利用等内容，是一门实践性较强的课程。只有加强实践，理论联系实践，才能有效掌握药用植物学的基本内容。

一、掌握药用植物学相关的基础理论和知识体系

药用植物学理论课程的主要内容包括药用植物的形态特征、组织结构、器官发育和药用植物的分类等，按照植物系统进化的思想构建知识体系。其中涉及大量的名词术语和概念。只有密切结合实验，才能深刻领会植物的形态特征、解剖学特征，才能熟练地进行药用植物的分类鉴定，为鉴定中药的原植物、厘清中药的来源奠定理论基础。

二、具备药用植物分类鉴定的研究技能

药用植物学实验，除了有助于课堂理论知识的掌握外，还要求掌握相关的实验技术，具备一定的实验研究的能力。通过药用植物学实验，要求学生正确熟练地使用显微镜，掌握各种显微制片方法、植物形态解剖方法、遗传分析技术、资源调查技术、生物绘图方法以及科学摄影等技术，具备熟练应用植物检索表进行植物不同分类群鉴定和药用植物资源研究的能力。通过对植物器官形态的解剖观察和药用植物分类学原则、原理的运用，以及对细胞、组织形态特征的研究和代谢产物与遗传物质分析技术的运用，构建从分子－细胞－组织－器官多层次鉴定中药原植物的能力和基本技能。

三、培养规范意识和安全意识

实验室是进行科学实验和探索的特殊场合。因涉及水、电、气以及多种化学试剂和不同仪器的使用，操作不当可能会造成不安全风险。为了培养学生严谨求实作风，探索创新的精神，进入实验室后应严格遵守各种管理制度，实验中严格操作规程，树立安全第一、规范操作、尊重规则、珍爱生命的意识。

第二节 实验记录与实验报告的撰写

实验记录和实验报告是科学研究中为了达成实验目的，通过实验过程的观察、分析、综合、判断，如实地把实验的全过程和实验结果用文字和图像记录下来的材料。实验报告具有科学交流和保留资料的作用。书写实验报告的过程，是学生用所学基本理论知识对实验结果进行分析综合，逻辑思维上升为理论的过程，也是锻炼学生科学思维，独立分析和解决问题，准确地进行科学表达的过程。实验报告要求格式统一，简明扼要，表述清楚，字迹端正，条理分明。实验结果依据实验的内容不同采用文字、图、表等形式。在实验过程中，为保证实验结果的真实性，应真实、规范、完整记录实验中的现象、问题等。

一、实验记录

实验记录是在实验研究过程中，用实验、观察、调查或资料分析等方法，根据实际情况直接记录或统计形成的各种数据、文字、图表、声像等原始资料。实验记录应真实、及时、准确、完整，防止漏记和随意涂改。不得伪造、编造数据。实验记录本或记录纸应保持完整，不得缺页或挖补；如有缺、漏页，应详细说明原因。在书写记录过程中应注意如下事项。

1. 实验记录本竖用横写，不得使用铅笔。实验记录应用字规范，字迹工整。药用植物学实验绘图应用铅笔。常用的外文缩写（包括实验试剂的外文缩写）应符合规范。首次出现时必须用中文加以注释。实验记录中属译文的应注明其外文名称。

2. 实验记录应使用规范的专业术语，计量单位应采用国际标准计量单位，有效数字的取舍应符合实验要求。

3. 实验记录不得随意删除、修改或增减数据。如必须修改，须在修改处画一斜线，不可完全涂黑，保证修改前记录能够辨认，并应由修改人签字，注明修改时间及原因。

4. 实验图片、照片应粘贴在实验记录的相应位置上，底片装在统一制作的底片袋内，编号后另行保存。用热敏纸打印的实验记录，须保留其复印件。

5. 实验记录应妥善保存，避免水浸、墨污、卷边，保持整洁、完好、无破损、不丢失。

6. 对于有特殊要求的实验项目，实验记录应存档；每次实验结束后，应由实验负责人和记录人在记录后签名；课题负责人或上一级研究人员要定期检查实验记录，并签署检查意见；每项研究工作结束后，应按归档要求将研究实验记录整理归档。

二、实验报告

实验结束时，应及时整理和总结实验结果，写出实验报告。实验报告的内容通常应包括实验名称、实验目的、实验设计或方案、报告人及实验时间、实验材料、实验内容与方法、实验过程、实验结果和分析讨论等内容。

1. 实验名称 实验名称是实验报告中心思想和主要内容的高度概括。每项实验开始前应首先注明课题名称和实验名称。要求简明扼要地反映实验内容和所采用的实验方法，一般按照教学大纲给出的实验名称即可。

2. 报告人及实验时间 包括报告者姓名、年级、专业、班级、学号，每次实验须按年月日顺序记录实验日期。

3. 实验目的 实验目的必须能反映实验的主要观察指标、实验对象、实验技术及需要解决的问题与注意的事项等内容。

4. 实验材料 包括植物细胞、组织和新鲜植株、腊叶标本、浸泡标本等；还包括实验中用到的试剂和实验仪器。试剂应记录其名称、生产厂家、规格、批号及效期；自制试剂应记录配制方法、配制时间和保存条件等；实验仪器应包括设备名称、型号等。实验材料如有变化，应在相应的实验记录中加以说明。

5. 实验内容与方法 常规实验方法应在首次实验记录时注明方法来源，并简述主要步骤。改进、创新的实验方法应详细记录实验步骤和操作细节。

6. 实验过程 详细记录研究过程中的操作，观察到的现象，异常现象的处理及其产生原因，影响实验因素的分析等。

7. 实验结果 根据实验目的，对原始记录进行系统化、条理化的整理、归纳和统计学处理。其表达一般有图、表和文字叙述三种。

（1）叙述式 用文字将观察到的、与实验目的有关的现象客观地加以描述，描述时需有时间概念和顺序上的先后层次。

（2）表格式 以表格形式记录实验的原始数据。能较为清楚地反映观察内容，有利于互相对比。每一表格应说明一定的中心问题，应有标题和计量单位。

（3）绘图式 指经过认真观察，抽象化后的细胞、组织或药用植物器官或植株的绘图。对图片要表达的内容应标注，且用文字说明。表的说明文字。如实验中观察到的细胞后含物、组织的结构、植物器官的特殊形态等，可用草图暂时记录。

8. 分析讨论 每次（项）实验结果应做必要的数据处理和分析，并有明确的文字小结。讨论是从实验和观察的结果出发，合理地、综合性运用专业知识从理论上对其分析、比较、阐述、推论和预测。分析是从理论上对实验结果的各种资料、数据、现象等进行综合分析；解释、说明实验结果；重点阐明实验中出现的一般性规律与特殊性规律之间的关系。结论是实验工作的总结概括，文字要简短，不用表和图。

◎ 第三节　实验室安全

一、实验室守则

1. 认真学习实验室安全与防护知识，严格遵守实验各种守则，严防触电、燃烧、爆炸、化学品伤害等安全事故的发生。必须先经过学习安全守则及安全防护知识，才准许进入实验室工作。

2. 遵守实验纪律，不迟到，不早退，不无故缺席，实验中不得擅自离开实验岗位。提前完成实验者必须经指导老师同意方可离开实验室。实验中保持安静，不大声喧哗或嬉笑；进入实验室须穿工作服，不得穿背心、赤脚或穿拖鞋进实验室。

3. 实验中要集中精力，认真规范操作。要及时、正确地把实验现象及数据记录在实验报告上或实验记录本上，不得随意涂改或伪造数据。根据原始记录认真处理数据。按时做好并提交实验报告。

4. 实验仪器、设备是国有资产，务必注意爱护。使用各种仪器、设备，必须严格遵守其操作规程，精密仪器必须经老师许可后方可使用，发现异常或故障，应立即停止使用，报告设备维护老师。若有严重违反操作规程造成仪器损坏者，应负担一定的赔偿责任。玻璃仪器破损时，应填写破损单并按一定比例赔偿。

5. 遵守实验试剂、药品的取用规则。注意节约试剂、药品，应按规定的规格、浓度、用量取用；公用试剂、物品或仪器用毕后应即放回原位。同时注意节约水、电等。

6. 实验中或实验后的废物、废液、碎玻璃等应分别放入废液缸或废物桶中，有毒物质应严格放入特定的容器中，需回收的物品或药品应放入指定的回收瓶中。

7. 要始终保持实验室的整洁，实验台上器具要摆放整齐、有序，台上不留水滴，不放书包或与实验无关的书籍、物品。不准往地上乱扔纸屑或其他杂物。

8. 每次实验结束后要按照程序关好仪器，玻璃仪器应认真洗净并有序地放入柜中。清理和擦净实验台和试剂架，最后检查水、电是否关妥。

9. 实验室实行学生轮值制度。值日生在实验过程中，有责任协助老师维持实验室的公共秩序、卫生，搬放仪器、试剂、实验用水。实验结束后，打扫实验室，整理擦拭公用台面、试剂架和仪器，清理废液、废物，检查水、电等安全情况，最后在值日生登记本上逐项检查登记后交指导老师签字。

10. 下列情况之一者，不允许进行实验：没有预习及写好预习报告或不合格者；违反操作规程且不听老师指导，造成较严重后果者；严重违反实验室规章制度又不听劝导，造成不良影响者；无正当理由迟到超过规定时间者。

二、实验室安全注意事项

1. 进入实验室开始工作前应了解煤气总阀门、水阀门及电闸所在处。离开实验室时，一定要将室内检查一遍，应将水、电、煤气的开关关好，门窗锁好。

2. 使用电器（如烘箱、恒温水浴、离心机、电炉等）时，严防触电；绝不可用湿手或在眼睛旁视时开关电闸和电器开关。应该用试电笔检查电器是否漏电，凡是漏电的仪器，一律不能使用。

3. 使用腐蚀性试剂时，必须小心操作，防止溅出。用移液管量取试剂时，必须使用橡皮球，绝对不能用口吸取。若不慎溅在实验台上或地面，必须及时用湿抹布擦洗干净。如果触及皮肤应立即治疗。

4. 使用可燃物，特别是易燃物（如乙醚、丙酮、乙醇、苯、金属钠等）时，应特别小心。不要大量放在桌上，更不要在靠近火焰处。只有在远离火源时，或将火焰熄灭后，才可大量倾倒易燃液体。低沸点的有机溶剂不准在火上直接加热，只能在水浴上利用回流冷凝管加热或蒸馏。

5. 用油浴操作时，应小心加热，不断用温度计测量，不要使温度超过油的燃烧温度。

6. 易燃和易爆炸物质的残渣（如金属钠、白磷、火柴头）不得倒入污物桶或水槽中，应收集在指定的容器内。废液需要倒在指定的废液收集桶中，应注意按类别分别处置，不能直接倒入水槽。

7. 有毒药品应按实验室的规定办理审批手续后领取，使用时严格操作，用后妥善处理。

三、实验室安全处置方法

（一）实验室灭火法

实验中一旦发生火灾，切不可惊慌失措，应保持镇静。首先立即切断室内一切火源和电源。然后根据具体情况正确地进行抢救和灭火。

1. 在可燃液体燃着时，应立即拿开着火区域内的一切可燃物质，关闭通风器，防止扩大燃烧。若着火面积较小，可用抹布、湿布、铁片或沙土覆盖，隔绝空气使之熄灭。但覆盖时要轻，避免碰坏或打翻盛有易燃溶剂的玻璃器皿，导致更多的溶剂流出而再着火。

2. 酒精及其他可溶于水的液体着火时，可用水灭火。汽油、乙醚、甲苯等有机溶剂着火时，应用石棉布或砂土扑灭。绝对不能用水，否则反而会扩大燃烧面积。金属钠着火时，可用砂子灭火。

3. 导线着火时不能用水及二氧化碳灭火器灭火，应切断电源或用四氯化碳灭火器。

4. 衣服烧着时切忌奔走，可用衣服、大衣等包裹身体或躺在地上滚动，以灭火。

5. 发生火灾时应注意保护现场。较大的着火事故应立即报警。

（二）实验室急救

在实验过程中不慎发生受伤事故，应立即采取适当的急救措施。

1. 玻璃割伤及其他机械损伤：首先必须检查伤口内有无玻璃或金属等物碎片，然后用硼酸水洗净，再擦碘酒或紫药水，必要时用纱布包扎。若伤口较大或过深而大量出血，应迅速在伤口上部和下部扎紧血管止血，立即到医院诊治。

2. 烫伤：一般用高浓度（90%~95%）乙醇消毒后，涂上苦味酸软膏。如果伤处热痛或红肿（一级灼伤），可用橄榄油或用棉花蘸酒精敷盖伤处；若皮肤起泡（二级灼伤），不要弄破水泡，防止感染；伤处皮肤呈棕色或黑色（三级灼伤），应用干燥且无菌的消毒纱布轻轻包扎好，急送医院治疗。

3. 强碱（如氢氧化钠、氢氧化钾）、钠、钾等触及皮肤而引起灼伤时，要先用大量自来水冲洗，再用5%乙酸溶液或2%乙酸溶液涂洗。强酸、溴等触及皮肤而致灼伤时，应立即用大量自来水冲洗，再以5%碳酸氢钠溶液或5%氢氧化铵溶液洗涤。酚触及皮肤引起灼伤，应该用大量的水清洗，并用肥皂和水洗涤，忌用乙醇。

4. 若煤气中毒时，应到室外呼吸新鲜空气，若严重时应立即到医院诊治。

5. 水银容易由呼吸道进入人体，也可以经皮肤直接吸收而引起积累性中毒。严重中毒的征象是口中有金属气味，呼出气体也有气味；流唾液，牙床及嘴唇上有硫化汞的黑色；淋巴腺及唾液腺肿大。若不慎中毒时，应送医院急救。急性中毒时，通常用碳粉或呕吐剂彻底洗胃，或者食入蛋白（如1L牛奶加3个鸡蛋清）或蓖麻油解毒并使之呕吐。

6. 触电：触电时先必须切断电源，用干绝缘棍棒使导线与触电者分开；使触电者和地面分离，急救时急救者必须做好防止触电的安全措施，手或脚必须绝缘。

◎ 第四节 实验室危险废物收集、暂存和处置

实验室危险废物是指纳入《国家危险废物名录》（2021 版），各级各类实验室或实验场所在教学、科研过程中产生的危害人体健康、污染环境或存在安全隐患的废弃物及其污染物。学校实验室常规危险废物主要分为废化学试剂、桶装废液、空试剂瓶和沾染物垃圾四类（表 1 - 1）。

表 1 - 1 实验室常见废弃物种类

实验废弃物种类	举例
废弃化学试剂	固体或液体废旧化学试剂，不含烧杯、试管等玻璃容器内的试剂
废液	有机废液、无机废液、碱性废液、酸性废液、其他（如含氰、铬、汞等的物质）
空试剂瓶	玻璃或塑料试剂瓶、玻璃片、破损玻璃仪器等
沾染物垃圾	沾染了化学试剂的手套、滤纸、塑料枪头、塑料培养皿、针头等

一、危险废物收集原则

严禁擅自丢弃、倾倒、遗撒实验废液。实验过程中产生的危险废物应及时进行集中收集，实验器皿清洗用水必须倒入废液桶中，严禁向水池中、下水管道、洗手间等处倾倒，如不慎遗撒应及时收集处理。

1. 根据危险特性分类收集。废液收集桶应统一配备，使用前张贴危险废物标签，如实填写标签相关内容，过期试剂一律报废处理。

2. 建立危险废物管理台账。每一收集容器应随附一份投放登记表，如实记载危险废物的名称、种类、产生时间、数量及流向等内容并妥善保管，保存时间不少于 5 年。

3. 桶装废液须控制存量。大桶废液装入量一般控制在 2/3 左右，不得超过 4/5。

4. 空瓶未经无害化处理，不可盛装废液，建议按照空试剂瓶申请回收和无害化处置。

二、危险废物暂存管理

划定危险废物暂存区域。实验室危险废物应划定区域进行收集，严禁在危险废物暂存区域以外的地方投放危险废物。

1. 危险废物应分类分区存放。在实验室内使用不同的容器分类收集和存放危险废物，配伍禁忌的危废应设置有效隔挡，不可放置在同一托盘上。废液和其他实验垃圾不可放置在同一柜中或同一托盘上。

2. 危险废物应配备防渗漏托盘。实验室可根据产废情况，申领足够数量的防渗漏托盘，用于盛放危险废物。试剂柜、实验台等试剂（包括树脂、胶）操作区域建议配备防渗漏托盘。

3. 实验垃圾与生活垃圾不混放。实验室中，存放实验垃圾与生活垃圾的容器应分开存放，并有明确标识。

4. 台面、地面应保持清洁。实验台面留有污垢的，应尽量清洗干净，如无法恢复台面清洁，建议铺设新的耐腐蚀橡胶台垫，更换后的台垫须按危废进行处理。水池、地面应保持干净，不可留有试剂遗撒和酸碱腐蚀的痕迹。

目标测试

1. 根据教学大纲，药用植物学实验有哪些主要内容？

2. 实验记录与实验报告有何区别与联系？

3. 药用植物学实验报告的格式和要求有哪些？

4. 乙醇及其他可溶于水的液体以及汽油、乙醚、甲苯等有机溶剂着火时，分别该怎样灭火？

5. 什么是实验危险废弃物？包括哪些类型？

书网融合……

思政导航

本章小结

微课

题库

第二章 药用植物形态解剖学基础知识

学习目标

知识目标

1. 掌握 药用植物各器官形态识别的方法；各器官的解剖学特征。
2. 熟悉 药用植物器官形态和组织构造特征在药用植物分类鉴定中的应用。
3. 了解 药用植物各器官之间的联系与区别。

能力目标 通过本章学习，能熟练识别并描述植物器官的形态；能识别各种器官的组织结构特征；具备解剖花器官的技能；并能熟练运用药用植物形态和解剖学基础知识，熟练识别和鉴定药用植物。

第一节 被子植物分类形态学术语图解

PPT

植物器官形态特征是药用植物分类鉴定的重要依据，是准确对植物器官性状进行观察和描述，并用统一科学的性性状术语进行表达和交流是植物分类的关键。种子植物的器官包括根、茎、叶、花、果实和种子六类，前三者为营养器官，后三者属于繁殖器官。对于被子植物分类最重要的是繁殖器官花和果实的性状特征的观察和描述，尤其是花的特征尤其重要。通过对被子植物进行花解剖，掌握其花部特征，在此基础上进行花程式和花图式的书写是被子植物分类的重要知识基础和基本技能。

一、根

根（root）是植物登陆之后产生的重要的营养器官，具有吸收水分、储藏营养、固着等多种功能。依据其是否来源于胚可分为定根和不定根。定根又依据其主次之分，可分为主根、侧根和纤维根。根系是植物根的总和，由定根组成的根系称为直根系，由不定根组成的根系称为须根系（图2-1）。吸收水分是根最重要的功能，自然界中由于要适应环境，根也产生或强化了一些功能，从而出现各种变态。常见的有贮藏根、支持根、气生根、寄生根、攀援根和水生根，其中贮藏根又分为肉质直根和块根。肉质直根来源于主根，按形态不同可分为圆锥根、圆柱根、圆球根（图2-2）。

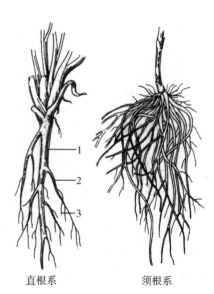

直根系　　　　　　须根系

图2-1 根和根系

1. 主根　2. 侧根　3. 纤维根

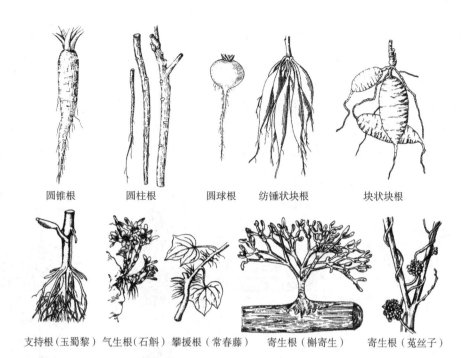

圆锥根　　圆柱根　　圆球根　　纺锤状块根　　块状块根

支持根（玉蜀黍）　气生根（石斛）　攀援根（常春藤）　寄生根（槲寄生）　　寄生根（菟丝子）

图 2-2　各种变态根的形态

二、茎

茎（stem）通常是生长于地面上呈长轴状的营养器官，具有支持、输导等多种功能。茎最基本的特征是具有节、节间、芽和叶，此外，木质茎上还有皮孔、芽鳞痕、叶痕和维管束痕等特征。

芽是叶、枝、花或花序等的原始体，按芽将形成的器官性质分为枝芽、花芽和混合芽；按生长位置分为顶芽、腋芽和不定芽；按芽鳞的有无分为裸芽和被芽（鳞芽）；按芽的生理活性分为活动芽和休眠芽。

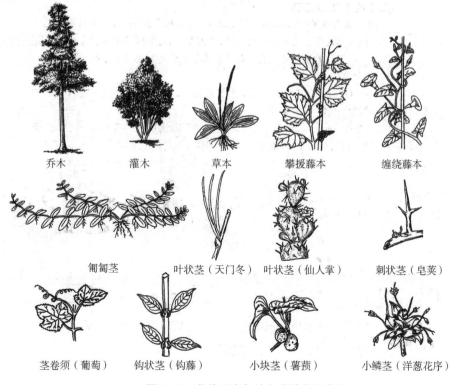

乔木　　　灌木　　　草本　　　攀援藤本　　缠绕藤本

匍匐茎　　　叶状茎（天门冬）　叶状茎（仙人掌）　　刺状茎（皂荚）

茎卷须（葡萄）　　钩状茎（钩藤）　　小块茎（薯蓣）　　小鳞茎（洋葱花序）

图 2-3　茎的形态与地上茎的变态类型

茎按生长习性分为直立茎、缠绕茎、攀援茎、匍匐茎（图2－3），除直立茎外，具有其他茎的植物统称为藤本植物；按照茎的质地分为木质茎、草质茎和肉质茎，木质茎又分为乔木、灌木和木质藤本，草质茎分为一年生草本、二年生草本、多年生草本和草质藤本。

为适应环境变化，茎的正常形态和功能也会发生改变或产生新的功能，这些变化称茎的变态。根据变态茎所处环境不同，分为地上变态茎和地下变态茎两大类：地上变态茎分为叶状茎、枝刺茎、茎卷须、钩状茎、小块茎、小鳞茎、假鳞茎（图2－3）；地下变态茎有根状茎、块茎、球茎、鳞茎等类型（图2－4）。

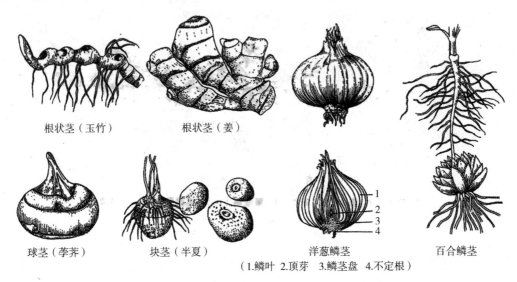

根状茎（玉竹）　　　根状茎（姜）

球茎（荸荠）　　　块茎（半夏）　　　洋葱鳞茎　　　百合鳞茎
（1.鳞叶　2.顶芽　3.鳞茎盘　4.不定根）

图2－4　各种地下的变态茎形态

三、叶

叶（leave）为绿色扁平体，是植物进行光合作用和蒸腾作用的重要器官。一片完全的叶由叶片、叶柄和托叶三部分组成（图2－5），如缺叶柄或托叶的称"不完全叶"。

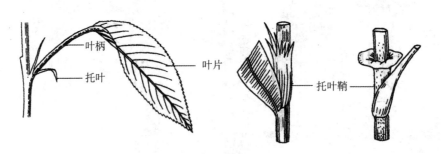

叶柄
托叶
叶片
托叶鞘

图2－5　叶的组成

叶的形态包括叶全形和叶的局部形态。叶全形根据叶子长宽比和最宽的位置判断（图2－6）；叶局部形态是指叶尖、叶基和叶缘的形态（图2－7）。叶片上脉纹分布称为脉序，常见的有网状脉序、平行脉序和分叉脉序（图2－8）。叶片的边缘叶也会出现不同程度的分裂（图2－9）。

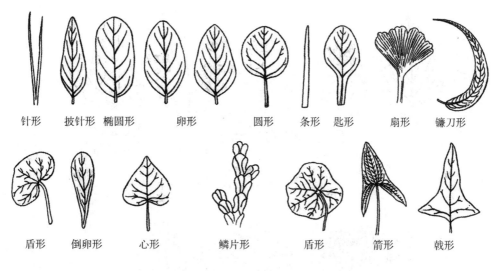

针形　披针形　椭圆形　卵形　圆形　条形　匙形　扇形　镰刀形

盾形　倒卵形　心形　鳞片形　盾形　箭形　戟形

图 2-6　叶的全形

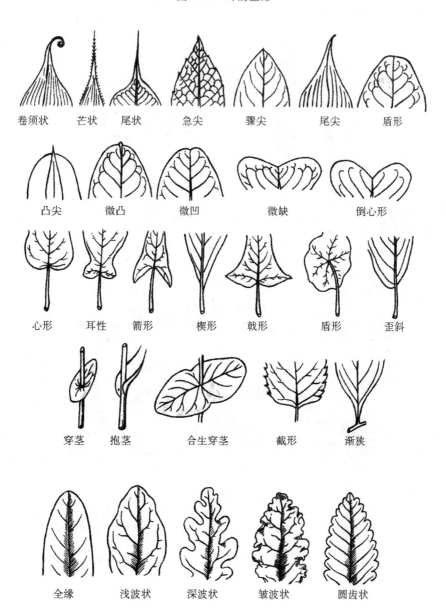

卷须状　芒状　尾状　急尖　骤尖　尾尖　盾形

凸尖　微凸　微凹　微缺　倒心形

心形　耳性　箭形　楔形　戟形　盾形　歪斜

穿茎　抱茎　合生穿茎　截形　渐狭

全缘　浅波状　深波状　皱波状　圆齿状

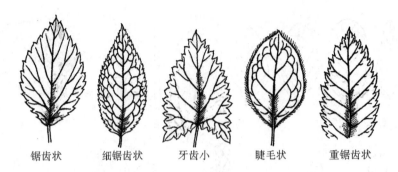

锯齿状　　细锯齿状　　牙齿小　　睫毛状　　重锯齿状

图 2-7　叶尖叶缘和叶基的各种形态

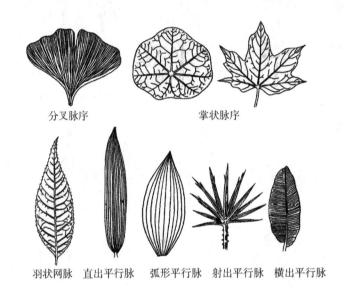

分叉脉序　　　　掌状脉序

羽状网脉　直出平行脉　弧形平行脉　射出平行脉　横出平行脉

图 2-8　各种脉序的类型

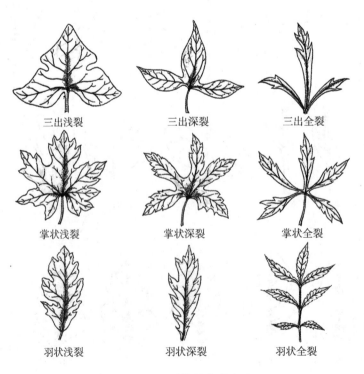

三出浅裂　　　　三出深裂　　　　三出全裂

掌状浅裂　　　　掌状深裂　　　　掌状全裂

羽状浅裂　　　　羽状深裂　　　　羽状全裂

图 2-9　叶片的分裂方式

根据叶柄上叶片的数目，可分为单叶和复叶。复叶又分为三出复叶、掌状复叶、羽状复叶和单身复叶，其中羽状复叶又根据先端小叶片数目分为奇数羽状复叶和偶数羽状复叶。羽状复叶的叶轴也可以分支出侧轴，小叶片着生于侧轴上，则可分为二回羽状复叶、三回羽状复叶或多回羽状复叶（图2-10）。

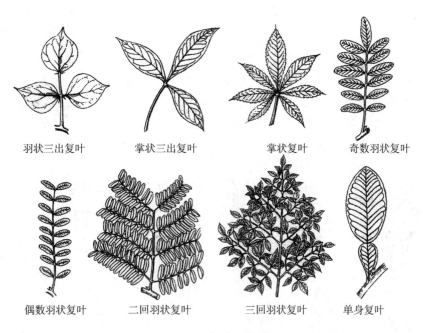

| 羽状三出复叶 | 掌状三出复叶 | 掌状复叶 | 奇数羽状复叶 |
| 偶数羽状复叶 | 二回羽状复叶 | 三回羽状复叶 | 单身复叶 |

图2-10　复叶的类型

此外，叶也会出现结构和功能的变异以适应环境，常见的变态叶有苞片（含总苞片和小苞片）、刺状叶、叶卷须、捕虫叶、鳞叶和叶状柄等。

叶在茎上着生的方式称为叶序，常见的有互生、对生、轮生和簇生等类型（图2-11）。

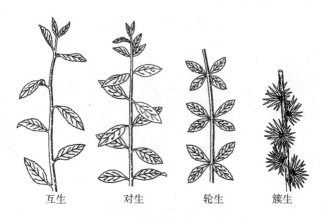

互生　　对生　　轮生　　簇生

图2-11　叶在茎上的着生方式

四、花

花（flower）是种子植物特有的有性繁殖器官，由花梗（pedicel）、花托（receptacle）、花萼（calyx）、花冠（corolla）、雄蕊群（androecium）和雌蕊群（gynoecium）6个花部（flower parts）组成（图2-12）。其中花萼、花冠、雄蕊群、雌蕊群都具备称为完全花（complete flower），反之称为不完全花（incomplete flower）。花部组成中花托、花萼、花冠、雄蕊和雌蕊变化较大，且可提供被子植物分类的重要信息，是重点关注的特征。常见的花冠有十字形、蝶形、唇形、管状、舌状、钟状辐状等类型；花被的折叠方式有旋转、镊合和覆瓦状等（图2-13）。特殊的雄蕊类型有二强雄蕊、四强雄蕊、单体雄蕊、二体雄蕊、多体雄蕊和单体雄蕊等（图2-14）。心皮是构成子房的基本单位，根据心皮数目和联合与否，将雌蕊分为单心皮雌蕊、合生心皮雌蕊和离生心皮雌蕊（图2-15）。通过对花进行解剖可以准确了解花部的特征，是被子植物分类的重要依据。

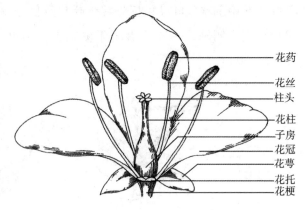

花药
花丝
柱头
花柱
子房
花冠
花萼
花托
花梗

图2-12　花的结构

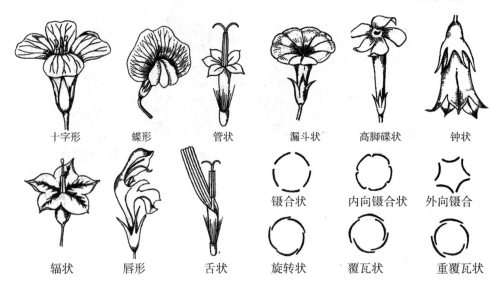

十字形　　蝶形　　管状　　漏斗状　　高脚碟状　　钟状

辐状　　唇形　　舌状　　旋转状　　覆瓦状　　重覆瓦状

镊合状　　内向镊合状　　外向镊合

图2-13　花冠的类型和花被卷叠方式

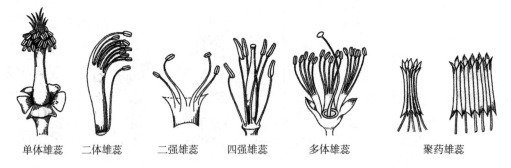

单体雄蕊　　二体雄蕊　　二强雄蕊　　四强雄蕊　　多体雄蕊　　聚药雄蕊

图2-14　雄蕊的类型图示

花在花枝上的着生，除单花外，植物开花更多以花序形式出现。花序包括无限花序和有限花序两大类（图2-16）。无限花序又称总状类花序，有限花序又称聚伞类花序。花序轴亦可进行分枝，排列形成更加复杂的复花序类型。

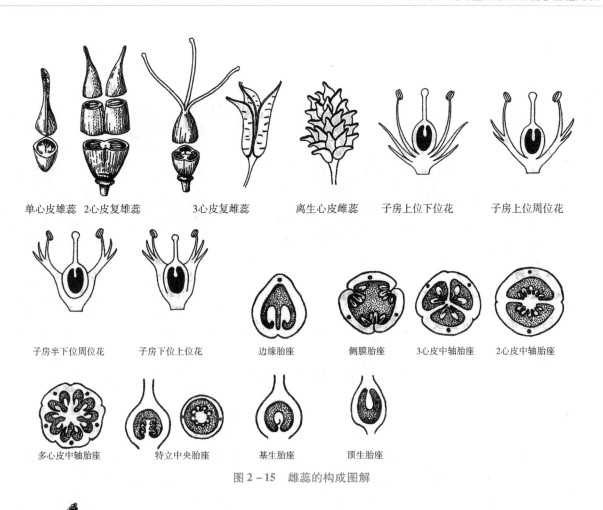

单心皮雄蕊　2心皮复雄蕊　　3心皮复雌蕊　　离生心皮雌蕊　　子房上位下位花　　子房上位周位花

子房半下位周位花　　子房下位上位花　　边缘胎座　　侧膜胎座　　3心皮中轴胎座　　2心皮中轴胎座

多心皮中轴胎座　　特立中央胎座　　基生胎座　　顶生胎座

图 2 – 15　雌蕊的构成图解

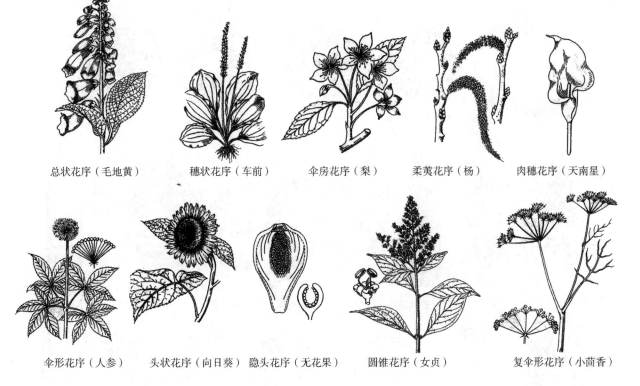

总状花序（毛地黄）　穗状花序（车前）　伞房花序（梨）　柔荑花序（杨）　肉穗花序（天南星）

伞形花序（人参）　头状花序（向日葵）　隐头花序（无花果）　圆锥花序（女贞）　复伞形花序（小茴香）

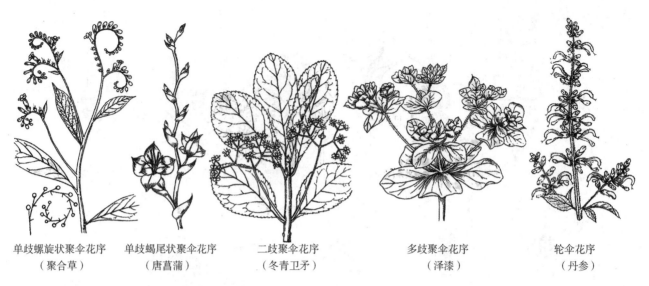

单歧螺旋状聚伞花序	单歧蝎尾状聚伞花序	二歧聚伞花序	多歧聚伞花序	轮伞花序
（聚合草）	（唐菖蒲）	（冬青卫矛）	（泽漆）	（丹参）

图 2-16 有限花序和无限花序图示

五、果实与种子

果实（fruit）是被子植物特有的繁殖器官。根据果实发育可将果实分为真果（true fruit）和假果（spurious fruit）。根据果皮性质、果实结构和果实来源可以将果实分为单果、聚合果和聚花果（复果）。单果又分为肉果和干果。肉果包括浆果、核果、柑果、梨果和瓠果；干果包括裂果和不裂（闭果）。干果中裂果包括蓇葖果、荚果、角果、蒴果；不裂果包括瘦果、颖果、翅果、坚果、胞果和双悬果（图2-17）。

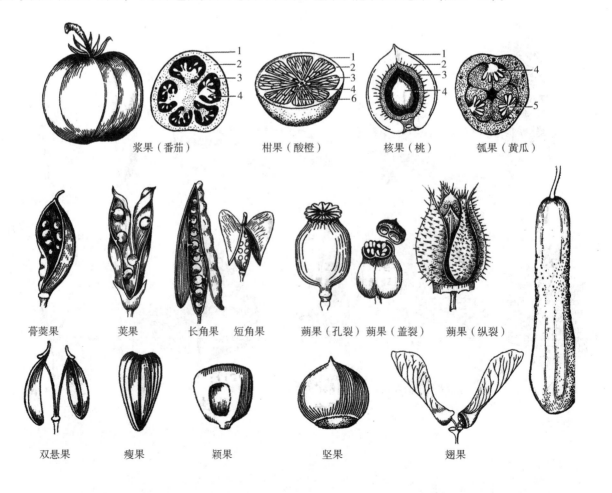

浆果（番茄）　柑果（酸橙）　核果（桃）　瓠果（黄瓜）

蓇葖果　荚果　长角果　短角果　蒴果（孔裂）蒴果（盖裂）　蒴果（纵裂）

双悬果　瘦果　颖果　坚果　翅果

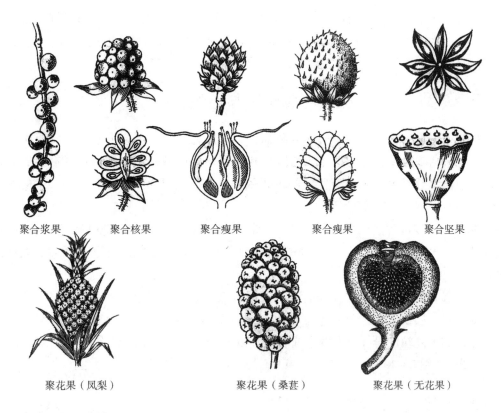

图2－17　果实类型

1. 外果皮；2. 中果皮；3. 内果皮；4. 种子；5. 胎座；6. 囊状毛

　　种子由受精后的胚珠发育而来。根据成熟后胚乳是否存在，可将种子分为有胚乳种子和无胚乳种子。有胚乳种子分种皮、胚乳和胚三分；种皮上可见到种脐、种脊、合点、种阜、种孔等结构；胚分为胚根、胚轴、胚芽和子叶四部分（图2－18）。

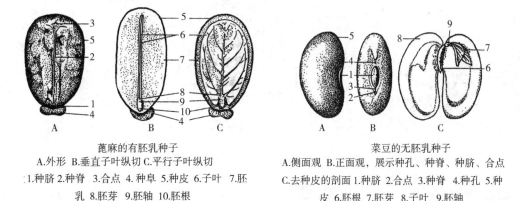

蓖麻的有胚乳种子
A.外形　B.垂直子叶纵切　C.平行子叶纵切
1.种脐 2.种脊　3.合点　4.种阜　5.种皮　6.子叶　7.胚乳 8.胚芽 9.胚轴 10.胚根

菜豆的无胚乳种子
A.侧面观　B.正面观，展示种孔、种脊、种脐、合点
C.去种皮的剖面 1.种脐 2.合点 3.种脊　4.种孔　5.种皮 6.胚根 7.胚芽 8.子叶　9.胚轴

图2－18　种子的形态和构成图解

◈ 第二节　被子植物解剖学术语图解

PPT

　　植物界的种类形形色色、千差万别，但就植物体的构造而言，都是由细胞构成的。单细胞的低等植

物，一个细胞就代表一个个体；高等植物，一个个体是由无数的细胞构成，细胞之间有了功能上的分工和形态结构上的分化，出来源相同和执行同一功能的一种或多种类型细胞集合而成的结构单位，称植物组织；它们相互依存、彼此协作，共同保证着整个有机体正常生活的进行。

一、植物细胞与组织

与动物细胞相比，植物细胞具有三个明显的特征：具有以纤维素、半纤维素及果胶质组成的细胞壁；具有质体，主要包括叶绿体、有色体（杂色体）和白色体；典型的植物细胞还具有液胞。植物细胞的特殊结构是药用植物分类鉴定和中药鉴定的重要依据。下面主要介绍细胞后含物、表皮之上的毛茸、机械组织纤维和石细胞以及输导组织。

1. 细胞后含物   后含物的种类很多，主要包括如淀粉、蛋白质、脂肪和脂肪油等有机物和草酸钙、碳酸钙等无机结晶。后含物的种类、形态和状态随植物种类不同而异，因此，细胞的后含物是中药材鉴定的重要依据。

（1）淀粉   淀粉粒在结构上包括层纹和脐点。根据脐点的数量与层纹的关系，可将淀粉粒分为单粒淀粉（只有一个脐点，层纹围绕这个脐点）、复粒淀粉（具有两个或两个以上的脐点，各个脐点分别由各自的层纹环绕）和半复粒淀粉（具有两个或者两个以上的层纹，各个脐点除有本身的层纹环绕外，还有公共的层纹环绕）（图 2 – 19）。

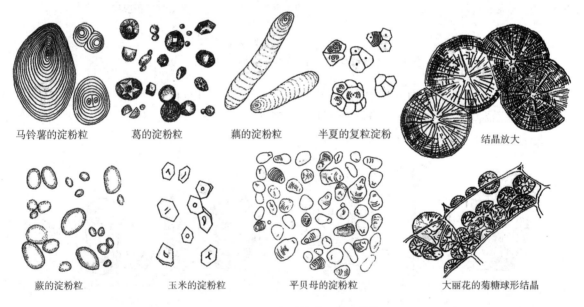

马铃薯的淀粉粒　　葛的淀粉粒　　藕的淀粉粒　　半夏的复粒淀粉　　结晶放大

蕨的淀粉粒　　　玉米的淀粉粒　　平贝母的淀粉粒　　大丽花的菊糖球形结晶

图 2 – 19   不同类型的淀粉粒及菊糖

（2）菊糖   菊糖溶于水，不溶于乙醇。含有菊糖的植物材料，在乙醇中浸泡一周后制成切片，在显微镜下可在细胞中看见球状、半球状或者扇状的菊糖结晶（图 2 – 19），加入 10% 的 α – 萘酚的乙醇溶液，再加硫酸，显紫红色，并很快溶解。

（3）晶体

1）草酸钙结晶   草酸钙晶体常为无色半透明或稍暗的灰色，在细胞液中呈现多种性状。通常一种植物仅能见到一种草酸钙晶体性状，但少数植物也有两种或者多种性状的草酸钙晶体，如曼陀罗的叶中含有簇晶、方晶和砂晶。草酸钙结晶常分为以下几个类型（图 2 – 20A）。

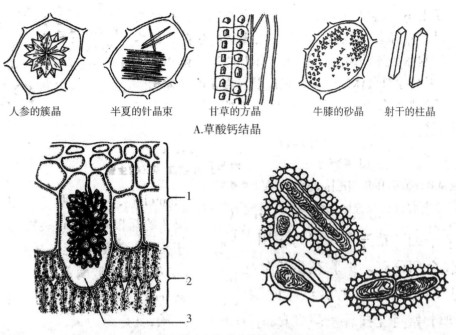

人参的簇晶　　半夏的针晶束　　甘草的方晶　　牛膝的砂晶　　射干的柱晶
A.草酸钙结晶

1　叶表皮和皮下层　2　栅栏组织　3　含钟乳体的细胞

B.无花果叶内的碳酸钙结晶—钟乳体
1.叶表皮和皮下层　2.栅栏组织　3.含钟乳体的细胞

图 2-20　细胞中的各种晶体类型

①方晶：常呈正方形、长方形、斜方形、八面体、三棱体等形状。可以在甘草、黄柏、秋海棠及莨菪中发现。

②针晶：呈两头尖锐的针形，常以针晶束的形式存在于单子叶植物如半夏块茎、黄精和玉竹等的根状茎中，有的散在植物的细胞中，如苍术的根状茎。

③簇晶：由多个八面体、三棱形单晶聚集而成，通常呈三角状星形或者球形，如人参根、大黄根状茎、椴树茎等中的晶体。

④砂晶：该类晶体细小且形状不规则，主要有三角形、箭头状等，通常密集于细胞腔中。颠茄、牛膝、地骨皮中常含有此类晶体。

⑤柱晶：该类晶体呈长方体状，长度为宽度的 4 倍以上，多存在于射干等鸢尾科药材中。

草酸钙晶体不溶于稀醋酸，加稀盐酸后溶解但无气泡产生；滴加 10% ～20% 的硫酸溶液可以溶解并有针状的硫酸钙结晶出现。

2）碳酸钙结晶　常呈钟乳体状态（图 2-20B）。该类晶体多存在于桑科、爵床科、荨麻科等植物叶的表皮细胞中，如无花果、穿心莲、大麻叶等的叶片表皮细胞中。

碳酸钙结晶加入醋酸或者稀盐酸后溶解，同时产生 CO_2 气泡，该现象可以与草酸钙结晶区别。

除草酸钙结晶和碳酸钙结晶外，其他较为常见的晶体还有石膏结晶，常见于柽柳叶中；靛蓝结晶，常见于菘蓝叶中；橙皮苷结晶，常见于吴茱萸和薄荷的叶片中；芸香苷结晶，常见于槐的花中。

2. 植物的组织　组织由植物体中来源相同、形态结构相似、功能相同而又紧密联系的细胞组成。不同组织的分类和组成具体见表 2-1。

表 2-1 植物组织的类型

分生组织	薄壁组织	保护组织	机械组织	输导组织	分泌组织
原分生组织	基本薄壁组织	表皮	厚角组织	导管与管胞	外部分泌组织（腺毛、蜜腺）
初生分生组织	同化薄壁组织	周皮	后壁组织	筛管、伴胞与筛胞	内部分泌组织（分泌细胞、分泌腔、分泌道与乳汁管）
次生分生组织	贮藏薄壁组织		（纤维、石细胞）		
顶端分生组织	吸收薄壁组织				
侧生分生组织	通气薄壁组织				
居间分生组织					

（1）表皮上的毛茸　表皮属于初生保护组织。植物表皮上常分布有各式毛茸，是由表皮细胞特化形成的突起物，分为腺毛和非腺毛。其形态特征是药用植物分类和叶类、全草类中药鉴定的依据。

1）腺毛　腺毛有腺头和腺柄之分。腺头具分泌作用，通常呈圆球形，由一个或几个分泌细胞组成，腺柄也由一个至多个细胞组成，如薄荷、莨菪、洋地黄、曼陀罗等的叶片上的腺毛。短柄或无柄的特化腺毛称为腺鳞，如唇形科叶片上的腺毛；有些腺毛存在于植物的细胞间隙中，称为间隙腺毛，如广藿香茎、绵马贯众叶柄和根状茎上的腺毛（图 2-21）。

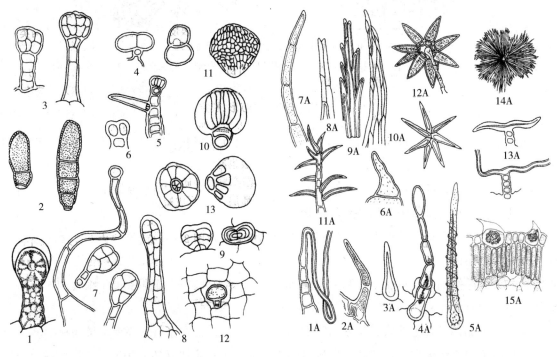

图 2-21 常见的腺毛和非腺毛类型

1. 生活状态的腺毛；2-11. 各种形态的腺毛；12. 广藿香的间隙腺毛；13. 薄荷叶的腺鳞；1A-10A. 线状非腺毛；

11A. 分枝状非腺毛；12A. 星状非腺毛；13A. 丁字形非腺毛；14A. 鳞片状毛；15A. 棘毛

2）非腺毛　非腺毛有单细胞和多细胞构成之分，无头部和柄部的区别，其顶端一般狭尖。有线状毛（单细胞的如忍冬和番泻叶的毛茸、多细胞单列的如洋地黄的毛茸、多细胞多列的如旋覆花的毛茸等）、棘毛（如大麻叶的毛茸）、分枝毛（如毛蕊花、裸花紫珠叶的毛茸）、丁字毛（艾的叶片和除虫菊的毛茸）、星状毛（芙蓉叶、蜀葵叶、石韦叶和密蒙花的毛茸）、鳞毛（胡颓子叶的毛茸）等（图 2-21）。

（2）纤维和石细胞　纤维和石细胞属于厚壁组织，纤维一般为两端尖的细长的细胞，次生壁明显加厚，壁上存在纹孔。根据纤维所处的位置，可分为木纤维和木质部外纤维（图 2-22）。

1）木纤维　分布于被子植物的木质部中，呈长纺锤形，壁上具退化的具缘纹孔或单纹孔。

2）木质部外纤维　木质部外纤维通常为韧皮纤维，还有分布在皮层及维管束鞘的皮层纤维和维管束鞘纤维等。

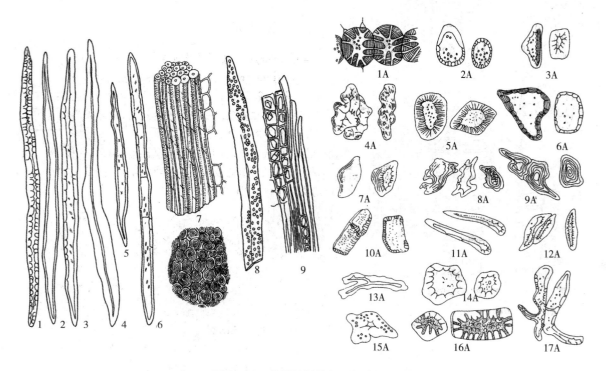

图 2-22　常见的纤维和石细胞图示

1~7. 纤维；8. 南五味子的嵌晶纤维；9. 甘草的晶鞘纤维；1A~17A. 各种形态的石细胞（17A 为虎杖的分隔石细胞）

另外，在中药材鉴定中，还有以下特征的纤维，如分隔纤维（姜、葡萄属植物的木质部和韧皮部中分布）、嵌晶纤维（冷饭团的根、南五味子的根皮、草麻黄茎中存在）、晶鞘纤维（甘草、黄柏、葛根等）、分枝纤维（东北铁线莲根）等。

石细胞是植物体内细胞壁特别硬化的厚壁细胞。细胞壁特别增厚，单纹孔也形成沟状，成熟后成为具坚硬细胞壁的死细胞（图 2-22）。

（3）输导组织　根据输导组织的构造和运输物质的不同，分木质部和韧皮部，前者由导管和管胞组成，后者包括筛管、伴胞和筛胞（图 2-23）。

导管和管胞是维管植物木质部运送水分和无机盐的管状输导组织。导管成熟后变成死细胞，其横壁存在穿孔，该横壁称为穿孔板。根据导管侧壁上纹理的不同，可以将导管分为环纹导管、螺纹导管、梯纹导管、网纹导管、孔纹导管。管胞为长管状的细胞，两端斜尖，端壁不形成穿孔，孔径小；靠相邻的管胞利用侧壁输送水分。管胞是绝大多数裸子植物和蕨类植物的输水组织，也可起到支持作用。

筛管是被子植物运输有机物的管状构造，存在于韧皮部中。筛管细胞多为无核的活细胞，其细胞壁不木质化加厚，相连筛管的横壁上存在筛孔，具有筛孔的横壁称为筛孔板。在筛管分子旁边，常存在一个或数个薄壁细胞称为伴胞。筛胞为蕨类植物和裸子植物输送有机物的输导细胞。筛胞为单个狭长的细胞，直径小，无筛板，无伴胞。

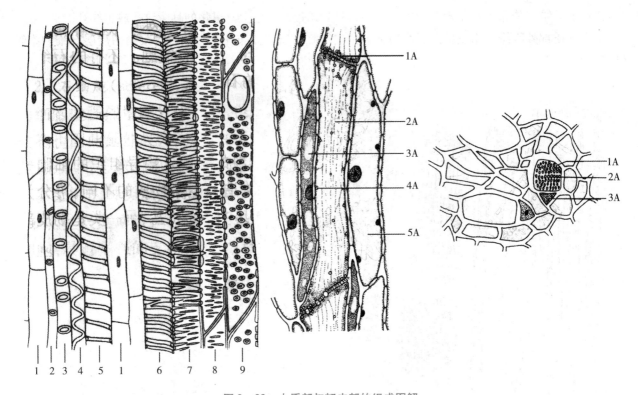

图 2-23　木质部与韧皮部的组成图解

木质部：1. 木薄壁细胞；2，3. 环纹导管；4-6. 螺纹导管；7. 梯纹导管；8. 网纹导管；9. 孔纹导管。

韧皮部：1A. 筛板；2A. 筛管；3A. 伴胞；4A. 白色体；5A. 韧皮薄壁细胞

二、根、茎和叶的组织构造

（一）根的组织构造

1. 根尖的构造　根尖位于根的最先段，是根生长最旺盛的区域。根尖一般由根冠、分生区、伸长区和成熟区构成（图 2-24）。根尖顶端分生组织细胞经过分裂、生长和分化形成根的成熟结构，这种生长过程为初生生长。在初生生长过程中形成的各种成熟组织属初生组织，由它们构成的结构就是根的初生结构。

2. 根的初生构造和次生构造　根初生结构从外至内分为表皮、皮层和维管柱三部分（图 2-25）；表皮细胞 1 列，具根毛；内皮层细胞 1 列，排列整齐紧密，细胞壁特殊增厚形成凯氏带和凯氏点；构成维管柱的维管束呈辐射型，双子叶植物木质部一般分化到根中心，单子叶植物的中心是髓部。由初生韧皮部和初生木质部之间的薄壁细胞和部分中柱鞘细胞经过脱分化形成形成层，中柱鞘细胞还脱分化形成木栓形成层，由两种形成层细胞的不断分裂使初生结构的表皮、皮层和内皮层破坏，维管束的类型也发生改变，最终形成根的次生结构（图 2-26）。

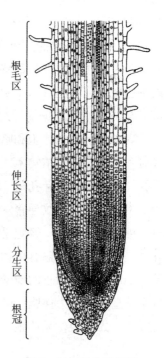

图 2-24　根尖的结构

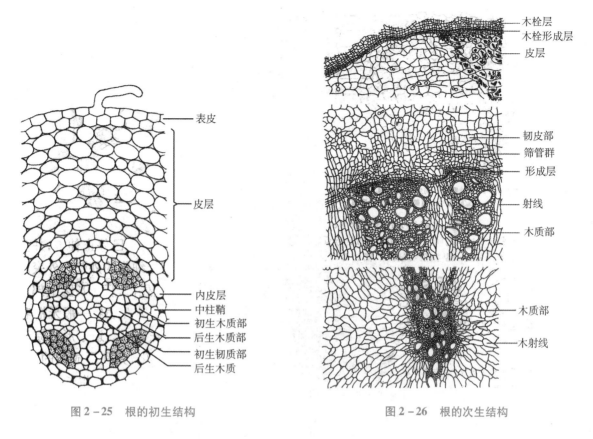

图 2-25　根的初生结构　　　　　　　　　　图 2-26　根的次生结构

图 2-25 标注：表皮、皮层、内皮层、中柱鞘、初生木质部、后生木质部、初生韧质部、后生木质

图 2-26 标注：木栓层、木栓形成层、皮层、韧皮部、筛管群、形成层、射线、木质部、木质部、木射线

（二）茎的组织构造

1. 双子叶植物茎的初生构造　由茎尖分生区分裂出来的细胞逐渐分化为原表皮层、基本分生组织和原形成层。这些分生组织细胞继续分裂分化，形成初生组织，并形成茎的初生构造，主要包括表皮、皮层和维管柱三部分（图 2-27）。

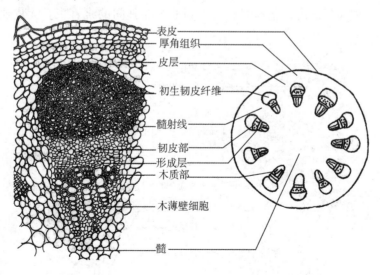

图 2-27 标注：表皮、厚角组织、皮层、初生韧皮纤维、髓射线、韧皮部、形成层、木质部、木薄壁细胞、髓

图 2-27　双子叶植物茎的初生构造

2. 双子叶植物茎的次生构造　由茎的初生构造中部分髓射线细胞脱分化形成形成层，部分皮层细胞脱分化形成木栓形成层，由二者的活动形成的结构称为茎的次生结构。主要包括周皮、皮层、初生韧皮部、次生韧皮部、形成层、初生木质部、次生木质部和髓部等（图 2-28）。

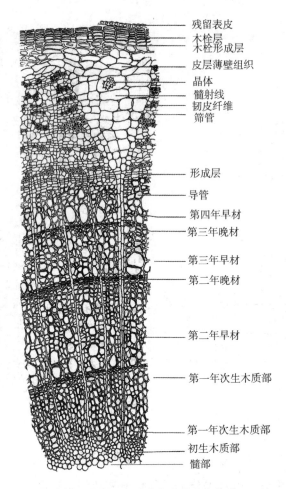

残留表皮
木栓层
木栓形成层
皮层薄壁组织
晶体
髓射线
韧皮纤维
筛管

形成层
导管
第四年早材
第三年晚材
第三年早材
第二年晚材

第二年早材

第一年次生木质部

第一年次生木质部
初生木质部
髓部

图 2 - 28 双子叶植物茎的次生构造

3. 单子叶植物茎的构造 单子叶植物多为草本植物，茎很少次生生长，其构造与双子叶植物茎的构造有较大的区别。一般包括表皮、基本薄壁组织和散布在其间的维管束。无皮层和中柱的区别（图 2 - 29）。

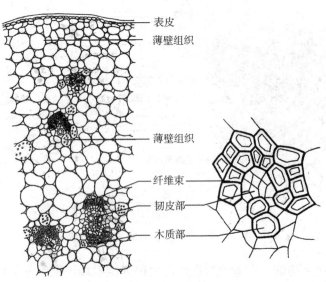

表皮
薄壁组织

薄壁组织

纤维束
韧皮部
木质部

图 2 - 29 单子叶植物茎的构造

（三）叶的组织构造

叶的内部结构分表皮、叶肉和维管束（图2-30）。表皮细胞多1列，排列紧密，有气孔和各式毛茸分布；外部的细胞壁多角质化；单子叶植物的表皮细胞部分特化成运动细胞。叶肉组织富含叶绿体，是进行光合作用的场所。双子叶植物的叶肉组织又分化为海绵组织和栅栏组织。叶内分布的维管束称叶脉，保证叶内的物质输导。

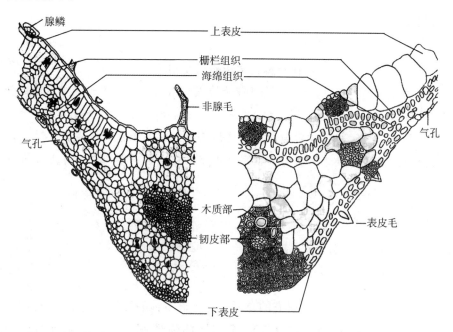

图2-30 叶的组织构造图解（左为双子叶植物的叶，右为单子叶植物的叶）

目标测试

1. 根和茎从形态、生长状态和解剖特征方面有何区别？
2. 双子叶植物茎的初生构造与单子叶植物的茎的构造有何区别？
3. 单子叶植物和双子叶植物根的初生构造的异同点有哪些？
4. 如何区分多回羽状复叶和小枝？
5. 何为运动细胞？主要出现在什么部位？
6. 如何从形态上区分纤维和石细胞？
7. 常见的维管束有哪些特征？

书网融合……

思政导航　　　　本章小结　　　　微课1　　　　微课2　　　　题库

第三章 药用植物形态学研究的设备

⊚ **学习目标**

知识目标

1. 掌握 普通光学显微镜和体视显微镜的使用方法。

2. 熟悉 光学显微镜和电子显微镜的特点及用途；显微互动教学系统的使用方法。

3. 了解 特殊用途显微镜、扫描电子显微镜和投射电子显微镜的工作原理。

能力目标 通过本章学习，能熟练使用普通光学显微镜和体视显微镜；会使用显微互动教学系统和显微镜附属工具。具备使用药用植物形态解剖学研究设备进行药用植物鉴定分类的基本技能。

≫ 第一节 显微镜的类型

PPT

显微镜是生物学和医学等学科观察研究的重要工具。显微镜的发明和使用，把人们的视觉延伸到肉眼看不到的微小结构，极大地拓展了人的认知范围。显微镜种类很多，常分为光学显微镜和电子显微镜两大类。光学显微镜应用最多，应用范围最广；电子显微镜包括扫描电子显微镜和投射电子显微镜，能使人们能看到 $0.001\mu m$ 的微粒，主要用于超微结构的观察研究。现将常用的显微镜介绍如下。

一、光学显微镜

光学显微镜（light microscope）简称"光镜"，是利用光线照明使微小物体形成放大影像的仪器。光学显微镜在细胞生物学、组织学、病理学、微生物学及其他有关学科的教学研究工作中广泛使用，是研究植物组织结构、人体及其他生物机体组织和细胞结构强有力的工具。光学显微镜种类繁多，外形和结构差别较大，不同光学显微镜用途略有差别，如相差显微镜、荧光显微镜、暗视野显微镜、倒置显微镜等，但其基本的构造和工作原理是相似的。

1. 普通光学显微镜 普通光学显微镜对人类认识微观世界起到了重要的推进作用。从肉眼的 $0.2mm$ 的分辨水平提高到光学显微镜的 $0.2\mu m$，可以满足大部分的形态观察要求。现代普通光学显微镜利用目镜和物镜两组透镜系统来放大成像，故又常被称为复式显微镜，其由机械装置和光学系统两大部分组成。显微镜的研究速度很快，目前世界上已有许多性能良好的研究显微镜，例如德国、日本、瑞士、中国等均有一批生产高品质显微镜的公司，基本能满足各行业的需求，对生物学、药物学、医学、组织学及胚胎学等的研究，创造了良好的工作条件。

2. 实体显微镜 实体显微镜又称为体视显微镜或解剖显微镜。通过显微镜所看到的样品像具有真实的立体感，且观察倍数提高。通常实体显微镜的最佳放大倍数是 1～60 倍。由于采用双通道光路，双目镜筒中的左右两光束具有一定的夹角，即体视角（一般为 12°～15°），因而能形成三维空间的立体图像，其特点是双目观察，工作距离大，视野宽广，被观察物呈正视立体放大像，便于在镜下进行显微操作，是生物形态学、组织解剖学观察的重要工具。

3. 倒置显微镜 倒置显微镜的组成和普通显微镜一样，只是将物镜与照明系统颠倒，前者在载物台之下，后者在载物台之上，具有相差物镜，常用于观察培养的活细胞，主要在免疫学、细胞学、遗传工程学、肿瘤学、寄生虫学、工业微生物学、植物学等各个领域广泛使用。倒置显微镜中最常用的观察方法就是相差。由于这种方法不要求染色，是观察活细胞和微生物的理想方法。

4. 暗视野显微镜 暗视野显微镜是以丁达尔（Tyndall）效应为基础，将普通显微镜的聚光器换成一个特制的、中央有一遮光黑板的暗视野聚光器，使光线不能直接进入视野而造成黑暗的背景，而从聚光器外周射入的光线可使玻片上的物体因光线散射而发出亮光，表现为黑色背景中看到发亮的物体。暗视野显微镜的分辨率是普通显微镜的 50 倍，用来观察普通照明视野显微镜下所看不到的物体（0.2 ~ 0.004μm），如精子、脂肪粒、苍白螺旋体等。所以，这种显微镜又叫超显微镜。

5. 相差显微镜 相差显微镜成像的原理和普通显微镜一样，所不同的是其利用显微镜中的特殊装置——环状光阑与相板，使光波通过物体时波长（颜色）与振幅（亮度）发生变化，以增大物体的明暗反差，常用来观察未染色的活体标本和活细胞，如精子、血球的细微结构等。

一般的光学显微镜样品是染色的，但是光具有波动性，当光通过一个透明物体时，光的波长和振幅不会发生改变，但是光波的相位会发生变化。裸眼看不到这一点变化，因此无法用普通光学显微镜观察未染色的生物样品，如活细胞。因此，相差显微镜在活体细胞的研究中变得尤为重要。活细胞中各种组分对光的折射率不同，可影响相位，产生相位差，相差显微镜可以将相位差转化为振幅差，即明暗度的差异，这样能将不同的组分呈现出来。相差显微镜将显微镜观察正常生理条件下生物样品的能力推进了一大步。

6. 微分干涉相差显微镜 微分干涉相差显微镜是一种在相差显微镜原理的基础上发展起来的特殊显微镜，是利用平面偏振光，并根据诺玛尔斯基设计的光学显微镜成像原理制作而成。它可使样品厚度的微小差异转变为细微明暗差别，增强立体感，适用于观察活细胞。微分干涉差显微镜安装有偏振片、DIC 棱镜，使进入显微镜的光线成为偏振光后，又分成两束，光线经过 DIC 滑行器、检偏器后，在目镜中形成的影像使标本具有三维立体感，类似大理石上的浮雕。目前，像基因注入、核移植、转基因等的显微操作常在这种显微镜下进行。

7. 荧光显微镜 荧光显微镜是一种用短波长的光线照射具有荧光或被荧光素染色的样品，使之受激发后产生长波长的荧光，由此来分辨不同类型样品的特殊显微镜。其构造与普通显微镜相同，但它的光源是紫外光而非普通的自然光，多采用强钨丝白炽灯作光源，在灯泡前插入一片特制的滤光玻片，此玻片由混有硫酸铜的硬玻璃制成。当白炽钨丝灯光经过玻片之后，仅透过紫外光。聚光器的反射镜由金属铝或金属铬制成。滤光片也是荧光显微镜的重要装置，一般安装在目镜的上面或眼点处，以便减少紫外光的照射，保护眼睛，观察标本，如流动性的组织、菌类、组织中的酸性物质等。除少数标本在紫外光的刺激下能自发荧光，无须另作处理外，绝大多数标本应在观察前将荧光素渗入标本，迫使其产生荧光，方能观察，可用于细菌的鉴别，细胞结构和功能以及化学成分的研究等。

8. 偏光显微镜 偏光显微镜是一种通过进入显微镜的偏振光，观察双折射性物质的特殊显微镜。生物体中的某些组织成分由于光学性质不同，可不经染色而利用偏光来区别。偏光显微镜利用其特殊装置——偏光器、检偏器和补偿器，使其在镜检时产生偏光，以鉴别诸如组织纤维、骨骼等微细结构的光学性质和组织中的化学成分。有些组织化学反应往往是一种结晶性沉淀，可用偏光鉴定。可用于检测具有双折射性的物质，如纤维丝、纺锤体、胶原、染色体、矿物药等。

9. 紫外显微镜 紫外显微镜是一种利用紫外线作光源观察细小物体的显微镜。利用被检物体内各种组成对紫外光吸收能力不同进行镜检。因此用紫外光为光源的紫外光显微镜镜检时，未染色的标本容易被鉴别。同时，紫外光的波长约为可见光的一半，所以分辨率也增加一倍，能看到普通染色方法看不到的结构，尤适用于核酸的研究。

二、电子显微镜

1. 扫描电子显微镜 扫描电子显微镜简称"扫描电镜"，是一种利用电子束扫描样品表面从而获得样品信息的电子显微镜。它能产生样品表面的高分辨率三维图像，常用于研究样品的表面结构。其工作原理是用一束极细的电子束扫描样品，在样品表面激发出次级电子，次级电子的多少与电子束入射角有关，即与样品的表面结构有关，次级电子由探测体收集，并在那里被闪烁器转变为光信号，再经光电倍增管和放大器转变为电信号来控制荧光屏上电子束的强度，显示出与电子束同步的三维扫描图像。扫描电子显微镜是电子学、光学、机械学、热学、材料学和真空技术等多门学科的综合应用，是 20 世纪 60 年代以后的一种研究仪器，现已广泛应用于生物学及其他各个领域。与其他电镜相比，扫描电镜有如下优点：①成像真实感、立体感强，具有明显的三维结构特征。②放大倍数大，分辨能力高，能从几倍到几十万倍连续放大，分辨率可达 1nm。③样品室大，可随意水平移动和转动，便于全面观察；样品适应范围广。

2. 透射电子显微镜 透射电子显微镜简称"透射电镜"，是以波长极短的电子束作为照明源，用电磁透镜聚焦成像的一种高分辨率、高放大倍数的电子光学仪器。其工作原理是由电子枪发射出来的电子束在真空通道中沿着镜体光轴穿越聚光镜，然后聚成一束尖细、明亮而又均匀的光斑，照射在样品室内的样品上；透过样品后的电子束携带有样品内部的结构信息，样品内致密处透过的电子量少，稀疏处透过的电子量多；经过物镜的会聚调焦和初级放大后，电子束进入下级的中间透镜和第 1、第 2 投影镜进行综合放大成像，最终被放大的电子影像投射在观察室内的荧光屏板上；荧光屏将电子影像转化为可见光影像以供使用者观察。

由于电子的德布罗意波长非常短，透射电子显微镜的分辨率比光学显微镜高很多，可以达到 0.1 ~ 0.2nm，放大倍数为几万至几百万。因此，透射电子显微镜可以用于观察样品的精细结构，甚至可以用于观察仅一列原子的结构。由于电子易散射或被物体吸收，故穿透力低，样品的密度、厚度等都会影响最后的成像质量，必须制备更薄的超薄切片，通常为 50 ~ 100nm。所以，用透射电子显微镜观察的样品需要处理得很薄。常用的方法有超薄切片法、冷冻超薄切片法、冷冻蚀刻法、冷冻断裂法等。透射电子显微镜在癌症研究、病毒学、材料科学及纳米技术、半导体研究等领域广泛应用。

第二节 普通光学显微镜

普通光学显微镜是目前应用最广泛的显微镜。主要由机械系统和光学系统两部分构成（图 3 - 1）。

一、机械结构及特点

1. 镜筒 为安装在光学显微镜最上方镜臂前方的圆筒状结构，其上端装有目镜，下端与物镜转换器相连。根据镜筒的数目，光学显微镜可分为单筒式或双筒式两类。单筒式光学显微镜又分为镜筒直立式和镜筒倾斜式两种。而双筒式光学显微镜的镜筒均为倾斜的。镜筒直立式光学显微镜的目镜与物镜的中心线互成 45°，在其镜筒中装有能使光线折转 45° 的棱镜。

2. 物镜转换器 又称"物镜转换盘"，是安装在镜筒下方的圆盘状构造，可以按顺时针或逆时针方向自由旋转。其上均匀分布有 3 ~ 4 个圆孔，用以装载不同放大倍数的物镜。转动物镜转换器可使不同的物镜到达工作位置（即与光路合轴）。使用时注意使所需物镜准确到位。

3. 镜臂　为支持镜筒和载物台的弯曲状构造，是取用显微镜时握拿的部位。镜筒直立式光学显微镜在镜臂与其下方的镜柱之间有一倾斜关节，可使镜筒向后倾斜一定角度以便观察，但使用时倾斜角度不应超过45°，否则显微镜由于重心偏移容易翻倒。在使用临时装片时，千万不要倾斜镜臂，以免液体或染液流出，污染显微镜。

4. 调焦器　也称"调焦螺旋"，为调节焦距的装置，位于镜臂的上端（镜筒直立式光学显微镜）或下端（镜筒倾斜式光学显微镜），分粗调螺旋（大螺旋）和细调螺旋（小螺旋）两种。粗调螺旋可使镜筒或载物台以较快速度或较大幅度升降，能迅速调节好焦距使物像呈现在视野中，适用于低倍镜观察时的调焦。而细调螺旋只能使镜筒或载物台缓慢或较小幅度升降（升或降的距离不易被肉眼观察到），适用于高倍镜和油镜的聚焦或观察标本的不同层次，一般在粗调螺旋调焦的基础上使用细调螺旋，精细调节焦距。

5. 载物台　也称"镜台"，是位于物镜转换器下方的方形平台，是放置被观察的玻片标本的地方。平台的中央有一圆孔，称为"通光孔"，来自下方的光线经此孔照射到标本上。在载物台上通常装有标本移动器（也称标本推进器），移动器上安装的弹簧夹可用于固定玻片标本，另外，转动与移动器相连的两个螺旋可使玻片标本前、后、左、右地移动，这样寻找物像时较为方便。

6. 镜柱　为镜臂与镜座相连的短柱，起支撑作用。

7. 镜座　位于显微镜最底部的构造，为整个显微镜的基座，用于支持和稳定镜体。

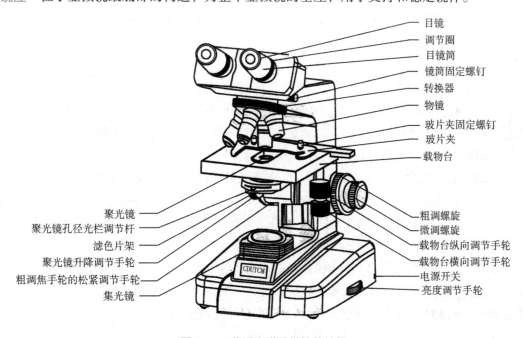

图 3 - 1　普通光学显微镜的结构

二、光学系统及其功能

普通光学显微镜的光学系统如图 3 - 1 所示，其主要组成部分和功能如下。

1. 目镜　又称"接目镜"，安装在镜筒的上端，起着将物镜所放大的物像进一步放大的作用。每个目镜一般由两个透镜组成，在上、下两个透镜（即接目透镜和会聚透镜）之间安装能决定视野大小的金属光阑，即视场光阑。此光阑的位置即是物镜所放大实像的位置。另外，还可在光阑的上面安装目镜测微尺。每台显微镜通常配置 2 个或 3 个不同放大倍率的目镜，常见的有 5×、10× 和 15×（× 表示放大倍数）的目镜，可根据不同的需要选择使用，最常用的是 10× 目镜。

2. 物镜 也称"接物镜",安装在物镜转换器上。每台光学显微镜一般有 3～4 个不同放大倍率的物镜,每个物镜由数片凸透镜和凹透镜组合而成,是显微镜最主要的光学部件,决定着光学显微镜分辨率的高低。常用物镜的放大倍数有 $4\times$、$10\times$、$40\times$ 和 $100\times$ 等。一般将 $4\times$～$10\times$ 的物镜称为低倍镜;将 $40\times$ 以上的物镜称为高倍镜;$100\times$ 的物镜通常称为油镜(油浸接物镜的简称),这种镜头在使用时需浸在香柏油中。

在每个物镜上通常都刻有能反映其主要性能的参数,主要有放大倍数和数值孔径(如 10/0.25、40/0.65 和 100/1.25),物镜分辨率的大小取决于物镜的数值孔径(numerial aperture,NA)。NA 又称"镜口率",其数值越大,则表示分辨率越高。其次是该物镜所要求的镜筒长度和标本上的盖玻片厚度(160/0.17,单位 mm)等。另外,在油镜上还常标有"油"或"Oil"的字样。

油镜在使用时需要用香柏油或液状石蜡作为介质,这是因为油镜的透镜和镜孔较小,而光线要通过载玻片和空气才能进入物镜中,玻璃与空气的折射率不同,使部分光线产生折射而损失掉,导致进入物镜的光线减少,而使视野变暗,物像不清。在玻片标本和油镜之间填充折射率与玻璃近似的香柏油或液状石蜡(玻璃、香柏油、液状石蜡和空气的折射率分别为 1.52、1.51、1.47 和 1),可减少光线的折射,增加视野亮度,提高分辨率。

不同的物镜有不同的工作距离。所谓工作距离,是指显微镜处于工作状态(焦距调好、物像清晰)时,物镜最下端与盖玻片上表面之间的距离。物镜的放大倍数与其工作距离成反比。当低倍镜被调节到工作距离后,可直接转换成高倍镜或油镜,只需要用细调螺旋稍加调节焦距便可见到清晰的物像,这种情况称"同高调焦"。

3. 照明装置

(1) 光源 有两种,早期使用反光镜作光源,现在大多数显微镜已使用照明光源。反光镜位于聚光镜的下方,可向各方向转动,能将来自不同方向的光线反射到聚光器中。反光镜一面为平面镜,另一面为凹面镜。凹面镜有聚光作用,适于在较弱光和散射光下使用,光线较强时则选用平面镜。现在新型光学显微镜在镜座内装有照明光源,而没有反光镜。

(2) 聚光器 位于载物台通光孔的下方,由聚光镜和光圈构成,其主要功能是将光线集中到所要观察的标本上。聚光镜由 2 个或 3 个透镜组合而成,其作用相当于一个凸透镜,可将光线汇集成束。在聚光器的左下方有一个调节螺旋可使其上升或下降,从而调节光线的强弱。升高聚光器可使光线增强,反之则光线变弱。

光阑也称"彩虹光圈"或"孔径光阑",位于聚光器的下端,是一种能控制进入聚光器的光束大小的可变光阑。它由十几张金属薄片组合排列而成,其外侧有一小柄,可使光圈的孔径开大或缩小,以调节光线的强弱。在光阑的下方常装有滤光片框,可放置不同颜色的滤光片。

三、使用方法

1. 使用步骤 下面以带电光源的普通双筒光学显微镜来说明使用步骤。

(1) 取出显微镜 从显微镜柜或木盒内取出显微镜时,用右手紧握镜臂,左手托住镜座,保持镜体直立,平稳地将显微镜搬运到实验桌上。严禁用单手斜提显微镜,防止目镜滑出。

(2) 摆放显微镜 将显微镜放在自己身体的左前方,离桌沿约 10cm 左右,右侧可放记录本或绘图纸。用显微镜观察时,尽量用双眼。也可反复训练用左眼窥镜,右眼用于绘图。

(3) 对光 打开光源开关,转动物镜转换器,使低倍镜头正对载物台上的通光孔。然后观察目镜中视野,调节聚光器的高度,把孔径光阑调至最大,使光线通过聚光器入射到镜筒内,当在镜筒内见到一个圆而明亮的视野时,再利用聚光镜或虹彩光圈调节光的强度,使视野内的光线均匀而明亮。

（4）镜检　将所要观察的载玻片置于载物台上，使玻片中被观察的区域位于通光孔的正中央，然后用标本夹夹好载玻片。先用低倍镜观察。然后转动粗调螺旋，使载物台慢慢上升，不久即可看到玻片中材料的放大物像。再调节细调螺旋，直至物像清晰为止。再根据需要换高倍镜观察。

（5）收镜　先将物镜镜头从通光孔处移开，且将低倍镜头旋转对准通光孔。然后将孔径光阑调至最大，再将载物台缓缓落下，并检查零件有无损伤；擦净镜体，用二甲苯擦净物镜。检查处理完毕后罩上防尘罩。仍用右手握住镜臂，左手平托镜体，按编号放回镜箱中。

2. 低倍镜的使用　镜检任何标本要养成必须先用低倍镜观察的习惯。因为低倍镜视野较大，易于发现目标和确定要观察的位置。

（1）调整焦点　两眼从侧面注视物镜，并慢慢转动粗调焦螺旋，使载物台徐徐上升至物镜离玻片约5mm处。双目注视镜筒内，同时转动粗调焦螺旋使镜筒上升，直到看见清晰的物像为止（注意不可在调焦时边观察边上升载物台，否则会使物镜和玻片触碰，压碎玻片，损伤物镜）。如一次看不到物像，应重新检查材料是否放在光轴线上，重新移正材料，再重复上述操作过程直至物像出现和清晰为止。为了使物像更加清晰，此时可适当转动细调焦螺旋使物像最清晰。

（2）用低倍镜的观察　焦点调好后，可根据需要，移动玻片使要观察的部分在最佳位置上。找到物像后，还可根据材料的厚薄、颜色、成像反差强弱是否合适等再调节，如视野太亮，可降低聚光器或缩小虹彩光圈，反之则升高聚光器或开大光圈。

3. 高倍物镜的使用

（1）选好目标　因高倍物镜只能将低倍视野中心的一部分加以放大，故在使用高倍镜前应在低倍镜中选好目标并移至视野的中央，转动物镜转换器，把低倍物镜移开，换上高倍物镜，并使之与镜筒成一直线，注意小心操作，防止镜头接触载玻片。

（2）调整焦点　在正常情况下，当高倍物镜转正之后，在视野中即可见模糊物像，只要稍调动细调焦螺旋，即可见到最清晰的物像。

（3）调节亮度　在换用高倍镜观察时，视野变小变暗，所以要重新调节视野的亮度，此时可以调节光源亮度或放大虹彩圈。

4. 油镜的使用　油镜头是油浸接物镜的简称。它与其他物镜不同之处，是在使用时，载玻片与物镜之间不是空气，而是充满香柏油一类的介质。从而提高了显微镜的放大效能。使用油镜头与一般接物镜的不同之处主要有以下几点。

（1）准备　先用低倍镜找到被检标本，再换高倍镜，调整焦距，并将被检物部分移至视野中心，然后再换油镜。

（2）滴加镜油　粗调螺旋将载物台下降约2cm，将油镜头转至正下方，对准通光孔。在载玻片上标本的观察部位，滴加镜油1滴香柏油或液状石蜡。

（3）调节焦距　然后用肉眼从侧面注视，使用粗调螺旋慢慢将载物台升高，直至油镜头浸入油滴，并几乎与标本接触。在载物台升高时，务必小心谨慎，切不可将油镜头压到标本上，以免损坏镜头和压碎标本。从目镜内注视视野，用粗调将镜筒慢慢上提，当视野中出现模糊的标本形象时，改用细调节螺旋调节焦距，直至物象清晰为止。如果油镜头已离开油面仍未见到物象，应重新按上述步骤操作。

（4）清洁镜头　油镜头使用后，必须用擦镜纸将镜头上的油擦去，然后再用擦镜纸蘸少许二甲苯，或清洁剂乙醚和无水乙醇（7∶3）的混合液擦拭镜头，最后用擦镜纸擦干。若用液状石蜡则可免去使用二甲苯这一步骤，直接用擦镜纸擦拭镜头即可。

四、注意事项

1. 取用显微镜时，应一只手紧握镜臂，另一只手托住镜座，不要用单手提拿，以避免目镜或其他零部件滑落。

2. 使用镜筒直立式显微镜时，镜筒倾斜的角度不能超过45°，以免重心后移使显微镜倾倒。观察带有液体的临时装片时，应避免液体流到显微镜上。

3. 不可随意拆卸显微镜上的零部件，以免发生丢失、损坏或使灰尘落入镜内。

4. 显微镜的光学部件不可用纱布、手帕、普通纸张或手指揩擦，以免磨损镜面，需要时只能用擦镜纸轻轻擦拭。机械部分可用纱布等擦拭。

5. 在任何时候，特别是使用高倍镜或油镜时，都不要一边在目镜中观察，一边下降镜筒（或上升载物台），以免镜头与玻片相撞，损坏镜头或玻片标本。

6. 显微镜使用完后应及时复原。先升高镜筒（或下降载物台），取下玻片标本，使物镜转离通光孔。如镜筒、载物台是倾斜的，应恢复直立或水平状态。然后下降镜筒（或上升载物台），使物镜与载物台相接近。垂直反光镜，下降聚光器，关小光阑，最后放回镜箱中锁好。

7. 在利用显微镜观察标本时，要养成两眼同时睁开，双手并用（左手操纵调焦螺旋，右手操纵标本移动器）的习惯，必要时应一边观察，一边计数或绘图记录。

8. 擦拭油镜时，先降低载物台，将油镜转离通光孔，先用干擦镜纸揩擦一次，把大部分的油去掉，再用沾有少许清洁剂或二甲苯的擦镜纸擦一次，最后再用干擦镜纸擦一次。至于玻片标本上的油，如果是有盖玻片的永久制片，可直接用上述方法擦干净；如果是临时装片，则盖玻片上的油可用拉纸法揩擦，即先把一小张擦镜纸盖在油滴上，再往纸上滴几滴清洁剂或二甲苯，趁湿将纸往外拉，如此反复几次即可干净。

五、维护与保养

显微镜是精密光学仪器，应精心使用和保养，以保持其良好性能，应做到以下几点。

1. 防潮、防霉 空气中存在霉菌孢子，若孢子落在光学玻璃表面，便会在潮湿条件下萌发生长、产生菌丝。菌丝体会不断向外分泌酸性化合物，腐蚀玻璃产生刻纹、云斑，导致观察物像模糊不清。因此，在使用保存过程中，光学玻璃必须保存于干燥环境中，镜箱内应放置变色硅胶，硅胶吸湿变红，即表明其不再具有吸水能力，应烘干还原后再使用。

2. 防尘 使用镜子的环境，应该是清洁无尘的。使用完后应及时放在箱内或柜内，需暂时放置在桌面上的显微镜，应加防尘罩。因为尘土无孔不入，镜体内部虽封闭紧密，但因温度变化会引起镜体的"呼吸"（即吸入空气和排出空气），增加微尘侵染的机会。微尘中有各种微生物和矿物质，不少微尘的硬度都比光学玻璃大，易磨损光学玻璃的表面。在擦拭镜头或棱镜时，首先用软的驼毛笔拂去微尘，然后再用擦镜纸擦，否则微生物便起了"磨料"的作用，磨损镜头的光洁表面；或用长绒的脱脂棉蘸乙醚与无水乙醇混合液，拂擦镜头表面，除去灰尘和油迹。

3. 防腐蚀 放置镜子的柜子绝不可存放有腐蚀性的药品，如酸碱化学药品。因一些化合物对光学玻璃或机件有损害作用，特别是酸类的化合物不可与光学设备同存一室。

◈ 第三节 体视显微镜

体视显微镜（又称双目实体显微镜）有许多类型，目前使用最多的是连续变倍体视显微镜，其次是转换物镜的体视显微镜。体视显微镜下的物像不是倒立的，其观察的是标本表面，看不到细胞结构。与普通光学显微镜相比，体视显微镜的焦点深度较大，可放置较大的样品，如茎、叶、花等植物器官，观察者还可以在体视显微镜下进行解剖操作，故其又被称为解剖镜。

一、机械系统及特点

体视显微镜的种类虽多，但其基本结构类同，主要由底座和升降组两部分组成。升降组含目镜、物镜组、放大倍数旋钮、高度调节旋钮、调焦旋钮和上光源。底座上有总电源开关、下光源、背景板和光度调节旋钮。

1. 底座 是全镜的基座，中央有活动圆板，供安放观察物使用。有些型号具有附加的透光盒底座，内置反光镜或电光源，可作透射照明观察。底座上通常可以选择两种背景板，黑白面不透明背景板和毛玻璃背景板，需要使用下光源的时候必须选择毛玻璃背景板。底座的右侧边常有光亮度调节旋钮。

2. 支柱 是支持镜体的部分，装有调焦旋钮及活动槽，用于镜体升降及左右旋转。

3. 目镜套筒 实体显微镜多为双目斜筒式，以便坐下观察，两个斜筒间的距离可调。为了适应观察者左右眼在视力上的差异，其中一个镜筒附有伸缩装置，可校正双目视力差。

4. 镜体 是全镜的中心，以滑槽和调焦螺旋与支柱相连。上方安装棱镜和目镜筒，内部安放变倍物镜，下面承接大物镜。

与普通显微镜相比，体视显微镜观察物为正立放大像；具有两组物镜，可观察物体的不同侧面，具有立体和距离感；放大倍率在扩大镜与显微镜之间，通常是7～160倍，表面投光，便于观察物体外形；工作距离一般为35～88mm。双目实体显微镜具有两组物镜和两组目镜组成的独立光学系统，从不同角度观察物体，因此具有上述特点。体视显微镜的正立放大像是由棱镜内部经三次反射后所得，因此棱镜的固定位置必须十分精确，才能使双目得到的反射图像不至于歪曲错位。

二、光学系统及其功能

体视显微镜的光学系统见图3－2所示，其主要组成部分和功能如下。

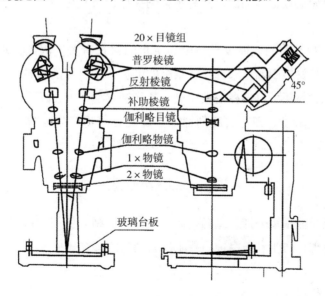

图3－2 体视显微镜的光学系统

1. 物镜 相同倍数的物镜均是两个，互成一定夹角聚焦于物体表面。除横插式转换物镜类外，多数实体镜，在双物镜之下有一个共用的大物镜。物镜的功能是将物体的形象进行第一次放大，形成倒立实像，其清晰程度决定了观察效果的好坏。因此，物镜是体视显微镜的最重要部件。此外，有些体视显微镜在大物镜之下可套接附加倍物镜。不同型号物的显微镜，其物镜变倍更换方法不尽相同。横插式物镜的变换法是取下更换，或采用旋转筒更换法，其放大倍数是阶梯性的固定放大率。

2. 反射棱镜 棱镜安装在物镜与目镜之间，起着反转、倒像和变换投影方向的作用。棱镜的基本元件是立方体的斜劈三角体，垂直于棱镜面的物像可透入棱镜内部，并在 45°斜面上完成反射，经另一个垂直面而射出。其中半五角棱镜主要起到变直射为斜射的作用，是斜筒式实体显微镜的组成部分；而五角棱镜可同时起到上述 2 种功能。

3. 目镜 目镜由两块复合透镜组成，接目者称接目透镜，下面一块称会聚透镜或场镜。有些型号的目镜中间具有环状隔板（称光阑），接目透镜在此平面上聚焦。同时也是放置目镜测微尺的位置。

三、使用方法与注意事项

1. 使用方法 根据观察物体的颜色，选用工作台的黑、白面，将需观察的物体置于工作台面中心；选择适当的放大倍率，换上所需目镜（10×或 20×）。卸下 2×大物镜，其有效工作距离为 85～88mm，如加上 2×大物镜，放大倍率可达 160 倍，有效工作距离 25～35mm。可通过拨动转盘，改变变倍物镜的放大倍率或换插不同倍数物镜，得到适当的放大倍率。

2. 注意事项

（1）目前大部分体视显微镜是双目的，使用前先调整瞳距并在观察中做好视力矫正。调焦距时，首先应了解使用镜的明视工作距离（即物镜面与观察物的距离）。按先粗调后细调，先低倍后高倍的原则寻找观察物。调焦螺旋内的齿轮有一定的活动范围，扭不动时不可强扭，谨防损坏齿轮。

（2）放大倍数一般以物镜倍数乘目镜倍数计算。但在选择高倍率放大时，应以选择高倍率物镜为主，当最高倍物镜仍不能解决问题时，再选择高倍率目镜。因为目镜放大的是虚像，不能提高分辨率。由于亮度是放大倍数的平方的函数，所以物像越放大，光线越暗。在体视显微镜下进行解剖操作时，在成像清晰的前提下，把放大倍数适当调低一点利于解剖操作，待其后观察细致结构的时候再将放大倍数调大。

（3）成像清晰程度与观察物的表面投光角度和背景的衬托有关。因此，观察时务必调好光源，选择好背景物。一般根据观察材料的颜色来选择背景板的颜色，颜色深的材料选白色背景板，颜色浅的材料选择黑色背景板，有些材料还可以选择毛玻璃进行透光观察。

（4）解剖操作时使用的镊子、刀片、解剖针很容易使背景板产生划痕，因此使用时往往在背景板上垫一载玻片或其他操作板。

四、维护与保养

体视显微镜与普通光学显微镜一样，属精密光学仪器，应精心使用和保养，以保持其良好性能，使用中同样要做到防潮、防霉、防尘和防腐蚀。要求同普通光学显微镜。

PPT

◎ 第四节　显微互动教学系统

显微互动教学系统是将传统的显微形态教学和现代的网络技术以及多媒体语音控制等技术相结合，由数码显微镜、计算机硬件、无线版互动教学系统和图像分析处理软件等组成。目前教学常用的显微无线互动系统有 NOW Lab 系统、Motic 系统等。通过无线传输方式，一个无线 AP 可同时连接 40 个及以上学生端和一个教师端，兼容 Windows 和 Android 系统。教师可以实时动态地观察每个学生显微镜下的标本画面，及时发现学生实验中存在的共性问题并给予指导。学生也可以通过互动系统向教师提问或实时发送图片文件，与教师交流讨论，真正使教和学的沟通更加直观有效。与传统实验教学相比，极大提高了教学效率和教学质量。本节以 NOW Lab 系统为例做简要介绍。

一、显微互动教学系统的功能

1. 课堂管理　课堂开始前，可通过"远程命令""管理班级""学生签到"等功能，远程打开学生端应用程序，设置学生屏幕显示功能，创建班级模型，导入或编辑学生名单进行管理。教师可设置签到时间并选择是否验证密码，签到结束后可以查看签到学生信息并可将签到学生与学生名单对比，便于统计出勤率。课堂教学过程中，可通过"实时监控""学生策略""黑屏肃静"等功能进行课堂管理，教师机每屏可察看多个学生屏幕（一般最多 36 个），实时追踪学生的观察情况，并根据课堂进程合理限制学生端的部分功能。课堂结束时，可通过"远程命令"功能进行远程关机、远程关闭学生的应用程序等。

2. 课堂互动教学　通过"屏幕广播""学生演示""网络影院"和"视频直播"等功能，将教师机屏幕和教师讲话实时广播给部分或全体学生，在班级中选择正确或者错误的学生观察案例演示给所有或部分学生，播放常见的媒体音视频格式及将教师授课过程同步进行视频直播。

通过"抢答竞赛""共享白板""讨论""分组教学""文件分发和收集"等功能，教师可以出任意题目请学生作答，学生抢答时只需在学生端按下按钮作答即可；教师可共享白板、桌面或图片，与选定的学生共同完成相同的学习任务或绘画作品，学生也可以单独完成；教师可以组织学生使用文字、图片、手写板等多种方式开展讨论，教师与学生能够使用远程消息进行交流，并可以允许和阻止学生发送文字消息；教师可将学生分成几个组进行合作学习，小组长可使用多种功能来辅导同伴，例如广播教学、语音教学、语音对话、监视、远程控制、远程设置、文件分发、远程命令和网络影院等；教师可将教师机中的文件发送至学生机的某目录下，学生也可把做好的文件直接提交到教师机，也可以由教师机发起收集，便于教师批改作业的收取。

3. 课堂测验

（1）标准考试　教师可通过"试卷编辑"提前进行编辑试题，试题类型支持单选、多选、判断、自由发挥，填充题可插入图片，设置试卷名称、教师名称、班级、考试时间和总分等信息，也可通过导入 Word 文件添加试题。点击"开始考试"，教师将试卷分发给学生即可开始考试，考试结束后学生可自行提交或到时间自动提交。点击"阅卷评分"，可看到收取的试卷系统已经自动评分，教师还可添加批注，查看柱状图显示的考试统计结果，并能够快速将评分结果发送给相关的学生。

（2）答题卡考试　教师导入 Word、PPT、Excel、Pdf 等各类文档类型的考试内容共享给学生，直接生成答题卡发送给学生端用于学生作答，包含多种不同的题型：多选题、判断题、填空题和论述题等。

（3）调查问卷　教师创建调查问卷，选择问题类型，输入问题标题，学生回答，可生成调查结果数据图表。

二、教师端和学生端操作方法

1. 教师端快速操作方法

（1）开机　打开显微镜和电脑开关。

（2）登录互动教学系统　双击桌面图标"数码显微镜无线互动教室"，进入登录界面（图 3 - 3）。

点击"自动连接",学生即可自动登录到该室互动教学系统(图标变亮指该学生已登录,变黑指未登录)。

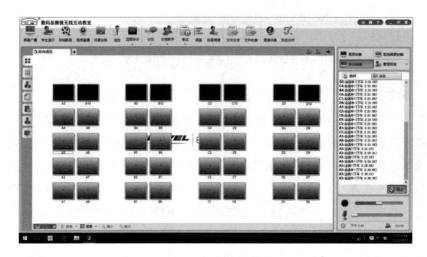

图 3 – 3 教师端显微互动系统登录界面

(3)屏幕广播 点击该图标,进入广播教学模式,老师的电脑屏幕显示内容会同步显示在学生电脑上。点击之前需先选定学生,若不选,默认为所有学生。

(4)演示操作 点击目标学生图标,点击"学生演示",出现三个选项,若选中"向所有学生演示",点击"确定",可将该学生整个电脑屏幕所显示内容显示在其他所有学生电脑上;若选中"向选定的学生演示",则进入选定学生窗口,选好学生后,点击"确定",可将该学生整个电脑屏幕所显示内容显示在所选学生电脑上。

(5)关闭互动系统 点击"远程命令",出现下拉菜单,"启动应用程序""关机"为常用命令。点击"启动应用程序",可开启学生电脑上的应用软件;上课结束后,可点击"关机"关闭所有学生的电脑。

2. 学生端快速操作手册

(1)开机 打开显微镜,打开平板电脑开关,长按 3 秒开机。

(2)登录互动教学系统 开机后连入本教室网络,如教师端登录,学生端会自动连接到教师端。

(3)互动教学常用功能 移动鼠标至屏幕正上方即可见互动系统主功能界面(图 3 – 4)。

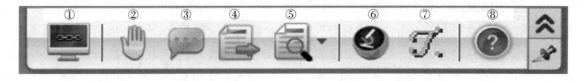

图 3 – 4 学生端显微互动系统界面
①连接到班级;②举手向老师提问;③给老师发送信息;④向老师提交文件;⑤查看老师分发文件,
查看考试结果等;⑥进行图像采集;⑦打开形态分析软件;⑧寻求联机帮助

(4)图片分析软件"Scopeimage 9.0"的使用 打开图片分析软件"Scopeimage 9.0",先在无装片条件下进行"白平衡",点击"捕获"进行拍摄并保存图片,在分析软件中进行编辑或者通过互动功能发送给教师端。

(5)实验结束 实验结束后,关闭互动系统和分析软件,关闭平板电脑(左下角开始菜单关机),显微镜电源关机,并登记确认设备运行状态。

◈ 第五节 特殊用途光学显微镜

特殊用途显微镜是指除实体显微镜和普通显微镜外的其他用途的显微镜。现就中药研究中较常用的偏光显微镜、暗视野显微镜、相差显微镜和荧光显微镜的使用方法进行简介。

一、偏光显微镜

偏光显微镜的机械系统和光学系统与普通显微镜相似，不同的是其光源前的偏振片，使进入显微镜的光线变为偏振光，镜筒中有一个偏振方向与偏振片垂直的检偏器。由于光线通过具有双折射性物质时发生偏转，因此旋转载物台便能检测到这种物体。用于检测具有双折射性的物质，如纤维丝、纺锤体、胶原、染色体、矿物药等。现将偏光显微镜的机械系统和光学系统及使用介绍如下（图3-5）。

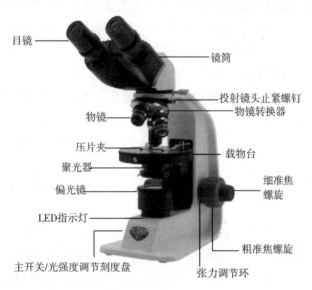

图3-5 偏光显微镜的基本组件

1. 光学系统

（1）目镜 常有6×、8×或10×规格。目镜中有十字丝或微尺，有的还附有方格网。目镜中所装十字丝为南北和东西方向。

（2）勃氏镜 位于目镜之下，装在镜筒内的一个小凸透镜，主要配合目镜起放大镜的作用。勃氏镜可以根据需要推入和拉出光路。勃氏镜有的具三个螺旋，可分别作上下、南北、东西方向移动，起校正勃氏镜作用；有的勃氏镜上附有锁光圈（光阑），在观察微小物质（如细小矿物）干涉图时，可缩小光圈，遮去周围透出光的干扰，而使干涉图像变得清晰。

（3）上偏光镜（分析镜） 由偏振片组成，装在镜筒内，位于勃氏镜之下。其振动方向以 AA′ 表示（下偏光振动方向以 pp′ 表示），与下偏光镜振动方向垂直，即正交方向。根据需要，上偏光镜可以自由推入或拉出光路，部分上偏光镜可以转动。

（4）试板孔 位于上偏光镜之下的一扁长方形小孔，是试板插入的位置。其外有一环，当不用时，转动此环，将试板孔封闭，以避免灰尘进入内部。

（5）物镜 装置在镜筒下端，常附5×、25×、65×、100×四个放大倍数不同的物镜，偏光显微镜的放大倍数和普通显微镜一样，为目镜放大倍数与物镜放大倍数的乘积。

（6）聚光器 由光源、反光镜、下偏光镜（起偏镜）、锁光圈（光阑）、锥光镜等（拉索透光镜）

组成。当光源的光水平照射到反光镜上后，光路就变成垂直的方向，然后通过光圈从保护玻璃射到显微镜的下偏光镜上。当光通过下偏光镜后，即成为振动方向固定的偏光（仅在垂直其传播方向的某一特定方向上振动）。其振动方向或为东西或为南北，如振动方向偏离时，可转动一定角度（转动度数可从框上的刻度读出）来调节振动方向，与目镜中十字丝的东西或南北相平行。经标定后，可以锁住固定。

（7）锁光圈 位于下偏光镜之上的锁光圈（光圈、光阑、虹彩光圈）用以控制透光量。

（8）聚光镜 位于锁光圈与载物台之间的一组透镜组成。常包括固定透镜和活动透镜，固定透镜的面积较大，焦距较长，数值孔径较小，使入射光束稍稍聚敛；活动透镜为锥光镜（或称前透镜、游动透镜），其安装在一个杠杆上，用时扭动杠杆加入光路中去，位于固定透镜之上，薄片之下面，不用时，反向扭动杠杆，则透镜即转到旁侧去，锥光镜焦距短，数值孔径较大，在锥光鉴定矿物时与高倍镜联合使用，所用的拉索透镜之数值孔径是 0.90；当与油浸物镜联合使用时，需要更换数值孔径更大的锥光镜，即数值孔径是 1.3 ~ 1.4，同时需要强光照明。

2. 机械系统 偏光显微镜的机械系统和普通光学显微镜相似，但其载物台是一个可以水平转动的圆形平台，边缘有刻度，分 360 等分，每一等分为 1°。其旋转的准确度可读到 0.1°。

3. 主要附件 偏光显微镜尚有许多附件配合使用。

（1）载物台显微尺 与普通光学生物显微镜载台显微尺相同。

（2）石膏试板 是嵌在一块长方形板中的石膏晶体薄板，其石膏薄板中 NP（快光）的振动方向与板长边平行；Ng（慢光）与板短边平行，并注明在试板上；为最常用的补色器之一。当石膏试板插进试板孔后，其长边总与上下偏光振动面成 45°角。由于石膏试板具一定厚度，它在正交偏光间呈现一级紫红干涉色。常在试板上标注有"一级红"或"λ"字样，即为一个波长。石膏试板适用于干涉色较低的矿物片，使矿片干涉色升高或降低一个级序。判断干涉色升降，以石膏试板的干涉色为准；用于测定晶体延长符号和光性正负。

（3）云母试板 是嵌在一块长方形板中的平行白云母解理切下一块薄板，其 Np（快光）与试板长边平行，其 Ng（慢光）与短边平行，并在试板上注明。云母试板插入试板孔后，在正交偏光间呈现一级灰色，其光程差为黄光波长的 1/4λ，常在试板标注 1/4λ 字样。云母试板适用于干涉色较高的矿物片。使矿物片干涉色级序按色谱表顺序升降约一个色序；用于测定晶体延长符号和光性正负。

（4）石英楔 是沿石英平行光轴方向切一块薄板，磨成一个由薄至厚的楔形，再用加拿大树胶粘在两块玻片之间。在正交偏光间由薄至厚可依次产生 1 ~ 3 级（或 4 级）的干涉色，石英楔常标注有 1 ~ 3 级（或 1 ~ 4 级）字样。使用时从试板孔由薄至后插入石英楔。当与矿物片同名半径平行时，矿物片干涉色级序逐渐升高，异名半径平行时，矿物片干涉色逐渐降低，当插至石英楔与矿物片光程差相等处，矿物片消色而出现黑带。主要用于确定干涉色级数，以及测定晶体延长符号和光性符号等。

4. 使用方法

（1）装卸物镜 先提升镜筒到适宜高度，左手先将物镜固定夹张开，再用右手拿起物镜，自右向左轻轻插入镜筒的下端，将物镜向前上方转动 90°，使物镜座斜钉正好落在固定夹凹腔处，左手放松固定夹，由弹簧压缩便夹牢物镜。（注意：装好后，可用右手大拇指和食指轻轻地弹物镜，看它是否夹正，若有杂音，则未夹住；卸物镜的过程和顺序与安装相反）。

（2）调节照明 逆时针方向转动锁光圈柄，打开锁光圈。轻轻地推出聚光镜、上偏光镜和勃氏镜。把镜筒下降到最低的位置。转动反光镜，直至视域最明亮为止。

（3）调节焦距 从旁边看着物镜，用粗调螺旋，将其慢慢地下降到最低位置，从目镜中观察，用粗调螺旋，慢慢提升镜筒，当视域中出现模糊形象时，就改用微调螺旋，一直调节到物象完全清楚时为止。

（4）中心校正 中心校正的目的是使物镜的焦点（在镜筒轴线上）与载物台旋转中心重合。在视域内，寻找任一小物点，并将其移至十字丝中心；转动载物台360°，若中心不正，则此物点必偏离十字丝中心，作一圆周运动后，再回到十字丝中心。此时，用两个校正螺丝帽，插紧物镜座上校正螺丝，徐徐地向合适的方向旋转，并不断地往复转动载物台，观察该小物点运动轨迹的变化，直到该小物点圆周运动中心与十字丝中心重合后，才停止上述校正螺丝和载物台转动的联合操作。

（5）上下偏光镜偏振面方位的测定及其正交检查 推出上偏光镜，取一张含黑云母的薄片，将具清晰解理的黑云母移至视域中心。转动载物台使黑云母解理平行东西横丝，此时黑云母颜色最淡，呈浅黄色（如不是最浅，则转动下偏光镜，使之最浅）。这时垂直黑云母解理的方向（即南北纵丝的方向）就代表下偏光镜的振动方向。取出薄片后，视域很明亮；再推入上偏光镜，视域就呈全黑或灰黑。表明上偏光镜振动方向为东西横丝方向（上偏光镜是固定的，不能转动），正好与下偏光镜偏光振动方向垂直，故呈黑暗。此时的状态，称为正交偏光系统。

（6）观察 观察薄片的形式一般分三种：①单偏光镜下观察，将上偏光镜推出光路只使用下偏光镜，称单偏光镜下观察。主要观察矿物的形态、解理、颜色、多色性、突起、糙面和贝克线等。②正交偏光镜下观察，指上下偏光镜均在光路内，则偏光的振动方向互相垂直，并与目镜十字丝一致。主要观察矿物的消光及消光角、干涉色等。③锥光镜下观察（聚敛偏光镜下观察），上、下偏光镜和锥光镜均在光路内，聚光镜提到最高处，并采用40倍以上的物镜，推入勃氏镜，称为锥光系统。主要观察矿物的一轴晶、二轴晶的光性正负等。

5. 使用和保养 偏光显微镜使用和保养注意事项可参照实体显微镜使用注意事项。

二、暗视野显微镜

暗视野显微镜是利用丁达尔（Tyndall）光学效应的原理，在普通光学显微镜的结构基础上改造而成的。利用特殊的集光器作斜射照明，使光源的中心光束不能直接进入物镜，因而视野黑暗，被检物体则因斜射照明而被照亮。利用这种显微镜能观察到$4 \sim 200nm$的微粒，分辨率可比普通显微镜高50倍。

1. 应用暗视野集光器 常用的有抛物面集光器和心形面集光器两种。现就抛物面集光器的使用方法进行简介。

经由抛物面反射的环形光束恰在材料的同一水平面上聚焦并照亮它的微细质粒。如果物镜的数值口径（N.A）$\leqslant 0.85$，反射出来的直接光线都从物镜四周射走，不能进入物镜。因此，视野是黑暗的。如果使用N.A>0.85的物镜，势必会使一部分反射的直接光也进入物镜，这时的视野外圈会出现亮环，影响暗视野效果。进行暗视野观察时，还应注意调节光轴，使抛物面集光器的斜射聚光焦点恰在物镜头的中央垂直线上，否则会出现半边亮半边暗的背景。为了保证集光器的暗视野效果，还必须注意载玻片的厚度，通常要求其厚度为1.0mm。有的抛物面聚光镜附有调节把手，在载玻片厚度为$0.7 \sim 1.7mm$的范围内，可以调节使用。使用暗视野集光器时，还应该在集光器与载玻片之间，滴加香柏油，这样可使斜射光不经空气折射聚焦于载玻片的表面。

2. 应用中央光档 如果没有专门的暗视野集光器，可以采用"中央光档"方法。它适用于低倍放大，其设备简单，可用厚黑纸剪成类似相机光圈的孔径不一的圆片，放在聚光镜下面的滤光片框架上，就会遮掉中央部分的光线，因而没有直接光进入物镜，只有周围的光线照到标本上，这样就形成暗视野。中央光挡圈的大小，依滤光片框架的大小而定。

中央部分的大小，由物镜的口径（放大倍数）而定，所以应该多备几块，以便选用。这种暗视野照明方法，聚光镜的孔径要大，最好用N.A$=1.4$的聚光镜，而物镜的孔径却不能太大，只能适用于焦距为16mm、N.A$=0.3$、10倍左右的物镜。当焦距小于8mm、N.A>0.5、放大倍数大于20倍时，就不能应用这种方法了。

3. 使用方法　先把暗视野集光器装到载物台下的集光器支架上；降下集光器，加一滴香柏油在集光器的透镜表面，再在载玻片下加一滴香柏油，然后慢慢升起集光器，使两个油滴接触，上下调节集光器使光束集中在观察物上，先在低物镜（4×）下，调节集光器旋钮，使光束处于视场中央，更换高倍物镜，再进行集光器的上下调节和中心调节，直到整个视场反差合适。使用后及时擦去集光器和物镜上的香柏油。

三、相差显微镜

生物活体的玻片标本往往是透明的，难以在普通光学显微镜下区分其细微结构。利用暗视野照明，虽可看到物体的表面，但看不清内部结构。荧光显微镜也可看到活体，但只限于能发射荧光的活体。相差显微镜能够改变直射光或衍射光的相位，并利用光的衍射和干涉现象，把相差变成振幅差（明暗差），同时吸收部分直射光线，以增大明暗反差，则能看到透明无色的活的生物体。

1. 相差显微镜的成像原理　相差显微镜是利用被检物各组织成分之间及其与介质之间的光程不同进行镜检的方法。所谓光程是物体的折射率与厚度之乘积。如果被检物的各部分之间或被检物与介质之间的折射率不同，或它们之间的厚度不同，或两者都不同，那么，光线透过它们的光程就有差别，相差显微镜的成像原理与普通显微镜不同之处，在于其集光器下方插入一个环状光阑，和装有相板的相差物镜（一般标有红色"ph"字样）。此外，还有一个检验光线合轴的望远镜和绿色滤光片。光线只能通过环状光阑的透明部分射入集光器，然后透过载物台上的标本。由于标本各部分的光程不同，因此，产生程度不同的偏斜或衍射。通过环形圈所造成的像，恰好落在焦点平面上，并和物镜中相板上的半透明环（共轭区）重合。此时，未偏斜光得以通过半透明区，而偏斜光（即衍射光）则大部通过吸光区（补偿区）。由于上述两个区域涂有不同的物质，它能使通过的光线产生一定的相位差。这样就改变了未偏斜光和偏斜光的光波相位。其后，这两组光线再经过物镜透镜的收敛，又复在同一条线路上进行时，偏斜光和未偏斜光便会产生干涉，使相位差变为振幅差。如果产生的干涉为相长干涉，则振幅的同向量相加而变大，我们看到的这部分就较亮。如果产生的干涉是相消干涉，则振幅异向量相消，看到的这部分就较暗。这样，变相位差为振幅差的结果，就可使未染色的透明标本产生非常明显的图像。

用相差显微镜镜检时，可用新鲜的活体材料，也可用固定材料，但无论哪种材料都不宜过厚，一般以不超过 $20\mu m$ 为度。制作切片所用的载玻片也须均匀一致，厚度在 $1mm$ 左右。载玻片太厚时，亮环就不能与相板的圆环一致。常用作观察活体材料的凹窝载玻片，由于各部分光程不一，不适于作相差观察。盖玻片的标准厚度为 $0.17\sim0.18mm$。相差显微镜的聚光镜下最好是安装绿色滤光片，这样可以得到波长一致的光波，相差效果也好。因为人眼对绿色最敏感，故用绿色。

2. 相差显微镜的使用方法

（1）卸下普通光学显微镜的聚光器，将环状光阑放在聚光器支架上，再把绿色滤光片放在上面，并将相差物镜安装在转换器上。

（2）打开光源。因为环状光阑相板和滤光片吸收了一部分光线，所以光源要强些。为了避免影响活生物体的生理状态，最好用低热光源。

（3）用明视野对光，调焦。观察透明标本时应暂时缩小光圈，以便清楚地看到标本。

（4）旋转转盘集光器，使环状光阑的直径与孔宽和所用的相差物镜相适应（如 10× 相差物镜用 10× 标示孔的光阑），并充分开大集光器上的孔径光阑。

（5）合轴调整，拔出目镜，插入合轴望远镜。用左手指固定其外筒，一边从望远镜内观察，一边用右手转动望远镜内筒升降，当对准焦点就能看清环状光阑的亮环和相板的黑环，此时可将望远镜固定。再升降聚光器并调节其下的螺旋使亮环的大小与黑环一致，再左右前后调节旋转聚光器两侧的调节钮，使亮环与黑环完全重合。

（6）拨出望远镜，插入目镜，即可进行观察。

（7）相板的选择。当与染色的标本进行比较观察，或为了加强半透明物体反差时，多用暗反差，而计算数量或观察物体运动以及研究极细微结构时，多用明反差。相反，如观察微小物体并与介质的相差很小时，则使用高吸收程度的相板。如观察线粒体用明反差的高吸收相板，核内构造用明反差的低吸收相板。另外，当更换另一只物镜时，必须同时更换一只与它相适应的环状光阑，并重新作合轴调整。

四、荧光显微镜

荧光显微镜以紫外线为光源照射被检物体使之发出荧光，然后在显微镜下镜检被观察的物体。细胞中有些物质，如叶绿素等，受紫外线照射后可发荧光；另有一些物质本身虽不能发荧光，但如果用荧光染料或荧光抗体染色后，经紫外线照射亦可发荧光。因此，荧光显微镜常用于研究药用植物体内物质的吸收、运输、化学物质的分布及定位等。就其光路不同，可分为透射式荧光显微镜和落射式荧光显微镜。荧光显微镜照明方式通常为落射式。

1. 荧光显微镜的成像原理　荧光显微镜的基本构造是由普通光学显微镜加上一些附件（如荧光光源、激发滤片、双色束分离器和阻断滤片等）的基础上组成的。荧光光源一般采用超高压汞灯（50～200W），它可发出各种波长的光，但经过激发滤片（一般有紫外、紫色、蓝色和绿色激发滤片）后，大部分可见光被吸收，仅使一定波长的激发光透过照射到标本上使其发生荧光。通过目镜观察到黑色背景下的荧光。因此，荧光显微镜观察标本，不是利用光源的照明，而是利用标本内荧光物质吸收激光的光能后成像。

滤片系统是荧光显微镜的重要组成部分，包括激发滤片、阻断滤片、隔热滤片、分光镜（二向色镜）和其他一些中性滤片。激发滤光片置于光源和标本之间，选择透过光源混合光中能使样品产生荧光的特定光，如紫外光、蓝光或绿光，同时阻挡掉与激发荧光无关的光。阻挡滤光片位于标本与目镜之间，阻挡未被样品吸收的激发光而透过荧光，增强反差的同时可以保护眼睛免受紫外线的损伤不同被检物或荧光素具有不同的最佳激发波长，滤光片（包括激发滤光片和阻挡滤光片）的选择与荧光色素的选择最好匹配，才能得到最接近真实的结果和最佳拍摄效果。隔热滤片安装在光源与标本之间、物镜之间，能吸收热量，保护其他光学附件。

荧光显微镜观察两种荧光：一种是样品本身荧光反应物质吸收荧光激发光能呈现的自发荧光，如正常细胞内的核黄素、细胞色素、维生素、脂褐素等；另一种是被检样品组织或细胞内某些成分如核酸、蛋白质或其他分子与荧光染料结合，吸收荧光激发光能呈现特定的继发性荧光。荧光染料在吸收可见光和紫外光后，能把紫外光转变为波长较长的可见光波而反射出来，呈闪亮的鲜艳色彩。例如，酸性曙红、荧光黄、红汞以及某些分散染料等，它们大多是含有苯环或杂环并带有共轭双键的化合物。

2. 荧光显微镜的使用方法

（1）打开电源器电源总开关到"I"（开）等弧光到稳定状态。

（2）把样品放在载物台上。

（3）根据样品的荧光指示剂选择与之匹配的荧光组件。荧光显微镜可安装有6组荧光分光镜组件。一组荧光组件包括一个分光镜、吸收滤光片、激发滤光片（按激发方法得到有各种波长的激发光）。

（4）把物镜放在光路中聚焦样品，调整整个视野亮度均匀一致、亮度最大，调节视场光阑、孔径光阑。通常进行荧光观察时，可推进孔径光阑对中旋钮扩大孔径光阑。如果因为使用高度强的激发光，样品的荧光容易衰减，首先应使用中性滤光片以减少激发光的强度。如果没有中性滤光片，可减小孔径光阑，同样可起到相同的作用。不能把孔径光阑关得太小，不要把孔径光阑当作遮光闸。

（5）观察，拍照。

荧光显微镜标本的制作有以下注意事项：①载玻片厚度应在 0.88 ~ 1.2mm 之间，厚玻片吸光多且不能使激发光在样品上聚焦；②载玻片必须光洁、厚度均匀、无明显自发荧光，有时需用石英载玻片；③盖玻片要使用厚度 0.17mm 的光洁盖玻片，可用干涉盖玻片加强激发光，它允许荧光通过而反射激发光，反射的激发光又可激发标本；④细胞单层培养物、活细胞或细胞固定后进行荧光染色；⑤石蜡切片要求 10μm 左右，脱蜡必须彻底以避免石蜡青色荧光影响；⑥中性树胶本身具有青黄色荧光而不能用于封片，常用甘油和缓冲液配制封片剂。使用无荧光镜油，也可用甘油、液状石蜡代替；⑦所用玻璃器皿去污处理后，再经硝酸浸泡过夜、自来水冲洗、蒸馏水浸泡，干燥后备用；⑧荧光染色的标本一般不能长久保存，若持续长时间照射（尤其是紫外光）易很快猝灭。

◇ 第六节　显微镜的附属工具

一、显微量尺

显微测量标尺简称测微尺，是用于测量在显微镜下观察物体的长度、宽度、面积、数目和位置的工具。包括镜台测微尺、目镜测微尺及镜台标本推动器上的纵横游标尺和细调焦轮上的标尺等。

1. 镜台测微尺　简称台尺，是一种刻度极细的标准尺（图 3 - 6A）。台尺的刻度刻在玻璃上，刻度全长为 1mm，共分 100 小格，每小格长 0.01mm，即 10μm。标尺用加拿大树胶封藏在一种特制的载玻片上。在标尺的外围有一黑环，便于找到标尺的位置。镜台测微尺用于校正目镜测微尺。

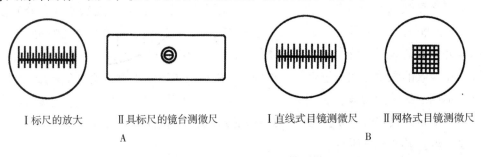

Ⅰ 标尺的放大　　Ⅱ 具标尺的镜台测微尺　　Ⅰ 直线式目镜测微尺　　Ⅱ 网格式目镜测微尺

A　　　　　　　　　　　　　　　　　　　　B

图 3 - 6　镜台测微尺（A）和目镜测微尺（B）

2. 目镜测微尺　放在目镜轴内的一种标尺，有固定式和移动式两种。固定式目镜测微尺为一块圆形的玻璃片，直径 20 ~ 21mm，上面刻有不同形式的标尺；有直线式和网格式两种，测量长度一般用直线式，共长 10mm，分成 10 大格，每大格又分成 10 小格，共 100 小格；网格式测微尺用于计算数目和测量面积（图 3 - 6B）。

移动式目镜测微尺：和直线式目镜测微尺大体相似，不同的是除固定标尺外，具可移动的指示线。装在一个特制的目镜中，右边有一个可旋转的小轮，轮上有刻度，分成 100 格，此轮每转一圈，目镜内的指示线（或称标准线）就从标尺一端向另一端移动一格。

3. 镜台标本推动器上的纵横游标尺　研究型显微镜都有移动式镜台或夹持标本的推动器。两者都有推动标尺，可以测量被检物体的长度和位置。这种游标尺由主标尺和副标尺组成。主标尺刻有 1mm的分度，副标尺有 9/10mm 的分度，读数为 0.1mm。读数时首先看到标本的 0 位置，然后看副标尺与主标尺的一致点，从而得知标尺表示的数值。

4. 微调焦轮上的标尺　部分精细的显微镜，在微调焦轮上都刻有标尺，共刻 50 个分度，每一分度的单位，常为 1μm 或 2μm 的垂直移动，可以用来测量物体的厚度。测量时，先将焦点对准被测物体的上面清晰点，记下轮上的度数，然后旋转细调焦轮使焦点对准标本下层清晰点并记下度数，这两者之差，便是被检物体的厚度。此法简单，但精确度较差。

5. 常用测微尺的测量方法

（1）长度测量法　测量时，通常以目镜测微尺和台尺配合使用。具体方法是，先将目镜取出，旋去接目透镜，然后把目镜测微尺放在目镜光轴上，有刻度的一面向下，再旋上接目透镜，插入镜筒即可测量。再先将镜台测微尺置于载物台上，如观察标本一样，对准焦点，待将标尺上的分度观察清楚后，即可移动标本推动器使镜台测微尺的标尺，与目镜测微尺的标尺重叠在一起。计算出目镜测微尺每小格在该物镜条件下所相当的大小（μm）（图 3 – 7）。目镜测微尺每格的实际长度（mm）= 两重合线间镜台测微尺的格数×10μm/目镜测微尺的格数。如用 5×目镜和 40×物镜，测得目镜测微尺的 100 格，等于镜台测微尺的 50 格，即目镜测微尺在这一组合中每格实际长度为 5μm。必须注意，如果用不同倍数的物镜和目镜，必须重新标化和计算。同时它的刻度值是以光轴的垂直平面为准，若所测的线不在这个平面上，形成了一定倾斜度，那么，测定值就不是真正的长度，必须加以校正。为减少误差，一般取 5 次以上的测量平均值。

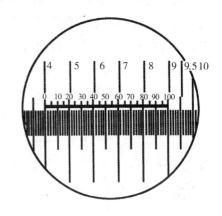

图 3 – 7　测定目镜测微尺每格长度

（2）标本的测量　将欲测量的物体封藏于载玻片上，在显微镜下用已校准的目镜测微尺测量其长度或大小，用目标所占据的目镜测微尺的格数乘以每小格的大小（μm）即为所测物体的长度或大小。

（3）数量计算法　计算单位面积内物体数量时，常用目镜网格测尺。计数前首先应与台测微尺作比较，计算出每一小方格的面积，然后再计算每一小方格内的物体数。同时凡落在方格四边细线上的物体，每格只计数下边和右侧者，其余方向则属于它格，以避免同一物体计算两次。

二、显微解剖器

显微解剖器又名"显微操动器"，是配合显微镜使用的微观操作器械。一般安装在显微镜或体视显微镜底座两侧，由左右相同的螺旋系统进行操纵。左侧一般安装显微针——用玻璃丝制成，右侧安装显微滴管，均可作三维空间移动。这种解剖器能作任何的"细胞手术"，如核、核仁、核质的移植，染色体移植等细微试验，也可以向细胞内注射某种物质，观察其反应，是细胞学、遗传学、组织胚胎学的重要研究工具。若与视频转换设备连接使用，可在荧光屏上观察操作情况。

三、显微摄影系统

显微摄影是指利用摄影技术将人眼难以看清楚或根本看不到的微小物体显现为可视影像的一种手段，由照相机和显微装置组成。随着数字摄影技术的发展，为了能够利用数字图像方便地进行显示、处理、分析、传送和保存，常常将数字摄影技术和显微摄影相结合，组成数字显微摄影系统。该系统分为硬件和软件两部分，包括显微镜、照相机、计算机和图像分析工作站（软件）。用显微镜所组成的光学系统作为照相机的镜头，并在显微镜所连接的镜筒上接入数字相机的感光器件，该器件又与计算机相连，通过图像分析工作站来控制相机的调焦、拍摄、图像处理和储存等。该系统大大扩展了显微摄影的应用范围和实用效果。

1. 机械与光学系统 显微摄影系统的机械与光学系统与普通光学显微镜的类似，主要包括物镜、目镜、聚光器、滤光器和照明电源等部件。不同的是，显微摄影系统在镜筒位置装有一个数码摄像头，经数据线与计算机连接。在显微观察时，可在计算机屏幕上实时观察目镜下看到的图像。

2. 图像分析工作站 显微摄影系统中图像分析工作站是一类强大的图像分析处理功能软件，不同工作站常与特定规格摄像头相匹配。如显微互动系统中的教师端和学生端均可直接利用工作站对实时图像进行动态、静态、间隔捕捉，并对图像进行处理和分析。本节以 Now Lab 互动系统配套的 Scope Image 9.0 为例对图像分析工作站进行简要介绍。

（1）工作站安装 将光盘放入计算机的光驱，系统会自动弹出安装界面，安装完成后可选择合适语言进行操作。一般图像分析软件要求相应匹配的摄像头外，还对电脑或者平板电脑的视频适配器、CPU、内存及硬盘等有最低配置要求（例如 Scope Image 9.0 软件推荐视频适配器 32 位，分辨率优于 1024×768，CPU > 1.8GHz，内存 > 256MB，硬盘至少有 3GB 以上的剩余空间）。

（2）工作站界面 一般包含菜单栏区、工具栏区、摄像头控制面板区和测量结果区（图 3-8）。菜单栏区为文件常用基本操作区；工具栏区包含视频模式和图像模式工具栏，视频模式包含视频录制、预览、十字标尺、网格标尺、同心圆标尺、视频锐化、浮雕、去噪、均衡化等功能。图像模式工具栏包含各类测量工具，如直线（角度、圆、折线、矩形、多边形）测量、图片旋转、文字备注、显示或隐藏标尺等功能；摄像头控制面板区主要用于控制成像过程中各个方面的影响因素，如图像源、曝光、白平衡、翻转和捕获等。

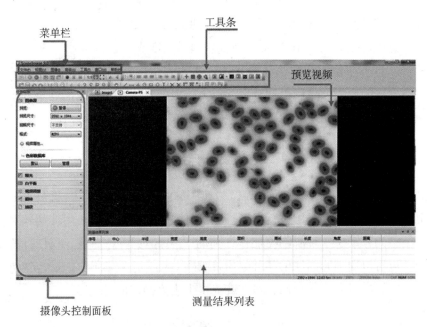

图 3-8 图像分析工作站界面

（3）常用的功能操作

1）图像或视频的捕获 拍摄前，先设置"图像源"，选择合适的图像尺寸，可选择与显示器窗口分辨率相近的数值。设置"曝光"，普通观察时可选择自动曝光模式（使用偏光显微镜时建议用手动曝光）。设置"白平衡"，自动白平衡只针对特定规格的摄像头，若选择自动白平衡，将无法调整软件的红增益、绿增益、蓝增益等参数，建议在不放置装片的情况下，使空白背景接近白色，点击"白平衡"。设置"视频调整"，选择色彩相关参数，如"亮度"（数值越大，越接近于白色）、"对比度"（最亮的白和最暗的黑之间的比值，数值越大，色彩越丰富）、"饱和度"（色彩的鲜艳程度）、"锐度"（指清晰度，数值越大细节越清晰，但若过大也易失真）等。

设置好相关参数后，开始拍摄，先进行对焦后点击"视频捕获"，可单张捕获、多张捕获或录像，并保存到相关文件夹。

2）图像拼接及处理　部分装片面积较大，无法一次性拍摄完整时可选用大图拼接功能，将装片的各部分分次进行捕获，并确保每张图片至少有25%的重合区域，以确保拼接的成功率。捕获后点击菜单栏中的"高级""拼接"按钮，弹出工作框，点击"加载文件"，选择已经捕获的图片，点击"拼接"即可。除了拍摄前对各项色彩参数设置，拍摄后的图片也可对图像的饱和度、亮度、锐化、反相、浮雕等处理。处理各参数效果见图3-9所示。

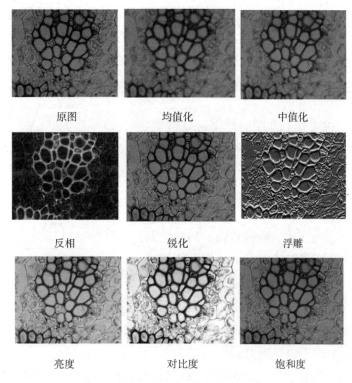

原图　　　　　　均值化　　　　　　中值化

反相　　　　　　锐化　　　　　　浮雕

亮度　　　　　　对比度　　　　　　饱和度

图3-9　图像处理效果

3）图像的标定　由于采集的显微图像是经过显微镜放大的，因此对图像测量之前需对测量尺寸进行标定，以保证测量数据的准确。首次标定数据，以40倍物镜下的操作为例：先将显微测量标尺（如0.01mm的测微尺）放到视场中，使标尺的刻度与水平轴平行，并进行"图像捕获"，选择捕获的图片，点击"移动测量图标"，移动到标尺的合适位置，确定标尺的起点和终点，得到相关数值。点击"标定"，选择新增标尺，填写已测定的标尺名称、长度和单位，即可完成一次40倍镜下的标定。标定完成可再次拍摄测微尺，并用新增的标尺进行标定与实际测微尺数据核对验证标定结果是否准确。

Scope Image 9.0 软件内部初始配置了 4×，5×，10×，20×，40×，50×，100× 的标尺数据，使用分辨率为1280×960，这些物镜倍率下的数据，可以选择相应倍数的标尺直接测量。

4）图像的测量　软件提供了直线、圆、矩形等几何测量工具，可测量图像的直线距离、面积、直径、角度等数据，测量参数可以在捕获图片中实时显示，同时可对图像进行不同颜色分类测标记或者文字标注。测量数据可以按各种文件格式进行导出保存。

PPT

◎ 第七节　扫描电子显微镜

　　扫描电子显微镜（scanning electron microscope，SEM）简称扫描电镜，是用细聚焦的电子束轰击样品表面，通过电子与样品相互作用产生的二次电子、背散射电子等对样品表面或端口形貌进行观察和分析的特殊用途电子显微镜。与光学显微镜相比，扫描电镜具有高分辨、大景深、对样品的损伤小、污染轻等优点，为人类探寻微观世界的奥秘提供了新方法、新手段。在生命科学、材料科学、生物学等多领域有十分广阔的应用。在药用植物研究中多用以观察气孔、毛茸、腺体、角质层、花粉粒、导管、纤维、结晶体等表面特征，是中药研究的重要工具。

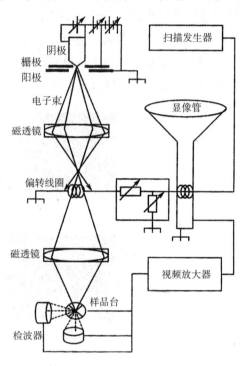

图 3-10　扫描电子显微镜电子光学系统示意图

一、扫描电镜的基本结构和原理

　　扫描电镜是机械学、电子学、光学、热学、材料学、真空技术等多门学科的综合应用，是一种大型的精密仪器。基本结构可分为电子光学系统、信号收集和记录系统、真空系统等。其中电子光学系统为核心部分（图3-10）。

　　1. 电子光学系统　包括电子枪、电磁透镜、扫描线圈和样品室等部件。其主要功能是扫描电子束、作为产生物理信号的激发源。

　　2. 信号收集和显示系统　信号收集系统包括二次电子和背散射电子收集器、吸收电子显示器、X 射线检测器（波谱仪和能谱仪）等；显示系统主要是两个显示屏，一个用于观察，一个用于记录照相。

　　3. 真空系统　主要由机械泵和扩散泵组成。真空系统能保证电子光学系统正常工作，提供高真空度，防止样品污染，保持灯丝寿命，防止极间放电。

　　4. 电源系统　包括启动的各种电源，检测-放大系统电源，光电倍增管电源，真空系统和成像系统电源灯等；还有稳压、稳流及相应的安全保护电路等。

　　扫描电镜原理是利用电子枪发射出来的电子束在加速电压的作用下经过磁透镜系统会聚形成聚焦电子束在样品表面上做光栅状扫描，产生二次电子、背散射电子和特征 X 射线等与样品表面形貌、结构和组成相关的信息，然后二次电子信号和背散射电子信号被探测器收集转换成电信号并加以放大处理，最终分别在显示系统上成二次电子图像和背散射图像，可以反映出样品表面各种特征的图像。

二、扫描电镜的特点

　　1. 放大倍数大，分辨率高　光学显微镜的放大倍数最高一般为 2000 倍，最大分辨率为 0.1～0.2μm。扫描电镜的放大倍数是调节偏转电流的大小来实现的，能连续从几倍变到几十万倍无级放大，操作方便、快速，分辨率可达几个纳米。

　　2. 景深长，图像立体感强　扫描电镜是用于观察样品的表面特征，收集二次电子进行成像，与光学成像不同，其景深与放大倍数和分辨率有关。一般扫描电镜的景深比光学显微镜大几百倍，比透射电镜约大 10 倍。由于样品表面凹凸不平，二次电子信息有强有弱，从而图像反映出强烈的立体感。

3. 对样品适应性大，制备简单　扫描电镜的样品放在物镜强磁场以外，工作距离长，样品室大，可放置大块样品，体积可大至 $10mm^3$，适用于各种植物性、动物性和矿物性中药。样品在制备过程中不需要包埋、切片，经过脱水、喷镀金属后即可置扫描电镜下观察。

4. 可结合其他仪器进行分析　扫描电镜结合能谱仪或波谱仪可进行 X 射线显微分析，可在观察中药特征的同时进行细胞结构的元素分析，如麝香中微量元素的分析，芦根中硅质体的确认等。

三、扫描电镜的操作

扫描电镜的操作比较简单，基本的操作步骤如下。

（一）电镜启动

接通电源→开启电子交流稳压器→开启空气压缩机冷却循环系统→打开电脑显示器开关（接通机械泵、扩散泵电源），即开始抽真空。

（二）样品的安装

按放气阀，空气进入样品室后，样品室门即可拧开。把固定在样品台上的样品移到样品座上，将样品座缓慢推入镜筒并用手扶着（即关闭样品室），同时拉下抽真空阀，待样品室门被吸住再松手。重新抽真空，待显示"READY"，即可加高压，加灯丝电流。

（三）观察条件的选择

观察条件包括加速电压（应根据样品的性质、图像要求和观察倍率等来选择加速电压）、聚光镜电流（选择聚光镜电流时应兼顾亮度、反差，考虑综合效果）、工作距离（指样品与物镜下端的距离，通常其变动范围为 5～48mm。如果观察的试样表面是凹凸不平的，要获得较大的场深，必须采用大的工作距离，但样品与物镜光阑的张角变小，使图像的分辨率降低。要获得高的图像分辨率，必须选择小的工作距离，通常选择 5～10mm，以期获得小的束斑直径和减小球差）、物镜光阑（根据需要选择最佳物镜光阑孔径。一般观察 5000 倍左右可用 300μm 的光阑孔径，万倍以上用 200μm 光阑孔径，要求高分辨率时用 100μm 光阑孔径）以及扫描速度（一般未经前处理的非导电试样，扫描速度宜快；导电试样，扫描速度宜慢）等。

（四）选择图像的操作方法

1. 选择视野　可根据研究的目的、内容和重点来寻找所需的视野。重点选择能说明研究问题实质的形貌来观察。此外，还需要注意所选择观察部位的画面和角度要符合美学的观点，具有良好的构图效果。

2. 选择放大倍数　每提高一档放大倍率。须相应调控聚焦、消像散、亮度和反差。

3. 调整聚焦和消像散　聚焦是通过粗、细聚焦按钮调节。消像散是通过 X、Y 方向的消像散钮调整图像清晰度。聚焦与消像散相互交替进行，调整时，先从低倍开始，逐步提高倍率，直到图像最清晰为止。移动样品后，样品高度将发生变化，此时必须重新聚焦。

4. 反差和亮度的调整　扫描电镜图像的反差调整是靠改变光电倍增管的电压（300～600V）来进行的，而亮度是靠改变电信号的直流成分来调节的。一般来说，增加反差也增加了直流成分，因而光亮度也会增高，所以操作时对比度和光亮度要交替进行。反差或亮度过大图像细节会丢失，过小图像模糊，只有当对比度、光亮度合适时，才能保证图像细节清晰，明暗对比适宜。

5. 调整倾斜角　样品倾斜会导致水平和垂直位移以及样品高度变化，造成拍摄效果不好，可用 X

轴和 Y 轴调节钮调回到原来的视野，用高度调节钮调回到原来的高度，再进行聚焦。

6. 调节扫描速度 通常观察 1000 倍以上用慢速扫描（拍摄一幅图像要用 100 秒），1000 倍以下用快速扫描（拍摄一幅图像要用 50 秒）。如果要求图像相质高，必须采用慢速扫描。

7. 拍照 可先拍一张照片，再根据研究目的进行适当的调整。

8. 关机 将放大倍数按钮调至最低倍数，灯丝电流钮调至 0 位；关高压开关，关显示器开关；关调压器开关，真空系统停止工作；扩散泵冷却后（约 30 分钟）关冷却循环水系统。

▷ 第八节　透射电子显微镜

透射电子显微镜（transmission electron microscope，TEM）简称透射电镜，其利用电子光学方法将具有一定能量的电子流，聚焦成微细电子束与样品作用，激发出能表示样品微观特征的各种信息，从而得到有关样品的形貌、成分和结构等方面的信息，其分辨率远高于光学显微镜。透射电镜已广泛应用于医学、生物学等多个研究领域，成为研究细胞生物学、组织学、病理学、解剖学以及临床病理诊断的重要工具之一；在药用植物研究领域，多用于植物组织的超微结构研究，来研究器官的形态发育、组织分化、生长发育过程等。

透射电镜按照加速电压可分为低压透射电镜、高压透射电镜和超高压透射电镜。加速电压在 200kV 以下的是低压透射电镜，在 200 ~ 400kV（包含）之间的是高压透射电镜；加速电压在 400kV 以上的是超高压透射电镜。按照照明系统可分为普通透射电镜和场发射透射电镜。透射电镜按照成像系统可分为低分辨透射电镜和高分辨透射电镜。常用的透射电镜按照记录系统分为摄像型透射电镜和 CCD 型透射电镜。

一、透射电镜的基本结构和原理

一台 TEM 主要由电子光学模块、真空模块与控制模块 3 部分组成（图 3 – 11）。

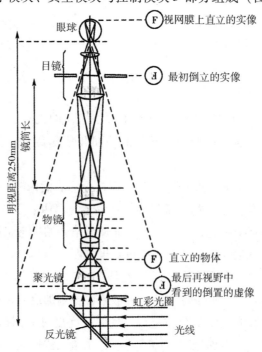

图 3 – 11　投射电子显微镜结构示意图

1. 电子光学模块　为透射电镜的核心组件，主要包括照明系统（电子枪、高压发生器、加速管、照明透镜系统和偏转系统等）、成像系统（物镜、中间镜、投影镜及各类光阑等）和观察记录系统。

2. 真空模块　包括各种真空泵组，如隔膜泵、分子泵和离子泵等。

3. 控制模块　主要包括各种电源、安全系统和控制系统。

透射电镜的原理是以波长很短的电子束作照明源，把经加速和聚集的电子束投射到非常薄的样品上，电子与样品中的原子碰撞而改变方向，从而产生立体角散射。散射角的大小与样品的密度、厚度相关，因此可以形成明暗不同的影像，影像将在放大、聚焦后在成像器件上显示出来。在放大倍数较低的时候，成像的对比度主要是由于材料不同的厚度和成分造成对电子的吸收不同而造成的。而当放大率倍数较高的时候，复杂的波动作用会造成成像的亮度的不同，需要专业知识来对所得到的像进行分析。

二、透射电镜的特点

1. 分辨率受到设备和样品制备技术的限制　电镜图像的分辨能力不仅取决于电镜本身的分辨率，而且取决于样品结构的反差。对大多数生物样品来说，一般只能达到2nm的分辨率。电子束的强烈照射，易损伤样品，发生变形、升华等，甚至被击穿破裂，可能使观察结构产生假象。此外，在步骤繁多的制样过程中，样品容易产生收缩、膨胀、破碎以及内含物丢失等结构改变。观察时电镜镜筒必须保持真空，为了保证样品在真空下不损伤，对样品要求应无水分。因此，不能观察活体的生物样本。

2. 生物体组织和细胞成分的图像反差较低　电镜所用的光源是电子波，波长在非可见光范围内无颜色反应，所形成的图像是黑白图像，要求图像必须具有一定的反差。生物体组织和细胞成分主要有C、H、O、N等轻元素组成，它们的原子序数较低，电子散射能力弱，相互之间的差别又很小，电镜下的图像反差一般较低。

3. 品必须制成超薄切片　由于电子束的穿透能力较弱，样品必须制成超薄切片。由于观察面小，载网直接能够为直径3mm，厚度范围为50～100nm的样品提供支持。

三、透射电镜的操作

透射电镜的操作比较简单，现以日立全数字化透射电子显微镜HT7700为例介绍基本的操作步骤。

（一）电镜启动

打开电路中的空气开关，检查循环水→打开主电源，打开循环冷却水机开关→打开抽真空电源按钮→合上自动调压电源开关→打开镜筒电源按钮。

（二）样品的安装

1. 装样品　①在样品杆架上安装好样品于样品杆上，将样品杆的弹簧压片夹起来，铜网正面朝上放入样品槽中，放下弹簧压片；用手轻轻敲击样品杆，检查铜网是否有位移或者掉落。②平行将样品杆插入样品台中，等待红灯亮起。③将真空开关打开真空泵开始工作。④当指示灯绿灯亮起，同时有滴滴的叫声；在20秒内将样品杆顺时针转动45°（旋转到样品杆会被吸进去为止）；将样品杆"送进"一大段距离到样品位置（若超过20秒绿灯会自动熄灭，此时应再次拨动真空开关，绿灯会再次亮起）。⑤逆时针旋转样品杆15°，慢慢送入整个样品杆。

2. 更换样品　①将样品杆水平向外拉出，碰到第一次阻止时稍向顺时针方向旋转（15°），碰到第二次阻止，接着水平向外拉，直到碰到第三次阻止，再逆时针旋转（45°），碰到第四次阻止时，样品外室控制开关指示灯亮，变红色，按下开关至关闭状态，待指示灯灭后，水平拔出样品杆。②将样品杆头部样品安装槽上的垫片取下，用尖头镊子夹取一个装有切片的铜网放入安装槽内，装上垫片，固定好，仔细检查有无松动现象。③将样品杆水平插入样品室，待样品外室控制开关指示灯亮时，将开关转向打开的位置，待指示灯变绿色时，将样品杆沿着上述反方向送入样品室。

3. 取样品 ①关闭电子束开关。②将样品杆拔出一小段距离，拔到拔不动。③顺时针旋转样品杆15°。④将样品杆拔出一大段距离，拔到拔不动。⑤稳住样品杆逆时针旋转45°，转至样品台上红灯亮起（此过程中严禁用力拔样品杆）。⑥将样品台上的真空开关向下拨至关闭状态，指示灯从红灯到灭后水平取出样品杆（取出样品杆后检查样品杆前端的宝石是否存在）。

（三）样品观察

1. 加高压 加高压至80kV。待高压稳定后，接通灯丝电流，对灯丝进行加热，等待灯丝电压到达预设值。

2. 调光 荧光屏出现亮斑后进行电子束对中调整，并使亮斑均匀发散为止。然后将光路恢复到初始状态。转动调光旋钮，将亮斑调小。使用左右两边的万能调节旋钮，将亮斑调至荧光屏中央（使亮斑以荧光屏中央的十字叉"＋"为圆心），将亮斑调成圆形。再通过调节聚光镜光阑旁边的两个小旋钮，使得到的亮圆与荧光屏形成同心圆。

3. 调样品 将样品杆完全推入样品室，此时在荧光屏上看到铜网的像。找到铜网支持膜上有样品的位置，转动旋钮，将放大倍数调至20k倍（即2万倍）。此时借助荧光屏中央的放大镜，调节样品高度。

4. 增加样品反差 找到铜网支持膜上有样品的位置，将图像模式变换至衍射模式，旋转物镜光阑旋钮，选择合适的物镜光阑孔，同时调节物镜光阑旁边的两个小旋钮，用物镜光阑孔将中心最亮的衍射斑点套住（使最亮衍射斑点成为物镜光阑孔的圆心）。将衍射模式变换到图像模式。

5. 拍照 选定所要拍照的区域，将光调暗。用盖子盖上观察室，在电脑屏幕上进行操作，用CCD相机进行观察。在电脑屏幕上观察样品的形貌，通过调整焦距，观察样品在正焦、过焦和欠焦时所得图像的清晰度情况。经过精确调焦后（在稍欠焦的状态下拍得的图像最好），拍照并保存记录。在拍照过程中要注意左右手的配合，同时将放大倍数、亮度、样品台移动、调焦等一系列动作密切协调，以达到最佳的观察效果。

（四）关机

将灯丝电流关闭，再将高压关闭，放大倍数复位（3k倍左右），然后退出物镜光阑，将样品从样品杆中取出。将主机电源钥匙向逆时针转一格，先关闭计算机。等计算机关闭后，继续逆时针转一格，关闭主机电源。约30分钟后，机械泵完全停止工作，此时关闭循环水装置，切断总电源。

◁◁ 目标测试 ▷▷

1. 普通光学显微镜的工作原理是什么？其使用操作和注意事项有哪些？

2. 体视镜的工作原理是什么？其使用范围有哪些？使用操作和注意事项有哪些？

3. 偏光显微镜、暗视野显微镜有何区别？

4. 扫描电子显微镜和投射电子显微镜的工作原理分别是什么？

5. 目镜测微尺如何校准？

6. 如何在显微镜下测量观察对象的大小？

书网融合……

思政导航　　本章小结　　微课1　　微课2　　微课3　　微课4

微课5　　微课6　　微课7　　微课8　　题库

第四章　药用植物标本处理与制作技术

学习目标

知识目标

1. **掌握**　药用植物腊叶标本的采集及制作过程；常见显微制片的制作方法。
2. **熟悉**　植物细胞内含物的鉴别法；药材标本和浸泡标本的制作过程。
3. **了解**　扫描电镜观察植物标本的制作方法。

能力目标　通过本章的学习，能熟练地掌握药用植物标本的采集与制作技能；掌握显微制片的基本操作规程；锻炼学生观察、动手能力和发现问题、分析问题、解决问题的能力，并将之熟练应用于识别和鉴定药用植物。

药用植物的鉴定，除了在野外直接观察其宏观性状外，还需要大量的时间在实验室研究其标本。为了更好地保存、观察和进一步研究凭证标本，应对所观察的样本进行相应的技术处理。这里主要介绍腊叶标本制作、药材标本制作及显微标本制作方法。腊叶标本制作，侧重于保留原植物的基本特征；药材标本制作，侧重于将药用部位制成可以保存一定时间的样品；显微鉴定标本制作，侧重于对其组织构造特点的观察。以上三种方法在药用植物物种鉴定时各有优缺点，要达到准确鉴定的目的，必须综合运用。

第一节　药用植物腊叶标本的制作

PPT

一、药用植物标本的采集

1. 标本采集的原则　标本是鉴定药用植物的第一手材料，也是永久性的考查资料。标本的采集应该遵循代表性、完整性和科学性原则。代表性是指所采集的标本必须能够体现该物种最突出的特征，这些典型特征是鉴定的重要依据，不具代表性的标本将对药用植物的鉴定、定名和分类带来困难。完整性是指要保证所采集的药用植物全株（如草本植物）或部分（如木本植物的带花果枝条）完好无缺。科学性是指要本着进行科学研究的目的进行采集，并正确记述采集地、采集时间、采集人等信息。

2. 采集用品

（1）标本夹　由板条制成的长约43cm、宽约30cm的两块夹板组成的木夹。两块夹板中间夹有吸水纸。标本夹用于野外采集的植物标本材料的压制和干燥。

（2）采集包装工具　常用采集箱，为薄铁片制成的50cm×25cm×20cm扁圆柱形的小箱，一面有长约30cm、宽约20cm的活动门，并配锁扣。箱的两端各有环扣，以便配上背带。采集箱用于盛装野外采集到的材料。对于小型的植株或单个的花、果实，还可以用聚乙烯塑料袋（编织袋）、透明塑料袋、网兜等。

（3）采集工具　枝剪、高枝剪、手锯、丁字小镐、砍刀、防刺手套等。

（4）测量与记录工具　野外采集记录本、号牌和鉴定签；GPS、测量绳（红、黄）、照相设备、卷尺、HB 或 2B 铅笔等。

（5）吸水纸　易于吸水的草纸或者旧报纸，用于标本压制过程中吸收植物的水分。

（6）其他物品　粗绳、细绳、手电筒、放大镜、望远镜、大小纸袋（用于保存叶片和标本上脱落的花、果和种子）和一般药品等。

3. 采集方法与要求　各种药用植物的生长发育时期不同，为了后期的准确鉴定分类，必须采集带有繁殖器官（花、果实、孢子囊群等）的植物标本，没有繁殖器官的标本，属于不完全的标本。因此，应该根据植物的生长特性，结合花、果期来确定采集的时间，从而得到合格的植物标本。此外，山坡的向阳和背阴、海拔的高低以及地形的变化都会对植物种类的分布产生影响。因此，应该根据采集的目的和要求，选择合适的时间和地点，进行药用植物标本的采集。

（1）草本植物的采集　采集草本药用植物标本时，一般采集带根全草。对于高大的草本植物，采下后可折成"V"形或"N"字形，然后再压入标本夹内，对于特别高大的草本植物，也可选择其形态上有代表性的部分剪成上、中、下三段（上段带花、果，中段带叶，下段带根），将三段合成一份标本，但应记录全草高度。丛生的草本应保留其丛生的特性。对于蕨类植物，采集有孢子囊群的植株（通常在叶背），有的是生殖叶和营养叶分生，应同时采集，连同根状茎一起采集。竹类植物应将秆、竹箨、小枝及竹叶、地下茎各部分收集齐全。

（2）木本植物的采集　对于乔木或灌木，只能选取其植物体的一部分，但必须注意采集的标本应能代表该药用植物的特征（如带花和果的完整枝条），剪取具代表性枝条 25～30cm（中部偏上枝条为宜），保留其分枝特性和茎尖、腋芽、托叶及复叶的完整性。如果药用植物的叶、花、果太密集，可适当疏剪，注意经疏剪的叶要保留叶柄。如果药用部分为根或树皮，应取一小块树皮或根作为样品附在标本上。也可以拍一张该药用植物的全形照片，以弥补标本的不足。藤本植物剪取中间一段，在剪取时应注意表示它的藤本性状。茎生花或枝生花植物，应将花果连同周围树皮一道剥下，附带枝叶。

（3）单性花药用植物的采集　雌雄异株，应注意采集雌株和雄株，并编不同的号；雌雄同株的植物，两部分花均需采集到，编同号。

（4）寄生药用植物的采集　须连同寄主一起采集和压制。并且寄主的种类、形态、同被采的寄生植物的关系等记录在采集记录上。

（5）水生植物的采集　水生草本药用植物采出水面后容易缠成一团，不易分开，如金鱼藻、水毛茛等。此时，可用硬纸板将其从水中托出，连同纸板一起压入标本夹内，以保持其形态特征的完整性。水生藻类处理方法相似。

（6）菌类的采集　生于地上的菌类，需挖起地下的菌根；生于树上的菌类，应用刀连同基质一起割取，注意尽量别在菌盖和菌柄上留下指印，用软纸包裹单独存放。菌类植物可以不压，直接晒干作标本。

（7）其他植物的采集　有些药用植物一年生新枝上的叶和老枝上的叶在叶形、毛茸等方面不同，如毛白杨的幼叶和老叶，此时应同时采集幼叶和老叶。有些木本药用植物的树皮颜色和剥裂情况是其鉴别依据，此时应剥取一块树皮附在标本上，如桦木属的一些药用植物。

现将需特别重视的采集部位及信息的植物类群总结如下（表 4-1）。

表 4 – 1　一些特殊分类群药用植物的采集要求

科名	采集要求
爵床科	应将果、种子置于小袋中，并将一些花（切开）分别干燥
芦荟属	只需保留具叶缘的叶面，而将叶背及内部组织除去。应将花序迅速杀死，并记录习性及有无叶斑、花序分枝和花色等
天南星科	应保留整个叶鞘和叶柄基部的叶舌，要记录断面溢泌物的色泽及其腐蚀性情况
五加科	标本中要包含幼叶
萝藦科	需挖出块根，蓇葖果用线缠绕
凤仙花科	将一些花切开干燥
秋海棠科	雌、雄花必不可少，采集根茎
紫葳科	将一些花切开干燥
忍冬科	采集熟透的果实
石竹科	采集成熟的果实及种子
鸭跖草科	记录花苞颜色，采集果实及根
菊科	采集正在开花的头状花序和果实、根，压制时应使其头状花序的上下面都显示出来
旋花科	将一些花切开干燥，记录成熟果实是否开裂
十字花科	采集成熟的果实
葫芦科	雌株、雄株均采，采果实时注意连同果柄一起采，采集成熟的种子
莎草科	采集成熟的果实（将部分果实置于纸袋中）和地下部
薯蓣科	采集雌雄花序，采集不同的叶片、干燥的果实和种子，记录从上往下看的缠绕方向及块根情况
大戟科	采集雌雄花。大戟属确保腺体不被杯状聚伞花序的苞片（叶状结构）包住
龙胆科	要采集根部（以确定是一年生、二年生或多年生）
禾本科	采集整株，包括地下部分，采集较成熟的花序
灯芯草科	采集成熟果实和地下部分
桑寄生科	花期采集，要记录寄主
防己科	雌雄株均采，果实很重要
列当科	采集成熟果实，寄生性要尽可能记录寄主
棕榈科	可从一侧将部分叶片剪去，但要保持叶柄基的完整
胡椒科	采集成熟的果实
蓼科	果实是必不可少的
毛茛科	地下部分，果实很重要
蔷薇科	果实很重要，采集花枝及营养枝的叶
茜草科	果实及幼嫩或成熟的托叶很重要，应注意分枝方式
伞形科	成熟果实是必需的，要采集基生叶和地下部分
荨麻科	采集成熟的果实、基部和根
姜科	注意采集地下部分

　　（8）采集的数量和编号　同时、同地所采集的同种药用植物，应编为同一号标本；每号标本，至少采集 5 份标本，以备后期鉴定和交换。同一人或同一采集队同一次采集的标本，编号应连续，标本不可有重号或空号。每个标本上都须系上号牌（标本签），号牌须紧系于标本的中部，以防脱落。标本号牌上的采集号必须与野外采集记录上的采集号一致。

　　以第四次全国中药资源普查为例，号牌的信息内容见图 4 – 1。

　　4. 野外记录的内容和方法　新鲜的药用植物材料经过采集、压制和干燥后，与原植物的生活状态会有一些差异，特别是花和果实的颜色等，会有很大的不同。因此，为了后期准确研究和鉴定药用植物

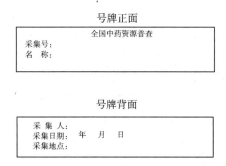

号牌正面

全国中药资源普查
采集号：
名　称：

号牌背面

采 集 人：
采集日期：　年　月　日
采集地点：

图 4 - 1　药用植物标本采集号牌式样

标本，在野外进行标本采集时，要对药用植物产地地理信息、生长环境、形态、花色和采集日期等信息进行真实记录。如乔木、灌木或高大草本植物，未采到部分的生长形式，植物体的大小、外形，各部分有无乳汁或有色浆汁；叶正反面的颜色，有无白粉或光泽；花或花的某一部分的颜色和气味，有无杂色、斑点和条纹，花药和花丝的颜色和形状；果实的形状和颜色；植物各部分的毛被着生和形状以及地下部分的情形等，这些都是压制成标本后不能保存或难以识别的性状。对较小的花应趁鲜时观察，必要时绘制花的局部解剖图或及时拍照。同时，还应收集相应药用植物的当地名称（地方名）、药用价值或典型治疗案例等信息。

在野外采集标本时，应尽可能地随采、随时记录和编号，以免遗忘。野外记录上的编号和号签上的编号应一致，回到驻地应将野外记录签上的内容，如实地誊抄在野外记录本上，以便长期保存和备用。

药用植物野外采集记录的格式和内容具体见图 4 - 2。

药用植物标本采集记录

采集号：　　　　　　　采集时间：　年　月　日　　　　　　采集人：

采集地点：_____ 省市（州）_____ 县_____ 乡_____

经度：_____　　　纬度：_____　　　海拔：_____ m

生境：_____

资源类型：野生　栽培　逸生　　　出现多度：多　一般　少　偶见

株高：_____ m　　胸径：_____ cm

根：_____　　茎：_____　叶：_____

花：_____　　果实：_____　种子：_____

科名：_____

植物名：_____　拉丁学名：_____

地方名：_____　药材名：_____

附记：（特殊性状等）

图 4 - 2　药用植物采集记录样式图

二、药用植物标本的压制和干燥

采集的新鲜植物标本应及时整修压制，使标本在短期内干燥，并使其形态与颜色得以固定，以免花、叶变形、变色，无法保持原有性状，降低甚至丧失保存价值，给后期研究和鉴定造成影响。

1. 初步整形　依据标本夹中吸水纸或报纸的大小修剪植物标本。可疏去部分过多的枝叶，以免彼此重叠太厚，不易压平。但要注意保留其分枝及叶柄的一部分，以示原来的着生状况。如果叶片太大不能在夹板上压制，可沿中脉一侧剪去全叶 40%，保留叶尖；若是羽状复叶，可将叶轴一侧的小叶剪短，保留小叶基部和复叶顶端小叶。对天南星科等肉质植物，则先用开水处理。对球茎、块茎鳞茎等除用开水处理外，还要切除一半，然后再压制，可保其干燥。

2. 压制　先将一面标本夹平放，上置一面瓦楞纸板，再置 5~6 层吸水纸，将已整形的标本按左下角向右上的方向放置于吸水纸上。草本植物应连根压入。如果植株过长，可弯折成"V"或"N"形，也可选其形态上有代表性的部分，剪成上、中、下三段，分别压在标本夹内，但要注意编同一采集号，以备鉴定时查对。每份标本的叶片除大多数正面向上外，应有少数叶片使其背面向上，用以显示背面的特征。每份标本上面盖 2~3 层吸水纸，再放另一份标本。吸水纸的厚薄可根据标本含的水分多少而增减。当所有标本压完后，最上面一份标本需盖上 5~6 层纸，再放一面瓦楞纸板和另一面标本夹，用麻绳将标本夹横木捆紧。捆标本时，注意四面平展，否则标本压得不整齐，还会损坏标本夹。将压有标本的标本夹，放在日光下晒或置于通风处。标本压制的同时应将记录的号牌系在标本材料的中上部。

压制中应将材料舒展，尽量少重叠，花、果特征尽量展示出来。应合理放置标本，保证整体标本的平衡。在压标本时，各标本要按编号顺序排列，同时在标本夹上注明标本的编号、采集日期和地点。这样既有利于将来查找，又可以及时发现在换纸过程中丢失的标本。

3. 干燥和整理　标本压制后的 1~2 天，每天应换两次干纸，以后每天换一次即可，直至标本完全干燥为止。换出的纸应及时晒干或烘干。在第 1~2 次换纸时，对标本要继续整理整形，使枝、叶展开，不重叠、折皱。第一次整理最为重要，此时标本被压制了一段时间，标本基本定型但还保持一定的柔韧性，便于进行整理。落下的花、果和叶要用纸袋装起来，和标本放在一起，以免翻压丢失。

在换纸时，为保证标本整体的平整，应注意将不同植物标本的根部或粗大的部分灵活调换位置，不可集中在一端。同时应尽量把标本向四周放，避免过于集中在吸水纸中央，否则会导致中央突起高而四边较低。在压制标本或换纸时，各标本尽量按编号顺序排列，换完一夹，应在夹上注明标本的号码范围、采集的日期和地点，以便查找。换纸时最好把含水多的植物分开压制，并增加换纸的次数。

通常在北方干燥地区，换干纸 7~8 天后，标本即可干燥。若遇阴雨天，可用微火烘烤。南方多雨地区，每日应换干纸 2 次，并可放在微火上烘烤。对于采集量较大的标本，压制过程中，每 2~3 份标本间可放置一瓦楞纸板，捆紧标本夹后，可用热风机连续吹风，以加速标本的干燥。

已干的标本要及时取出另放，即每隔一张单纸放一张标本。同号标本应放在一起，用单纸夹起，在夹纸的右下角，写上标本的采集号。最后将每包标本用细绳捆好，放在干燥通风处。

三、标本的消毒

野外采集的标本往往携带虫卵或霉菌孢子，所以必须进行消毒后方可保存。一般使用升汞（$HgCl_2$）乙醇饱和溶液进行消毒。取升汞 2~3g，溶于 1000ml 70% 乙醇中即得。消毒时，可用喷雾器直接将消毒液喷洒在标本上；或用毛笔蘸上消毒液，轻轻地在标本上涂刷；或将标本放在消毒液里浸润 5 分钟左右拿出来晾干。升汞有剧毒，消毒时要避免手直接接触标本，以防中毒。消毒后的标本，须晾干才能上台纸。

由于升汞有毒，也出现了其他消毒方法。如，也可把标本放入消毒室或消毒箱内，将敌敌畏或四氯化碳、二硫化碳混合液置于玻皿内，利用毒气熏杀标本上的虫子或虫卵，约 3 天即可。或采用磷化铝等熏蒸剂，在密闭空间内，每立方米空间使用磷化铝片 10g（3 片），熏蒸 1 周左右效果较好。也可于 −30℃冷冻 72 小时或 −18℃冷冻 7 天进行冷冻净化消毒，或用钴射线辐照消毒等方法。

四、标本的上台与固定

取白色台纸（白板纸，国际标准尺寸为29cm × 42cm），先将标本从台纸的左下角至右上角方向斜放或将几部分在台纸上放置，留出左上角和右下角一定空白区域，若太宽（长）需适当修剪，布局注意美观、协调。个体小的标本，每份应放置多个植株，布局协调，全部向上。然后用与台纸同等大小的草纸（或草纸两边与台纸对齐）覆盖在台纸上面，用手夹住两端翻转，让标本转移到草纸一面，勿再移动标本位置。在标本背面用毛笔均匀涂刷桃胶液（明胶或乳胶），取台纸与草纸边缘对齐覆盖在草纸上，用力均匀按压台纸，翻转，揭去草纸，用湿纱布按压使其与台纸贴实，覆盖一张草纸放置待干。花（果）、茎、根可不涂胶。

胶液干后，用棉线（纸带）固定标本上下端或易脱落、翘起的部位，果实（序）、分离的器官、根等须用棉线加固。对体积过小的标本（如浮萍）或脱落的花、果、种子等，放入纸袋，纸袋上端贴在台纸的适当位置（开口向上），脱落的叶片根据着生位置复原粘贴。

五、标本的鉴定

参照《中国植物志》、*Flora of China*、《中国高等植物图鉴》《中国高等植物》等权威工具书，对腊叶标本进行鉴定，以确定其科、属和物种名称。对于难鉴定的物种，还可请教从事相关分类群研究的专家鉴定。鉴定完后，须填写鉴定签，并将鉴定签贴在台纸的右下角。

标本鉴定签的记录信息如图4-3所示。

```
┌─────────────────────────────────────┐
│              标本鉴定签               │
│                                     │
│  采集号：_____  科名：_____ │
│                                     │
│  植物名：_____ │
│                                     │
│  学　名：_____ │
│                                     │
│  鉴定人：_____  鉴定时间：__年__月__日 │
└─────────────────────────────────────┘
```

图4-3　药用植物腊叶标本鉴定签示意图

六、标本的保存

标本经过分科、分属和分种鉴定后，将鉴定签贴在台纸右下角，采集记录签贴在左上角，可加贴一张薄而韧性强的封面硫酸纸作衬纸，以免标本互相摩擦损坏，这样即成为完整的标本。随后最好用牛皮纸做成的封套将标本按属套好，在封套的右上角写上属名，以便查阅。最后，按科、属顺序将标本放置于标本柜中密闭保存，柜中可放入樟脑球以防虫蛀。

◈ 第二节　药材标本的制作

药材标本又称中药材标本，来源于采收后经简单产地加工的药材，其制作要求与其他标本（如腊叶标本和浸泡标本）不同，除了保证药材基源真实性外，还必须保持药材形色气味俱全。因此，在药材标本制作和贮存过程中不能使用其他化学药品，以免影响药材品质。正确的药材标本在药材鉴定、科学研究、教学和对外交流方面均具有重要价值。药材标本的制作过程可分为采集、加工、整修、清洁、消毒、装瓶密封、贴标签等环节。本节主要讨论植物类药材标本的采集与制作。

一、确定基原

对于药材标本而言，首先要明确药材的基源物种，并进行准确的基原鉴定。其次应详细记录采集地、采集时间、采集人、当地药名、药用部位、功用等信息。并制作和保留原植物的腊叶标本作药材的凭证标本。

二、采集和加工

通常要在药材的主产地和合适的采收时间进行药材标本的采集，并按照当地的传统产地加工方式对药材进行加工、干燥。根据入药部位选择外形自然，特征突出能代表该产地药材性状特征的药材作为标本，同时应对药材标本进行细心修整，并刷净表面泥土及虫卵等。

1. 选择合适的采收期 根及根茎类药材，宜秋季至早春期间采收；特殊者如伞形科一些药材，如当归、前胡等宜在抽薹前采收，半夏、川贝母等宜在倒苗前采收。茎木类药材可在秋冬季采收。皮类药材宜在春末夏初生长旺盛期采收，根皮类宜在秋季，如丹皮、远志等。全草类药材应在地上部分生长最旺盛的时期采收。叶类药材应在开花前采收，特殊者如桑叶在初霜后采收。花类药材的采收要符合传统要求，槐米、金银花、辛夷、合欢花、厚朴花、密蒙花、款冬花等在含苞待放时采收，洋金花、玫瑰花宜在初开时采收，菊花、蒲黄、红花、旋覆花等宜在盛开时采收。果实和种子类多在成熟时采收，特殊者如枳实、青皮、乌梅等幼果期或未成熟期采收。菌类、孢粉类药材，伏苓、猪苓、雷丸等菌核入药的药材秋季采挖；马勃、灵芝等子实体入药的在子实体成熟时采收，海金沙在孢子成熟未散落时采收。

2. 规范加工 药材的加工，一般遵从传统的产地加工方法即可。有去皮者，如白芍、天冬（水煮去皮）、桔梗、牡丹皮、山药、天花粉（趁鲜剥去外皮）、半夏、天南星（撞皮）、白附子、三棱、大黄、千年健、川木通、木香、白及、白鲜皮、杜仲、附子、金铁锁、泽泻、南沙参、穿山龙、粉葛、桑白皮、黄柏等。牡丹皮和远志需要去木心；金樱子去毛刺，骨碎补、香附子等去毛。有些需要特殊的切制，如香橼切片或对剖，粉葛、天花粉、白蔹、虎杖等切段、纵切或斜切，大黄切瓣或段等。续断、杜仲、茯苓、厚朴、秦艽等还需要发汗。白芍、天冬、天麻等需要蒸煮烫等等。

三、标本装瓶

经过精选、修整后的药材在封装前需经干燥去除部分水分（干燥方法和温度视药材种类而定），并进行消毒处理。^{60}Co 辐照灭菌和传统的对抗贮存均为消毒行之有效的方法，如泽泻与丹皮共同贮存，丹皮不变色，泽泻不易虫蛀；花椒、细辛与有腥气的动物药材共同贮存，花椒、细辛不变味，可防动物药材虫蛀变质等。根据药材的类型（根及根茎类、果实类等）、大小、数量等选择标本瓶的类型。对于仅作展示不再取用的药材标本，装瓶前要对药材进行进一步烘干以达到除湿和杀虫的目的，将药材装瓶后常以石蜡封口。

四、贴标签和存放

药材标本标签上应注明药材中文名、药材拉丁名、基原物种名称、采集日期、产地（收集地）、功效等，贴上标签后将药材标本放入密闭良好的玻璃柜内。

PPT

◇ 第三节 药用植物浸泡标本的制作

药用植物浸泡标本又称原色浸制标本，是将采集的新鲜药用植物经整形、消毒，用固定液固定颜色后，置于保存液中保存的标本。与腊叶标本相比，它能较长时间保持原植物的形态、色泽，还能完好地展示植物花、果、叶的三维外观。药用植物泡制标本按特点常可分为整体浸泡标本、解剖浸泡标本、个体发育的浸泡标本和比较用的浸泡标本等。

一、整体浸泡标本

有花植物、菌类、苔藓和藻类的植物体，均可制成整体浸泡标本。对于有花植物，可将包含叶、花、果实的一段新鲜植株浸泡。在浸泡过程中，常通过一系列化学反应，用相似的颜色代替植物原色，以保持其原有色泽。主要有以下几种方法。

（一）整形与消毒

采集新鲜的植物，修去烂叶、黄叶及部分小枝以避免重叠，去掉残缺不全的花朵。修剪时注意尽可能保留植株的完整性，保留其原始特征。然后洗净泥沙，用 70% 乙醇消毒 5 分钟后用水冲洗干净，再重新放入蒸馏水中 15 分钟，然后再冲洗 2~3 次即可。

（二）制作方法

1. 绿色标本保存法　使用醋酸－醋酸铜溶液。醋酸可将叶绿素中的镁分离出来，使其成为无镁的叶绿素——植物黑素，而 Cu^{2+} 能够进入植物黑素中，取代 Mg^{2+} 形成更稳定的绿色去镁叶绿素，使标本长期保持绿色，但叶绿素的光合功能则永久丧失了。根据这一原理，可将植物浸泡于醋酸铜溶液中并加热，当绿色植物变成褐色时，表明叶绿素已转变为植物黑素（醋酸作用）；随后，植物体又恢复绿色，表明 Cu^{2+} 已代替 Mg^{2+}，使叶绿素分子中心核的结构恢复为有机金属化合状态。由于铜原子作核心的叶绿素较稳定，且不溶于福尔马林和 70% 乙醇，所以经此处理的植物绿色可保存较久。具体方法如下。

（1）将醋酸铜粉末缓慢加入 50% 冰醋酸溶液中，直至饱和，即得到母液。将母液按 1∶4 的比例加水稀释后加热至约 85℃，然后放入待处理的植物，随后标本变为黄绿色或褐色，继续加热，标本又变成绿色。当标本中原有色泽重现时，停止加热（这个过程 10~30 分钟）。将标本取出，用清水冲洗干净后，即可浸入 5% 福尔马林水溶液中保存。此方法可长久保持标本的形态和色泽，适用于绿色药用植物标本的保存。

（2）将 750ml 饱和的硫酸铜溶液、500ml 40% 的福尔马林和 250ml 水混合均匀，将标本浸入混合液中 8~14 天，之后将标本取出并用水清洗干净，再浸入 5% 的福尔马林溶液中保存。此法适用于较柔弱、不能加热的植物标本，或者表面有蜡质、不易浸渍着色的标本。

（3）将 90ml 50% 乙醇、5ml 福尔马林、2.5ml 甘油、2.5ml 冰醋酸、10g 氯化铜混合均匀，将植物体浸入按此比例配制的混合液中，使其着色。视植物情况确定浸泡时间，通常 1 个月左右能达到较好的效果。然后取出标本用水洗净后，再浸入 5% 的福尔马林溶液中保存。此法适用于幼嫩绿色的药用植物。

（4）将植物浸入 5% 福尔马林和 5% 硫酸铜混合溶液中，使其着色。视植物情况确定浸泡时间，一般 1~5 天即可着色（使硫酸铜浸入植物标本中，能保持绿色为度）。标本取出后，放在 5% 福尔马林溶液中保存。

2. 红色标本保存法　植物的红色主要由所含的花青素 A、B 环的结构决定的，通常采用含硼的化合物来保存红色。具体方法如下。

（1）方法一　将 1g 硼酸、100ml 1% 福尔马林和 100ml 水混合，配制成处理液。将植物浸泡于处理液中，通常 1~3 天即可着色。然后将植物取出，转移至保存液（1% 亚硫酸和 20% 硼酸溶液 1：1 混合液）。

（2）方法二　将待处理的植物材料（果实）清洗干净，浸入处理液（4ml 福尔马林、3g 硼酸和 400ml 水按比例混合）中，浸泡 1~3 天，待果实变深褐色时取出。使用注射器在果实上、下注入少量保存液（20ml 10% 亚硫酸、10g 硼酸和 580ml 水混合），再将其浸泡在此保存液中，果实会逐渐恢复原有红色。或取 3g 硼酸、10ml 95% 乙醇、2ml 福尔马林和 1000ml 水配制成保存液，在果实中注入少量保存液后，再将其浸入此保存液中，20 天后换一次保存液。

3. 深红色和紫色标本保存法　将 450ml 40% 福尔马林、2800ml 95% 乙醇和 20000ml 水混合配制成保存液，静置后，取上层清液备用。其余处理同红色标本保存的第二种方法。

4. 黄色标本保存法　通常以 5% 的硫酸铜作为处理液，将植物标本浸泡于处理液数日后，将其转移至保存液（30ml 2% 亚硫酸或 6% 亚硫酸溶液、30ml 甘油、30ml 乙醇混合后加水至 900ml）中。

5. 黑色标本保存法

（1）溶液 1　取 450ml 福尔马林、2800ml 乙醇和 20000ml 蒸馏水混匀，静置后，过滤使用。

（2）溶液 2　取 450ml 福尔马林、540ml 乙醇和 18100ml 蒸馏水混匀，静置后，过滤使用。

（3）溶液 3　取 500 ml 福尔马林、1090ml 饱和的氯化钠溶液和 8700ml 蒸馏水混匀，静置后，过滤使用。

将植物标本浸入上述溶液中，可保持黑色、紫色和紫红色 3~5 年，尤以溶液 3 效果最好。

6. 菌类、苔藓和藻类标本的浸泡法　对于菌类和苔藓植物，可将采集的新鲜材料整体浸泡于 5% 福尔马林液中，换 2 次保存液后，便可将其保存在密封良好的标本瓶中。也可使用植物体绿色保存法对苔藓、小型的蕨类、木贼、石松和卷柏等植物进行处理，保存其绿色。

对于藻类植物，可在采集后，去除部分水分，然后将其浸泡于水、乙醇和福尔马林（3：3：1）的混合液中保存。

二、其他浸泡标本的制作

1. 解剖浸泡标本　解剖浸泡标本指将植物体的特定部位（如花、果实）进行解剖，为显示其内部构造制成的标本。以牵牛花为例来说明制作过程。

将牵牛花的花萼和花冠筒解剖，露出子房，显示其雄蕊着生于花冠上，用细线将解剖的牵牛花固定在玻璃片上；同时对牵牛花的子房进行横切，也将其固定在玻璃片上，再衬上一片牵牛花的叶子，即成一份牵牛花的解剖标本。将标本浸泡于水、乙醇和福尔马林（3：3：1）的混合液中，用蜡将标本瓶瓶口封严，贴上标签。

2. 个体发育的浸泡标本　对某种药用植物从生命开始到产生后代以至死亡的各个阶段的生物体进行采集、浸泡制成的标本，如木贼、蕨类等。以木贼为例，将木贼雌雄原叶体、幼小孢子体和成熟植株依次固定于玻璃片上，即成一套木贼的个体发育标本，然后将其浸泡于水、乙醇和福尔马林（3：3：1）的混合液中制成浸泡标本。其他如卷柏等蕨类植物均可按此法制作个体发育的浸泡标本。

3. 比较用的浸泡标本　用于比较药用植物的某个部位（如主根、侧根、水生根、气生根等）而制成的标本。植物器官有不同的类型，如根有直根、须根、球形根、圆锥根等类型，也有水生根、陆生根、旱生根、气生根等变态，可将不同类型的植物器官浸泡于水、乙醇和福尔马林（3：3：1）的混合液中，制成浸泡标本，便于进行比较。

三、浸泡标本的封瓶方法

1. 石蜡封瓶法　将浸泡标本装入标本瓶后，应先把瓶口和玻璃瓶塞擦干，稍加热，然后把瓶塞浸到热石蜡中，瓶口也涂上适量热石蜡，塞紧。再取一块纱布在热石蜡中浸透，将纱布包紧瓶口，用细绳绑结实。待石蜡凝固后，将标本瓶倒放，浸入溶化的石蜡中（石蜡无须太热）。取出标本瓶，待蜡稍凉，抹平，如此可使标本瓶密封严实。

2. 赛璐珞封瓶法　将标本瓶先用石蜡密封，再用薄纸包裹瓶口，将瓶子倒放，浸入溶于丙酮或喷漆稀料的赛璐珞黏稠液中。如果采用带丝扣的瓶盖，可将瓶盖旋紧后，倒插入赛璐珞黏稠液中。反复操作多次，可增强封闭效果。

四、干制标本制作

干制标本是指较快地从植物体中除去水分，以保持其本身的颜色或体态而得到的一种标本。有 3 种常见的干燥方法，分别是烙干法、沙干法和硅胶法。

1. 烙干法　该法能使植物迅速干燥，同时可保持花的颜色。将采集的新鲜标本，在标本夹内压制 1~2 天，待标本成形后取出，夹在纸的中间，用热烙铁从纸的上面进行熨烫而得。

2. 沙干法　该法能较好地保持植物各部位体积的比例和姿态，适于大花、花序或整个植物体。①取细而均匀的河沙，除去杂质，将河沙用水洗净并烤干。②先将植物的全株或花枝放在厚纸盒内，用细沙小心地进行填埋，应尽量避免沙引起的植物变形。③将厚纸盒放在阳光处或炉子旁边干燥。大而多汁的标本需 7~8 天，较小的植物 1~2 天即可干燥。④待植物标本干燥后，小心地将其取出，以防损坏。用毛笔刷去附着的细沙，再喷洒5%的石蜡甘油溶液，使植物标本鲜艳生动。⑤取大小合适的有玻璃盖的盒子，盒底部最好用插门。将盒子倒放，玻璃面向下，然后将标本放入盒内玻璃上，加上标签，用棉花填充盒子内空隙，放入樟脑和几层报纸，将门插上而得。

3. 硅胶法　该法能使一棵完整的或带有茎、叶、花等部分器官的植物，经脱水干燥后，仍然保持原来生活姿态和色泽。

（1）仪器与材料　恒温干燥箱、真空泵、真空干燥器、温度计、搪瓷盘、勺子、毛刷、大小镊子、硅胶和凡士林等。

（2）制作过程

1）定温　将干燥箱恒温在41~42℃（有的植物如月季定在37~38℃）。

2）植物体固定和埋藏　在干燥器底部铺一层变色硅胶（厚约3cm），把选择好的植物直立在干燥器内，然后将硅胶缓缓倒入干燥器内，同时用镊子整理植物形态，防止叶、花变形，直至整个植物被全部埋藏。要保证埋藏的植物保持原有形态。

3）干燥器的闭封　用毛刷去除干燥器边缘的硅胶，并用布进行擦拭，然后涂上一层凡士林，盖上盖子，保证密封完好。

4）干燥方法　把密封后的干燥器放于恒温的干燥箱里，接上真空泵橡皮管，抽气 3 小时后，将真空干燥器的阀门关上，停止抽气。恒温 4~5 小时后，可切断恒温箱电源，使恒温箱自行降温，15~17 小时后，即可取出植物标本。

5）取出植物标本的方法　植物干燥后，叶子和花瓣较脆易掉，取标本时，须特别小心。应缓慢地将标本从干燥器中倒出，避免花瓣和叶子脱落。

6）标本的保存　将取出的标本放在玻璃罩式的标本瓶内，再放入适量硅胶或无水氯化钙后密封。如遇硅胶吸潮，可将其脱水干燥后，再放到标本瓶内，从而有助于标本长期保存。

（3）注意事项

1）要注意选择大小适中、花冠完好的植物，最好在花盛开时采集。

2）应事先将硅胶粉碎成小米粒大小，硅胶太大易导致标本的花瓣或叶片不平展。

3）干燥器抽真空时，最好接近绝对真空。

4）从干燥器内取标本时，要先打开其阀门，待空气进入干燥器后，再打开盖子。

PPT

第四节 光学显微标本的制作

光学显微标本指通过特殊的制作方法制成的可在光学显微镜下观察植物组织结构的标本。按照制作方法，可分为徒手制片和机器制片两种；依目的不同分为临时制片、半永久制片和永久制片。临时制片在临时观察药用植物显微构造时选用，一般不作长期保存，制片简单，封藏剂为水、稀甘油或水合氯醛等；半永久制片用于需要保存一段时间的标本片，保存时间可达 3 ~ 12 个月，常用甘油冻胶封片；永久制片用于有重要价值、需长期保存标本片的制作，其制作工序多，时间较长，封藏剂常用加拿大树胶。光学显微标本制作技术是伴随显微镜的出现而发展起来的技术，是人们认识生物体结构的有效手段，也是生命科学的重要组成部分。目前，光学显微标本制作技术已建立了许多方法，现就实验中常用的几种光学显微标本做介绍。

一、徒手制片

1. 徒手切片 徒手切片是临时观察时常选用的制片方法，切片常不经染色或经简单染色后，制成临时的装片用于观察。其缺点是制片厚薄不均或不完整，细胞或组织特征不清晰。其优点是用具简单方便（用刀片、镊子、培养皿、毛笔等），无复杂处理过程，能基本保留植物活体的状态。徒手切片适用于观察横切面、纵切面和显微化学观察。好的徒手切片可经脱水、染色、透明、封藏等后，也可制成永久制片。

（1）取材 根据观察的要求，选取有代表性的样品进行制片。根应分别在根头部、根中部和尾部取材；根茎和茎一般在节间取材；叶分别在叶基、叶中和叶端三处中脉部位取材。有特殊要求者，按具体要求取材。徒手切片用的材料，一般用单面刀片分割成长 2 ~ 3cm 的小段，切面不超过 3 ~ 5mm² 为宜。对于过于柔嫩的材料，可用胡萝卜根、通草或土豆块或塑料泡沫作为夹持物，夹住材料后再进行切片。

（2）切片 在培养皿中放入清水。将刀片和材料在水中湿润，用左手拇指、食指和中指夹持材料，拇指略低于食指与中指，用无名指或小指从下部托住材料，并使材料略为突出在指尖上面，以避免伤到手。右手食指和拇指持刀片，刀片与材料切面平行。然后自左前方向右后方平行、快速地拉拽刀片，材料即被切下，如此循环切几次后，在盛水的培养皿中轻轻荡涤刀片，将材料由刀片荡入水中。切一段后，需调整左手所持材料高度。重复上面操作，直到切出满意的切片为止，即肉眼看去呈半透明的切片。切片过程动作要敏捷，材料要一次切下，不要追求切片形状的完整。

（3）制片 选取薄、较完整的切片。将载玻片斜向浸入水中，用毛笔尖把切片移至载玻片中央，取出后用纱布擦干水渍，在材料上滴加封藏液 1 ~ 2 滴。然后盖上盖玻片。装片后如封藏液过多，流溢到盖玻片以外，需用吸水纸吸去多余的封藏液，以免盖玻片滑动和浸浊显微镜；若封藏液少，没有充满盖玻片下，可用滴管在盖玻片的边缘小心将封藏液滴入，使其充满。如在显微镜下观察有气泡存在，可用解剖针轻轻压迫盖玻片，使里边气体逸出，如气泡太多，将会影响观察效果，必须重新装片。

2. 粉末制片 粉末制片法是观察破碎或粉末状的样品常选用的制片方法，也是中药显微鉴定的常用方法之一，主要观察细胞和细胞后含物的特征。适用于药材粉末、中成药（丸、散、膏、丹和含药材粉末的成药）和不适宜切片观察药材（易破碎或久贮后枯朽者）。制片方法又分为临时制片和永久制片两种方法。

（1）临时制片法

1）水或甘油装片法 取过 60 目筛的粉末少许，置载玻片中央，滴加 1~2 滴水或甘油醋酸试液，用解剖针搅匀并使其浸润粉末，再加 1~2 滴后盖上盖玻片即成。此法适于观察淀粉粒、脂肪油滴和色素颗粒。

2）水合氯醛透化装片法 取粉末少许，置载玻片中央，加水合氯醛液 1 滴，用解剖针搅匀并使其浸润粉末，在酒精灯上加热，微沸即离火，再加加水合氯醛液 1 滴，用解剖针拨匀，再加热，如此反复三次。离火，加稀甘油 1~2 滴，拌匀，盖片即成。此法适于观察除淀粉粒和菊糖外的多数组织、细胞和细胞后含物。

（2）永久制片法 取粉末适量置离心管中，加 50% 乙醇 5ml，浸泡 5~10 分钟后，离心，倾去乙醇，加番红染色剂 2ml，用玻棒轻轻搅动使其分散，静止 2~6 小时，离心，倾去染剂，加入 70% 乙醇 5ml，1~5 分钟后，离心倾去乙醇，加入固绿乙醇溶液 2ml，30 秒后，离心，倾去染剂。依次经 95%、无水乙醇 2 次、无水乙醇 – 二甲苯混合液（1：1）1 次、二甲苯 2 次，每次 1~5 分钟。最后用吸取少许材料置载玻片上，加拿大树胶 1 滴，盖上盖玻片，贴上标签，即成。

3. 表面制片 表皮制片法是为观察表皮细胞形态和垂周壁、气孔类型、毛茸等显微特征所采用的制片方法。适用观察叶、全草、花类中药的表皮的特征。

（1）临时制片法 左手拇指和食指夹持材料（如叶片），必要时可用中指由下方托住材料。右手持镊子，用尖部从材料适当部位插入，撕取一小块表皮，置于载玻片上的封藏剂（水、甘油或水合氯醛）内，注意调整其上表面向上，加盖玻片，即成。

（2）永久制片法 将撕下的表皮通过经固定、脱水、染色、透明、封藏等过程，可制成永久制片。操作方法如下：在培养皿中进行，分别加入 30% 乙醇 5ml（1 分钟）、40% 乙醇 5ml（1 分钟）、50% 乙醇 5ml（1 分钟）、番红乙醇（50%）染色 5ml（2~6 小时）、65% 乙醇 5ml（1 分钟）、75% 乙醇 5ml（1 分钟）、85% 乙醇 5ml（1 分钟）、固绿乙醇（95%）染色 5ml（0.5 分钟）、95% 乙醇 5ml（1 分钟）、无水乙醇 5ml（1 分钟）2 次、无水乙醇 – 二甲苯混合液（1：1）5ml（1 分钟）、二甲苯 5ml（1 分钟）2 次，取材料置载玻片上，加拿大树胶 1 滴，盖上盖玻片，贴上标签，即成。

4. 压片制片 压片法是植物的器官或组织未经处理或经过处理后，被涂抹或压在载玻片上，使细胞成一薄层，便于进行观察的一种制片方法。压片前需进行固定、解离、染色等处理。

（1）取材和前处理 选取具有代表性、生长良好的植物，用锋利的双面刀片截取根尖或茎尖，长度不超过 3mm。用预处理液（如秋水仙素、对二氯苯或 8 – 羟基奎宁）处理材料，使细胞分裂停留在有丝分裂的中期，并使染色体缩短变粗。处理的时间视不同材料而定，观察有丝分裂各期特点和减数分裂的幼小花药时不需要预处理。

（2）固定 用固定剂迅速杀死生活的细胞，使其尽量保持分裂的状态。常用卡诺固定剂，固定时间为 1~24 小时。

（3）解离 用酶或盐酸处理固定后的材料，使正在分裂的细胞分离，便于压片。解离时要掌握好时间，特别是用盐酸解离时，时间过短，细胞不易分开；时间过长，则染色困难。

（4）染色 常用碱性品红或醋酸洋红等染料进行染色。

（5）制片 将新鲜的或经固定的材料放在载玻片上，用解剖针或镊子后端压住材料，并均匀往载玻片的另一侧拖，常用于花粉和小孢子母细胞。或将载玻片上的材料盖上盖玻片，用解剖针、竹签或铅笔轻轻敲击，使组织或细胞分散，再用拇指挤压盖玻片，使细胞成一薄层；常用于根尖、茎尖和幼叶等幼嫩器官。再吸去染色剂等，滴加封藏剂装片；也可制成永久制片。

5. 解离制片 解离制片是借化学试剂的作用，将组织软化、胞间层溶解使细胞相互分离的方法。适用于观察各种细胞完整的形态结构，尤其是厚壁组织细胞。解离前，需将材料切成 1～2mm 的薄片。

（1）临时制片法

1）氢氧化钾解离法 取切割好的材料置试管或小烧杯中，加 5% KOH 溶液 2～5ml，水浴加热 20～30 分钟，至用玻璃棒轻压材料能散开为止，倾去碱液，用水洗涤至中性，取少量材料置载玻片上，用玻璃棒压碎后，以水合氯醛试液或稀甘油装片即成。注意若材料稍硬，可更换一次解离液，5%～15% KOH 均可作解离液。此法适用于柔软的材料，如叶、花、根尖等。

2）盐酸－草酸铵离析法 把材料切成约 1cm×0.5cm×0.2cm 的小块，放入 3∶1 的 70% 或 90% 乙醇和浓盐酸中（乙醇∶浓盐酸＝3∶1）。若材料有空气，应抽气，抽气后更换一次离析液。24 小时后，用水洗涤至中性。再放入 0.5% 草酸铵水溶液中，至用玻璃棒轻压材料能散开为止。取少量材料置载玻片上，用玻璃棒压碎后，以水合氯醛试液或稀甘油装片即成。时间的长短视材料的性质而定，可以每隔 1～2 天检查一次。此法较缓和，适用于草本植物的髓、薄壁组织和叶肉组织等。

3）铬酸－硝酸解离法 取切割好的材料置试管或小烧杯中，加解离液（取 10% 铬酸和 10% 硝酸等量混合而成）适量（常为材料的 20 倍），浸泡 1～2 天，夏天在室温即可，冬天需加温到 30～40℃，至用玻璃棒轻压材料能离散为止，用水洗涤至中性，取少量材料置载玻片上，用玻璃棒压碎后，以水合氯醛试液或稀甘油装片，即成。此法适用于木化组织较多的药材，如木质的根、根茎类药材，木类药材等。

4）氯酸钾解离法 取切割好的材料置小烧杯或试管中，加 60% 硝酸 5ml，小火缓缓加热至微沸，移离火焰，加入少量氯酸钾粉，小火加热，当气泡少时，再加少量氯酸钾粉，以维持气泡稳定产生（15～20 分钟），至材料呈白色絮状时停止加热，冷却，用水洗涤至中性，吸取少量材料置载玻片上，以水合氯醛试液或稀甘油装片，即成。此法适用于坚硬材料，如木类及坚硬的果皮和种皮等。其特点是解离迅速，有漂白作用，便于染色制成永久制片，但纤维素壁细胞多被破坏。此法应在通风橱内操作，需注意安全。

（2）永久制片法 取已解离的材料，置试管中，用 1% 番红水溶液染色 2～6 小时，离心，倾去染液，经 30% 乙醇、50% 乙醇、70% 乙醇、95% 乙醇、无水乙醇、无水乙醇－二甲苯混合液、纯二甲苯 2 次，用干燥吸管吸取带材料的二甲苯 1 滴于载玻片上，加拿大树胶 1 滴，加盖玻片，即成。

6. 花粉粒及孢子制片 花类中药、全草类中药、蜜源植物以及蕨类植物的鉴定时，需观察花粉粒或孢子。为清晰观察到孢粉表面的纹饰和萌发孔等特征，在制片中有时需将内部的原生质体用化学试剂溶掉。

（1）临时制片法 取花粉、花药或孢子囊群，置于载玻片中央，用玻璃棒压碎，除去花药残渣后，滴加 1 滴水合氯醛试液，用解剖针搅动，使气泡溢出，再加 1 滴水合氯醛液，盖上盖玻片，即成。

（2）永久制片法 取孢粉适量，干样品用冰醋酸软化，或用热水浸泡使其变软，用玻璃棒压碎，移至离心管内，加入冰醋酸，离心，倾去上清液，加入新鲜配制的醋酸—硫酸（9∶1）混合液约 3ml，在水浴加热 1～2 分钟，边加热，边用玻璃棒搅拌，待稍冷后离心，取沉淀，用水洗涤 2 次，再用甘油水（50∶50）混合液浸 15 分钟后离心，倾去上清液。将离心管倒立在滤纸上，吸尽水液。装片时用解剖针取一小块甘油冻胶，放入离心管，接触沉淀物，使孢花粉粘在甘油冻胶上，取出并置于载玻片上，放在烫片板上加温，使甘油冻胶溶解。用解剖针把花粉搅均匀，盖上盖玻片，稍加压，在盖玻片四周涂上熔融石蜡，贴上标签，即成。

二、机器制片

活的细胞或组织多为无色透明，各种组织间和细胞内各种结构之间均缺乏反差，在一般光镜下不易清楚区分。植物材料干燥后细胞通常会变形且难恢复原来的形态。因此，为了能清晰观察细胞组织的结构，植物的器官组织要经固定、石蜡包埋、切片及染色等步骤。机器制片需采用专门的切片工具–切片机，过程繁琐，操作具有一定的技术要求，需专门场地和设施。

1. 石蜡切片

（1）石蜡切片的原理　石蜡切片是观察植物组织构造常用的制片方法之一，无论是新鲜材料还是干燥的药材经不同的方法处理后，大多数材料均可用该方法制片。其主要优点是几乎适合各种植物组织的制片，切片的厚薄易于控制（最薄达 $0.5\mu m$），清晰度高，制片易长久保存，为科学研究和交流以及形态计量提供了便利。但制片周期较长，易受条件限制，制片中使用化学试剂较多，部分试剂对人体有害，且制片成本较高。

通过将热石蜡渗透到材料内部各细胞中，起到支撑作用；冷却的蜡块利于切片机切片。由于组织细胞中含有水分，而石蜡不溶于水，为了使石蜡填充满每个细胞，必须用梯度浓度的乙醇取代细胞中的水分，再用二甲苯取代乙醇，最后用石蜡取代二甲苯，石蜡凝固后具有一定硬度，便于固定到切片机上切片。

（2）石蜡切片的技术流程

1）取材　依据实验和研究的目的要求，选取具有代表性的材料，选好试验材料，是实验成败的关键。注意取材的时间、部位和方向，因不同部位，即便是同一器官，其组织构造也有一定的过渡差异，通常在选择材料时，选择器官靠中间的部位作为试验材料。如根应分别在根头部、根中部和尾部取材；根茎和茎一般在节间取材；叶分别在叶基、叶中和叶端三处中脉部位取材。有特殊要求者，按具体要求取材。

2）固定或软化　首先将材料处理干净，注意要保持原特征。再将材料按要求切割，一般可切成 $3\sim5mm$ 左右的短段，如果直径过粗，可经过小段的轴心作 1/2、1/4、1/8、1/16 的等分切割。注意切割材料时须与中轴成直角，两切面平行，所用的刀片要锋利，快速将材料切开，以免挤压、损坏组织。新鲜材料必须用固定液杀生固定，使其细胞形态、结构及其内含物和生活时相似，且不发生收缩或伸长，并达到使组织变硬，便于切片，增强内含物的折光度，细胞易于着色，有防腐作用。常选用 FAA 固定液（叶类材料至少 4 小时，一般 $8\sim24$ 小时，木类材料 $3\sim7$ 天）杀生或保存，但不宜做染色体等细胞学研究材料的固定。干材料不需固定，可直接放入温水浸泡（勤换水）软化即可。

3）冲洗　若为固定的材料，制片前除去固定液，避免影响染色。一般固定液经流水冲洗一定时间即可除去，FAA 固定液除用流水冲洗外，亦可直接在 50% 或 70% 的乙醇中洗涤。若固定液含有苦味酸，一定要用乙醇溶液洗涤；含有铬酸或其他金属离子的固定液用流水冲洗 $4\sim24$ 小时，以彻底清除金属离子。

①流水冲洗：将材料自固定液中取出，移入广口瓶中，口用纱布扎住，留一小孔，插入橡皮管至底部，橡皮管一端接自来水，流水冲洗 12 小时后即可。注意慢速流水进行冲洗，切忌流速太快使材料上下翻飞而使材料受损。

②乙醇洗涤：将材料自固定液中取出，移入具有相同浓度的乙醇中，洗涤时间根据材料大小、软硬、长短而定，其中更换乙醇数次。固定时间最短需 18 小时，木质小枝至少一周，质地较软的可固定48 小时，脱水前用流水或 50% 乙醇洗涤 24 小时，其中换 $2\sim3$ 次，洗净固定剂，以免影响染色。

4）脱水　常用不同浓度的乙醇作脱水剂。一般选用不同梯度浓度的乙醇渐进式脱水。脱水步骤如下。

先用水冲洗的材料，将材料依次放置在35%、45%、60%、70%、85%、95%的乙醇中，最后到无水乙醇，进行脱水。用50%乙醇洗涤的材料，从50%乙醇开始，依次经过60%、70%、85%、95%的乙醇，最后到无水乙醇进行脱水。脱水时间依乙醇浓度而异，低浓度乙醇和高浓度乙醇中，每级停留的时间视材料大小、质地而定，较幼嫩的根及根茎、茎、叶等材料，在70%以下乙醇，约2小时/次，70%以上乙醇约4小时/次；坚硬的木质材料，每浓级度乙醇需4~8小时；材料进入70%以上乙醇时，每级度乙醇最好更换2次。过长或短易使组织变软和收缩变脆影响切片，在一般情况下，材料可停留在70%乙醇中过夜。

除乙醇外，尚有丙酮、甘油、二氧六环、正丁醇、叔丁醇等可作脱水剂。后三者为石蜡溶剂，脱水后不须经过透明步骤，直接透蜡。

5）透明 无水乙醇不能与石蜡相溶，需用能与乙醇和石蜡相溶的媒浸液，替换出组织内的乙醇。材料块在这类媒浸液中浸渍，出现透明状态，此液即称透明剂，用透明剂浸渍的过程称透明。其目的是将材料中的乙醇用透明剂去除，使石蜡能很顺利地进入材料组织中，增强组织的折光系数，并能和封藏剂混合进行封藏。常用的透明剂为二甲苯。透明的步骤如下。

无水乙醇→二甲苯（1∶3）→无水乙醇—二甲苯（2∶2）→无水乙醇—二甲苯（3∶1）→纯二甲苯。在每个级度中停留的时间为1~2小时，在纯二甲苯中应更换2次，至半透明即可。其他透明剂还有苯、甲苯、三氯甲烷、香柏油、丁香油等。

6）浸蜡 其目的是用石蜡取代透明剂，使石蜡浸入组织而起支持作用。通常先把组织材料块放在熔化的石蜡和二甲苯的等量混合液浸渍1~2小时，再先后移入2个熔化的纯石蜡液中浸渍，每次保温3小时左右，使材料中的透明剂挥发完全且材料充满石蜡。最后一次换纯蜡约2小时后，即可进行包埋。浸蜡应在高于石蜡熔点3℃左右的温箱中进行，以利石蜡浸入组织内。

市售生物切片的石蜡熔点范围为52~62℃，通常石蜡采用熔点为52~54℃和58~60℃两种，可根据当时气温而选用，气温高的宜选用58~60℃的石蜡，气温低的宜选用52~54℃的石蜡。

7）包埋 浸蜡后的组织材料块放在装有热蜡液的容器中（摆好在蜡中的位置），必要时可用迅速用在酒精灯上加热过的镊子摆放材料。待蜡液表层凝固即迅速放入冷水中冷却，待完全凝固后，取纸盒拿出蜡块，加上标签纸，即做成含有组织块的蜡块，可贮藏备用。

8）切片 将包埋好的蜡块修成六面体的小方块（中央有材料），再将蜡块熔粘于台木（约2cm×1.5cm×2cm）的一端。材料注意必须修得平整，特别是蜡块的上下面必须平行，否则蜡带弯曲影响切片。用铜模包埋的蜡块不须处理，可直接装机切片。然后将台木固定在切片机上，调节切片厚度8~12μm，进行切片。切出的片会形成一条蜡带，然后用毛笔把蜡带挑下，移到黑纸上（靠刀口面朝下）。若蜡带不直，则要修正蜡块的几个边，使之规则后再切；若连不成带状，说明蜡质过硬或室温过低；若卷片，表明刀口角度不适或刀钝感。

9）贴片 将切好的蜡片按需要分割成一定长短，用镊子夹放在预先准备好的温水上（水温以不会使蜡片熔散但要使蜡片充分展开为度），贴于预先清洗洁净并涂有粘贴剂的玻片上（取干净载玻片，涂上1小滴粘贴剂，用手指抹匀），用吸水纸吸去周围的水分，材料放的位置稍偏右边以空出左边贴标签。摆放在平盒中。

10）烘片 将贴好的蜡片连同平盒放于温箱中（温度不超过43℃），使蜡片平展，以蜡片下水分充分蒸发，蜡片充分紧贴于玻片上为度。待蜡片干透，即可进行染色。

11）脱蜡 将烘好的蜡片放置于纯二甲苯溶液中脱蜡（此为染片的第一步，在染色缸中进行），常进行两次，每次10~15分钟，以材料周围洁净、清晰为度。

12）染色　常见方法如下。

①番红－固绿对染法：适用于植物药的组织染色，结果为木栓化和木质化的细胞壁呈鲜红色，纤维素细胞壁呈绿色，淀粉粒呈红色。其染色步骤为：切片在二甲苯中脱蜡→无水乙醇→95% 乙醇→85% 乙醇→70% 乙醇→50% 乙醇→1% 番红 50% 乙醇溶液→70% 乙醇→85% 乙醇→0.1% 固绿 95% 乙醇溶液→95% 乙醇→无水乙醇→无水乙醇→无水乙醇－二甲苯混合液（1∶1）→二甲苯→二甲苯→封藏。其中，脱蜡时间为 10 ~ 15 分钟，番红乙醇溶液中 1 ~ 12 小时，固绿乙醇溶液中 30 秒，其他步骤为 3 ~ 5 分钟。

②番红－苏木精双重染色：适用于植物药的组织染色，结果为木质化、栓质化细胞壁鲜红色，纤维素细胞壁紫色，淀粉粒红色。其染色步骤为：切片在二甲苯中脱蜡→复水到蒸馏水→0.5% 苏木精溶液→水洗→30% 乙醇→50% 乙醇→1% 番红 50% 乙醇溶液→70% 乙醇→85% 乙醇→95% 乙醇→无水乙醇→无水乙醇→无水乙醇－二甲苯混合液（1∶1）→二甲苯→二甲苯→封藏。其中，脱蜡时间为 10 ~ 15 分钟，苏木精溶液中 15 ~ 30 分钟，番红乙醇溶液中 1 ~ 12 小时，其他步骤为 3 ~ 5 分钟。

3）封片　其目的是使已染色的材料保存在适当的封藏剂中以利于长期保存切片。常用封藏剂为加拿大树胶。具体操作方法：将已染好色的切片从二甲苯中取出，放于洁净的滤纸上，擦干周围的二甲苯，在切片的中央滴上 1 滴树胶，然后用镊子夹住盖玻片，先一边与树胶接触，然后慢慢放下，注意不要产生气泡。待完全干燥后，在载玻片的左边贴上标签，注明材料名称、制片日期等内容。

2. 滑走切片　滑走切片法是利用滑走切片机对新鲜或保存的材料进行切片，也可切经由石蜡制片法包埋的材料。此法切出的切片厚薄均匀、结构完整，适用于一些比较坚硬的材料。

（1）取材　新鲜材料，若直径小于 1cm，可分割成 3cm 长的小段；若大于 1cm，则应将材料劈开，使切面的面积小于 1cm² 为宜。新鲜材料可直接用于切片，也可经处理后再切片。处理时，用 FAA 固定液固定一天，然后转入软化剂（如甘油、氢氟酸）中软化，软化时间视不同材料而定。在木材制片时，可用水煮法排出木材中的空气后，转入软化剂乙二胺中，软化合适后，用聚乙二醇包埋。

（2）切片　滑走切片机由机身、升降夹物装置、切片刀的夹刀滑行部分等组成。先将刀片固定在刀架上，然后将材料固定在两片软木中，材料露出约 0.5 cm，再将其固定在切片机的夹物装置上。调好材料的高度，使刀刃靠近材料的切面，并使材料与刀刃平行。调整厚度调节器，使其符合切片的要求。切片时，右手扶切片刀的夹刀滑行部分，均匀用力往自己方向移动，切片便被切下并粘在刀的表面上。用湿毛笔尖将切片蘸下，放入盛水的培养皿里，然后把刀推回。当把刀向后推时，夹物装置就按调节好的厚度上升。如此循环往复。

（3）制片　可将切片制成临时装片或进行简单的显微化学染色后观察，具体操作方法同徒手切片法。也可经固定、脱水、染色和封固等程序，制成永久制片。

◈ 第五节　扫描电镜观察标本制作

PPT

扫描电镜（SEM）主要应用于对样品微区域、结构或组成进行观察与分析。因其分辨率高、景深好且操作简单而被广泛应用于生物学、材料学、物理学等多学科。大部分药用植物样品质地柔软、水分含量较高，在干燥脱水后易起皱、干瘪、变形；有些样品表面经常黏附较多灰尘、污垢、蜡质等，会遮盖表面细微结构，影响扫描电镜图像的质量。因此，做电镜观察前样品需要经过多个环节的处理制备，如清洗、固定、脱水、干燥、镀膜等。但是对于某些水分含量极低的样品，如干燥的种子、花粉粒、淀粉粒、孢子等，可以直接进行粘样，镀膜即可观察。

一、标本的初步处理

待检标本都具有柔软而且含有大量水分的特点，在高度真空的扫描电镜中观察的标本都必须是干燥标本，因此，标本在用扫描电镜观察之前都必须进行预处理并达到以下要求。

1. 标本的预处理要求 ①尽可能使标本的形貌和结构保持活体时的近似形态，以便能如实地反映标本本来面目。②在尽可能减少标本变形的条件下，除去标本中的水分，以提高标本耐受电子束轰击的能力，减少标本因电子束照射而发热产生图像飘移以及标本熔化和破裂的现象。③标本表面应有良好的导电性能和二次电子发射率，以减少和防止标本的荷电效应，提高图像的分辨率。

2. 标本处理的特殊要求 ①由于扫描电镜主要是二次电子图像，观察标本的外表形貌，其放大倍率变化范围大，可从几倍到几十万倍，标本室相应的也大得多，因此可以观察较大的标本，生物组织一般可取 $8 \sim 10mm^2$ 左右，厚度可达 5mm。②扫描电镜要观察的是一个结构完整而无杂物的清洁表面，生物标本表面黏附的灰尘、污垢、蜡质等杂物会妨碍观察，掩盖组织结构，以致造成对图像的错误解释，故在固定前必须采取相应的方法清洁标本表面。一般可用生理盐水或缓冲液清洗，也可用超声波或乳酸溶液清洗。

二、标本的干燥

标本均要经过干燥处理后方能镀金进行扫描电镜观察。但多数柔软的组织，在干燥时会发生明显的塌陷和畸变。由于组织对应力的耐受性不同，以及组织被固定的程度不同，标本表面的畸变亦不相同，大致有以下几种：①自然干燥引起的收缩；②组织的部分收缩引起小的和微小的龟裂；③以组织中的细胞为中心的收缩而引起细胞间的龟裂；④由于表面张力而引起纤毛、菌毛、微绒毛等微细结构的凝集和收缩。因此，干燥过程是制样中最关键的一步。目前常用的干燥方法主要有空气干燥法、临界点干燥法、冰冻干燥法和真空干燥法，其中以临界点干燥法为佳。

三、植物花粉粒的制样方法

（一）研究花粉表面结构的制样方法

1. 花粉粒有黏液的制样方法 采集成熟的花药，置于指形管，用少量冰醋酸浸没花药，加盖。待浸软（12～24 小时）后研磨，然后用纱布或铜网过滤。滤液于 4000r/min 离心 10～15 分钟，弃去上清液。残渣加 5ml 新配制的醋酸酐－硫酸混合液（9∶1），于水浴中加热以分解花粉粒表面黏液，并用玻璃棒轻轻地搅动，使其均匀（判断花粉粒表面黏液是否已完全分解，可取少量花粉粒放在载玻片上进行光学显微镜观察）。待黏液完全分解后，用离心机于 4000r/min 离心 10～15 分钟，弃去上清夜。用无水乙醇洗涤、离心，弃去上清夜，重复清洗 2～3 次。粘样，镀膜，观察。

2. 花粉粒无黏液的制样方法 将植株上的花粉直接抖落到纸上，自然或置于干燥器中晾干。用解剖针或棉球蘸少量花粉，抖落使其均匀地分布于样品台的导电胶面上，用洗耳球吹掉多余花粉，确认干燥花粉固定好后，低倍镜下可不镀膜，直接观察；高倍观察表面微细结构要镀膜。

（二）花粉粒内部结构的制样方法

取新鲜花药（花粉未散落出来）放入 2.5～5% 戊二醛固定液中（用 pH 7.1～7.2 的 0.1mol/L 磷酸缓冲液配置），于 4℃冰箱中固定 2～3 天。用上述磷酸缓冲液将固定好的花药清洗数次后转入 1% 锇酸中，于 4℃冰箱中固定 1～2 小时。用上述磷酸缓冲液将取出的花药清洗数次，依次放入 12.5%、25%、50% 的二甲基亚砜（DMSO）溶液中浸泡，每级 1 小时左右。花药用 DMSO 保护剂处理，以防冰晶形成，破坏结构。吸取 50% 的 DMSO 溶液数滴滴在冷冻割断器（温度为 −80 ~ −120℃）的冷却样品台上，趁其未冻结之前将花药从 50% 的 DMSO 溶液（4℃）中取出置于液滴之中。待其冷冻成冰后，用止血钳夹持一片（在样品台上预冷好的）单面刀片，以其刃口对准花药，用小锤轻扣刀片背将花药断裂成数段。用预冷好的镊子将各段花药放入冷冻干燥机的样品室中进行冷冻干燥。将干燥好的花药段小心取出，用导电胶粘到样品台上，置于离子溅射仪中镀膜，在扫描电镜下观察，拍照。

四、植物叶样品的制样方法

（一）植物叶表面的制样方法

1. 新鲜叶表面的制样方法

（1）取成熟叶片中部的中脉两侧的材料，分别用石油醚、丙酮、无水乙醇依次超声清洗，每次 30 分钟，自然晾干，将样品的检测部位表面向上粘在样品台的双面胶带上，置于离子溅射仪中镀膜，在扫描电镜下观察，拍照。

（2）剪取叶子中部近中脉处的叶片样品，将样品放入装有 0.1mol/L 磷酸缓冲液（pH 7.2）的青霉素小瓶内，振摇，漂洗 1 小时，重复 3 ~ 4 次。吸去磷酸缓冲液，加入 3% 戊二醛固定液，用针筒抽气，使瓶内形成负压，排出叶内气体，持续抽气直至叶片下沉，再放入 4℃ 冰箱中固定 4 小时。吸除固定液，加入 0.1mol/L 磷酸缓冲液（pH 7.2），摇动，漂洗 3 次，每次 20 分钟。吸除缓冲液，置于系列浓度 30% 乙醇、50% 乙醇、70% 乙醇、80% 乙醇、90% 乙醇和无水乙醇（2 次）中进行乙醇逐级脱水置换，两级间隔时间视样品的体积而定，一般每级 10 ~ 15 分钟更换一次（70% 乙醇以前放置 4℃ 冰箱内，70% 乙醇以后放置室温脱水）。吸除乙醇，加入醋酸异戊酯 – 乙醇混合液（1:1），浸泡 20 分钟，适当振摇，吸去混合液，加入纯醋酸异戊酯，浸泡 20 分钟，振摇，使叶内乙醇被醋酸异戊酯替代。取出瓶内样品，放入装有被醋酸异戊酯浸透的滤纸的不锈钢样品篮内，用临界点干燥仪进行干燥。将样品粘在样品台的双面胶带上，置于离子溅射仪中镀膜，置扫描电镜下观察，拍照。

2. 干燥叶表面的制样方法 取距叶缘 1.5cm 左右处的干燥叶样品，用蒸馏水超声洗去表面杂质，依次置于系列浓度 70% 乙醇、90% 乙醇及 100% 乙醇中逐级脱水，置临界点干燥仪中进行样品干燥，将样品粘在样品台的双面胶带上，置于离子溅射仪中镀膜，置扫描电镜下观察，拍照。

（二）植物叶表皮制样方法

取新鲜成熟叶片中部的中脉两侧的材料，浸入 4% 戊二醛固定液，置于冰箱（4℃）中固定 6 小时，然后用二次蒸馏水清洗 5 次。于 20℃ 下将样品放入水解液（由甲、乙溶液等体积混合而成，其中甲液由 68ml 二次蒸馏水、16ml 98% 浓硫酸、16ml 40% 甲醛水溶液混合而成，乙液由 6ml 浓硝酸、94ml 二次蒸馏水混合而成）中水解 18 小时，再用二次蒸馏水清洗 5 次。用尖镊子小心剥下上表皮或下表皮。表皮或去表皮叶片用铬酸降解液（将 2g 铬酸、8ml 98% 浓硫酸、3ml 浓硝酸混合，再用二次蒸馏水稀释至 100ml）降解 5 小时，经二次蒸馏水清洗 5 次后，在二次蒸馏水中浸泡 2 小时。弃蒸馏水，依次采用梯度浓度为 30% 乙醇、50% 乙醇、70% 乙醇、85% 乙醇、95% 乙醇和无水乙醇（2 次）逐级脱水，样品在每级停留 10 ~ 15 分钟。脱水样品置临界点干燥仪中进行样品干燥，将样品粘在样品台的双面胶带上，置于离子溅射仪中镀膜，置扫描电镜下观察，拍照。

五、植物种子制样方法

取自然干燥的种子，用蒸馏水超声清洗 10 分钟，样品经 50%、60%、70%、80%、90%、100% 的乙醇梯度逐级脱水，每级脱水 2 次，每次 30 分钟，自然干燥后将样品粘在样品台的双面胶带上，置于离子溅射仪中镀膜，置扫描电镜下观察，拍照。

六、植物根、茎、叶等切面的制样方法

取植物的根、茎、叶等材料，切成 5mm 左右的细长条，用蒸馏水超声洗去表面杂质后浸入 2.5% 的戊二醛溶液中，置于冰箱（4℃）内固定 24 小时，再用蒸馏水或配制固定液的缓冲液清洗 3 次，然后用 1% 锇酸固定 1 小时，采用丙酮或乙醇系列梯度脱水，用 Epon812 环氧树脂单体与环氧丙烷（1：1）混合物渗透 1 小时，再将组织转移到纯树脂中渗透 3~5 小时。将组织置于胶囊中，注满树脂，盖好胶囊盖，投入液氮中固化；若有 -80℃超低温冰箱，也可在 -80℃进行固化；当采用 Araldite GY250.6005 等树脂时，只需置于 -30℃低温冰箱中即可固化，用止血钳夹持一单面刀片，对准固化的胶囊，用小锤敲击，样品即被割断，将样品投入环氧丙烷中，回复至室温，树脂被溶解，样品沉入容器底部，反复清洗数次，除去树脂，按常规脱水、临界点干燥、镀膜、粘样、观察。

目标测试

1. 采集植物标本的时候为什么强调采集繁殖器官？
2. 标本压制和干燥的过程中需要注意哪些问题？
3. 标本上台前需要完成何工作？有哪些方法？
4. 浸泡标本中保持绿色、红色和黄色等色彩的基本原理是什么？常用的试剂有哪些？
5. 解离组织制片适用于哪些方面？其操作方法要点是什么？
6. 石蜡切片有哪些工序？
7. 脱蜡的过程有哪些？
8. 常用的染色试剂有哪些？如何配置？使用和贮藏需要注意什么？
9. 体视显微镜的工作原理是什么？其使用范围有哪些？使用操作和注意事项有哪些？
10. 偏光显微镜、暗视野显微镜有何区别？
11. 扫描电子显微镜和投射电子显微镜的工作原理分别是什么？
12. 目镜测微尺如何校准？
13. 如何在显微镜下测量观察对象的大小？

书网融合……

思政导航　　　本章小结　　　微课 1　　　微课 2　　　微课 3　　　题库

第五章 药用植物形态特征的图像记录

对于药用植物的描述，除用规范的名词术语和严谨的文字描述记录外，还可借助于科学的绘图或摄影来展现。在反映植物特征的时候，图像更加直观，可以有效弥补抽象文字的不足。植物的绘图自古有之，如我国第一部官修本草《唐本草》，即开始为本草配图："图以载其形色，经以释其同异"。南宋时期的地方性本草《履巉岩本草》，是我国首部具彩色绘图的本草著作。历代本草的植物插图可以说是植物科学绘图早期的雏形，虽然大都简单朴实，但与文字相辅却具有一定艺术表现和形象语言的作用。现代植物学诞生之初，每一个发表新种的学者，总会为文字配一幅特征突出的植物图像，并专门保存在标本馆或博物馆内，成为新种的重要史料。给植物绘制一幅科学画，成了现代植物分类学的一个传统。随着摄影设备和技术的发展，除科学绘图外，也出现了植物的精细解剖摄影，与传统的植物科学绘画相映成趣。

⊗ 第一节 药用植物特征科学图像记录的意义与要求

PPT

一、科学图像记录的意义

药用植物特征的科学图像记录，是以药用植物作为描绘或拍摄的对象，在科学研究的范畴之内，运用绘画技法或摄影技法，科学、客观、艺术、真实而完美地表达出丰富的植物科学内容，而进行的绘制或摄影创作的过程；药用植物的科学图像，是表现植物的外部形态和内部组织结构的一种艺术语言，是科学形象化记录的一种有效形式，是以植物为主题的一种直观性的艺术语言表达方式，也是表现植物和认识植物的一个重要手段。

在药用植物的形态研究和分类研究中，相对于文字描述，科学的植物绘图记录更能凸显物种的特征。科学的植物图像记录能在一张植物科学画或摄影作品上，同时反映出一棵植物的花、果、种子，或者器官、组织或细胞的结构，准确地体现某些典型细节。文字记述和图像结合，会更具说服力，为文字增色。教材配备精确的绘图，就更易被读者掌握，也会显著提高教学效果。

药用植物科学图像的特点是：把科学和艺术进行有机地结合，所描绘或拍摄出的画面内容，既具有严谨的科学性，又具有较强的艺术性；把科学与美学融为一体，达到和谐统一。在画面上不仅要求具有严格的科学内容，还要具有优美精致、自然生动的艺术形象，使人们通过纸面上所展现出来的内容，能够得到直观而形象化的感知和认识。由于这一功能，植物科学绘画和摄影就起到了文字描述难以做到以形象表达科学术语的独特作用。所以，不具备严谨的植物科学内容的绘画和摄影作品，就不能称作为科学的植物图像记录。

因此，科学的植物图像，不仅是工作和人才培养必需，对于未来，更是大众审美的需要和培养生态意识的需要。

二、科学图像记录的要求

植物科学绘图要有科学的方法和态度，在对植物全面观察和准确认识的基础上绘制而成，不同于艺术作品，它要注重科学性。科学性就是要求形体正确，比例正确，倍数正确，色彩正确。如绘一种植物，首先要正确地画出它的全形和各个部分的构造、相互的比例和色彩的变化，并达到符合所要求的放大倍数和制板要求，其次是要求画面清洁和精细美观。因此，绘图者应具备一定的植物学专业知识。如果有专业知识且注意了科学的正确性，虽缺少一些艺术表现能力，但尚不失为正确的植物图；若只擅长艺术而缺乏专业知识，则不可能做到科学上的正确性，这样的图，看起来漂亮，却不能表明植物特征。

1. 注重科学性　一幅植物科学绘画或摄影作品，不仅要有完美的艺术形象，还要有丰富而真实的科学内容。所描绘出的画面内容也凝聚了与植物学相关的植物分类学（结合植物形态学、解剖学、生理学等学科知识，对植物的形态、结构等进行描绘）、植物形态学（研究植物及其器官形态多样性的发生发展和结构的自然规律）、植物解剖学（利用生物学、化学和物理学等研究方法来研究植物细胞的形态特征）等学科内容，具有较高的科学性。这也是科学画工作者必须掌握和应用的专业学科基础知识和研究方法，以保证所绘出的内容达到高度的科学完整性和数据的准确性。因此必须以科学的态度和方法对待。要求做到以下几点。

（1）掌握植物学基本理论　认真学习植物形态、解剖及分类学的基本知识，正确理解植物体各器官、组织的特征以及种间区别，尽量了解植物的生长环境和自然的生长状态，以科学理论指导绘图。

（2）选择具有代表性的标本　绘图的重要基础之一是选择合适对象，即标本（包括原植物标本和玻片标本）具有典型性和代表性。

1）草本植物　通常较小，标本可选择完整（即具有根、茎、叶、花或果实、种子）的植株；非全草入药的植物不可缺少药用部位，同时应注意选择生长良好、未受病虫害影响的植株。

2）木本植物　植物体较大，一般不可能绘其全株，而选择生长 2~3 年、具有典型特征、带有花或果或花果均有的枝条，同时注意所选择的标本必须能反映植物的分枝情况。

3）玻片标本　选择在药材采收期的药用部位制成的玻片标本，并具有典型性和代表性。

2. 辅以艺术性　一幅植物科学绘画或摄影作品，在保证能够完美而真实地反映出科学内容的前提下，所展现出的画面也必须具备较高的艺术性。好的科学绘画或摄影作品不仅具有科学知识的受益，还必须具有给人以美的享受，烘托科学内容。画面必须构图合理，造型优美，描绘细致、精美，自然立体。所以，一幅完美的植物科学绘画或摄影作品的艺术性，主要凝结了美学中的构图、素描、色彩、透视等知识和技法，创作者必须熟练掌握和操作。

（1）构思和构图　植物绘图属于静态写生，开始绘图前应充分对绘画对象、版面布局进行构思。首先确定绘画对象的主体、重点和从属部分，构图时力求突出重点、兼顾一般、布局合理。做到"意在笔先"，才能绘出画面统一、生动活泼、主次分明的植物图。

（2）对比和统一　植物绘图的主体是绘画对象的科学特征，在绘制原植物图和器官形态、显微构造图时，常采用必要的对比手法处理好主体部分与次要部分之间的关系，即将主体部分画大，放在画面的中心位置，将次要部分画小，放在从属位置，使主体部分突出。

（3）点线和图注　植物绘图是黑白点线图，采用圆点的疏密和衬影线条表示植物器官、组织的明暗对比和质量差异。但应注意轻重适宜、有疏有密、层次分明，以统一体现整体和突出重点。切忌用涂抹阴影的方法代替点线。图注应用铅笔正楷书写，常用平行线引出在图的右侧。图题和所用材料的名称及部位均写在图的下方，或在图中标字母或数字，标注在图题下方，必要时应注明放大倍数。

三、药用植物科学绘图的用具

1. 铅笔　绘图铅笔（H 或 HB）或自动铅笔是绘画初稿时使用，可以对其及时擦拭并进行修改。也可以根据不同的使用习惯来选择铅笔。

2. 蘸水笔　多选择几种不同粗细的型号，在绘画中根据不同的质地和效果使用。每种笔都有一定的使用技巧，可以在绘画过程中不断尝试，达到得心应手就可以。

3. 墨水　主要供蘸水笔使用，可以选普通碳素墨水或更好的墨水。

4. 直尺　必备用品，用于各部位的尺寸衡量和放大缩小的比例换算，保证绘画内容的科学性。

5. 橡皮和毛刷　前者用于擦拭画面污渍，可以选绘图橡皮。后者用于清理画面和解剖之后的桌面。

6. 放大镜和解剖镜　用于观察细部和解剖使用。

7. 解剖套装　主要为包含刀片、解剖针、镊子、手术刀、剪刀、载玻片、压板等解剖工具的套装。主要用于解剖研究，即各部位的横纵切、剥离、夹取和放置。

四、药用植物精细解剖摄影的用具

植物精细解剖摄影属于微观摄影的范畴，即先将植物各个器官（主要是花、果等繁殖器官）进行精准地解剖，然后用微距镜头将它们逐一拍摄，并经过后期处理和制作而形成植物摄影作品的过程。

1. 解剖工具　基本同植物科学绘画的解剖工具，主要有刀片、镊子、手术刀等。此外，还需要如下物品。

（1）标尺　用于标识各种解剖拍摄对象的比例尺。

（2）黑绒布　用于给拍摄提供纯色背景，以便后期软件处理形成作品。

（3）蓝丁胶　用于果实、种子的固定切割，也用于花瓣、子房等的粘贴和平面结构的维持。

2. 摄影器材　摄影器材的规格较多，配备没有固定要求，需要结合工作需要和资金状况合理购置。

（1）照相机　最好选单反数码相机，也可用卡片数码机。单反相机的镜头最好用微距镜头，此外如 30mm 或 40mm 的定焦镜头也完全满足要求。为了拍摄过程防抖动，也可配备快门线。

（2）光源设备　可用多功能三脚架配合便携式闪光灯或柔光灯箱等。主要为了确保任何条件下有足够强度的照明。

3. 支持设备　三脚架或标本翻拍台，主要用于稳固照相机和摆放拍摄对象。推荐使用标本翻拍台。

4. 测量设备　刻度尺和比色卡，前者用于标识各种拍摄对象的比例尺，后者用于后期图像校色。

◈ 第二节　形态与组织构造的科学绘图

PPT

一、描绘草图的基本方法

药用植物整体或局部特征的轮廓、结构草图，是用铅笔绘成的底稿。绘制草图的方法很多，需根据所绘实物的大小、主体结构特点，以及透光程度等灵活掌握。

1. 植物标本科学绘图的方法 植物标本绘图就是黑白画的工笔白描，应结合标本的特点将构思、构图、统调、渐层、对称、对比、比例、虚实等原理灵活地运用到画图中，使图画达到科学性和艺术性的完美统一。包括植物全株图和器官形态图。

（1）准备工作 在进行绘画工序之前，先准备好绘画对象及绘画工具及必需品，以便随时使用。

（2）选择标本 在进行图版草图绘制之前，必须根据表现题材内容的需要，选择相符的植物种类作为描绘的对象。如果有模式标本，可以作为首选。如果没有模式标本，建议多选几份特征突出、代表性强的标本供参考。草本植物的标本最好具有完整的根、茎、叶、花、果实。生虫、霉变、残缺或变异的不选用。木本植物因个体较大，无法在一份标本上呈现植株全貌，可根据绘画内容的需要提取，但有代表性的植株部分、繁殖器官和最能反映植物分类特征的为首选。

（3）观察了解 对标本选择完毕之后，要先进行仔细的观察和了解。首先，观察植物的外部形态、颜色、毛被、斑点和附属物等重点特征。其次，还要对植株各器官的生长位置、比例关系、对称关系、韵律等进行对比了解。最后，要对待绘植物的主要分类特征了然于胸，这样才能在后期的绘画中加以表现，以提高科学画的学术价值。在上述过程中，可以借助解剖工具、放大镜和显微镜等工具进行深入的形态学观察或解剖分析，然后进行草图的构思。

（4）构思草图 科学绘画不是完全对植物特征的照搬，而是在科学的基础上加以提炼提升。因此，在起笔之前，结合观察标本的特征，要对所需重点表现的内容，先在脑海中进行构思，形成大致的设计思路，包括植株的摆放、解剖和放大部位的摆放位置等。还有画面的章法安排，要尽量使所绘植物的姿态更自然，美观。总之，要做到"胸有成竹""意在笔先"，方可下笔。

（5）绘制草图 在具有较完美的构思之后，可以用铅笔绘在画纸上开始绘制初稿。所画植物的主体部分应在画面的主要位置，以便突出重点。在画面的空白处，可根据科学内容表达的需要，绘制花器官、果实或种子的局部解剖图或放大图。在绘制草图过程中，一定要掌握所描绘植物各部位的比例关系、结构的准确位置和形状大小，及时调整画稿中与实物比例不相称的地方。对局部解剖图或放大图，要特别注意比例尺放大倍数的数字标注，必须在画面上描绘出具有科学性强、内容丰富、真实自然的内容。最后，要注意线条的简洁、粗细、长短、直线和曲线等问题，以及绘画手法的和谐统一，必须达到角度准确、简练到位、结构清楚。具体的草图描绘方法有勾绘轮廓法、直接蒙绘法、透光绘制法和尺规测绘法等等，需要反复练习，才能准确掌握。

2. 显微绘图方法 显微绘图是在显微镜下观察结构的基础上，绘制植物细胞、组织和器官内部构造特征的绘图方法。

（1）显微图的类型 显微绘图包括组织详图和简图，器官内部构造图又可分为横切面图、纵切面图、表面观图，以及组织粉末图等。

1）组织简图 是指用线条表示各种组织的界限，用特定的符号表示某些特殊组织类型和特征，不绘出细胞形状。以该方法绘制的构造图称组织简图，其常用符号见图5-1。

2）组织详图 是指以细胞的详细形态和特征（细胞壁厚度、增厚层纹、典型后含物等），以及其分布特点绘制的器官、组织、细胞的构造图。组织详图包括器官构造图、解离组织和组织粉末图等，其中器官构造图可根据要求绘制全图和局部图。

（2）显微结构图的绘图方法 显微图的绘图方法主要有徒手绘图法、网格绘图法、利用显微描绘器绘图法和显微摄像绘图法。

1）徒手绘图法 将绘图纸平铺于显微镜右侧的工作台上，左眼观察显微镜内的物像，右眼注视绘图纸。选择典型的标本或结构，明确各部位的形状和结构及其间的比例关系和较明显的立体结构，用颜

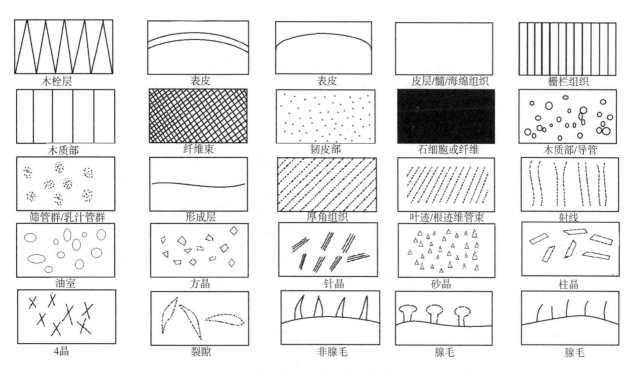

图 5 – 1　中药显微组织简图的常用符号

色较淡的铅笔（2H 或 4H）在绘图纸上勾绘出草图，再根据标本或结构特征，反复对照修改，达到较为真实的效果后，再用较浓的铅笔（B 或 2B）绘出修改图，最后画引线，并标注文字。此法简便易操作，不需特殊仪器用品，但要求绘图者不仅能熟练操作显微镜，还应具有一定的绘图经验。

2）方格放大绘图法　本法需要在显微镜的目镜上安装一个具网格测微尺，测微尺中央有 1cm^2 的方格，方格又划分成 100 个或 10000 个小方格。通过方格观察标本，据放大倍数把观察到的特征分块画到绘图纸上相应的方格中。放大倍数是测出网格测微尺上每小格边长的校正值，再乘以绘图纸上方格的边长得到的倍数。该法适合在低倍镜下描绘形状较大的标本，绘制的图像较为准确。

3）绘图仪法　这类绘图仪称为显微描绘器，显微描绘器有多种，其原理基本相同。它的主要部件是由两个直角棱镜合成的立方体和一个反光镜组成，在两个棱镜的胶合斜面上涂有银镜，镜之中央为透光孔。把棱镜的部分装在接目镜上，反光镜放到右面装成 45°角，从棱镜上可以同时看到由透光孔射来的显微镜下的物像及通过反光镜与棱镜的反射面反射过来的放在显微镜右边的画纸与铅笔，可依所见物像绘下草图。这种仪器安装时必须端正，反光镜必须成 45°角，绘出来的轮廓才正确，否则会把圆形断成椭圆形。绘图时显微镜下物像的光线和图纸上的光线必须平衡，才能使二者都看得清楚。若仅见标本而看不见绘图纸上铅笔尖的活动，是显微镜下的光线太强，可转动显微镜下的反光镜、聚光镜或光圈，使之减弱；如只见图纸和铅笔而标本的形象不清，可把棱镜右边的滤光片放下。此外，还可采用几片纸屏或电灯光调整两面的光线。目前使用最多的是阿贝式描绘器。此法绘制的图像较真实准确。

在光学显微镜中观察到的组织或粉末特征常常通过显微描绘的方式作为墨线图为科研和教学提供资料。描绘器常见的有单独的描绘器和固定在目镜上的描绘器。描绘器通过两个黏合的直角棱镜和一个反射棱镜的作用，使观察者在观察载玻片上的物体时，能够同时看到图板上的铅笔和图纸，方便描绘。

使用显微描绘器时，先取下目镜，安装描绘器，调节清晰后，再调整绘图板的倾斜度，使之与描绘器的角度一致，当视野中的物象与绘图纸上铅笔尖较为清晰时，即可进行描绘：先用 HB 铅笔轻描出组织轮廓，再描绘其他细微特征。如要画的标本大于一个视野，则画完一个视野后，同时平移玻片和绘图纸，使描好的物象仍有少部分在视野中并重合，再继续描绘至整个物体绘完。描绘完毕后，适当修改使线条连贯、均匀、圆滑，根据已经标定的目镜测微尺标注放大倍数。若要长期保存，可用墨线笔誊画于硫酸纸上，或缩印后誊于硫酸纸上，并做好图注。

4）显微摄像绘图法 用显微摄影来拍摄标本照片，将所拍摄的标本底片按所需放大成相应的照片，然后描绘到绘图纸上。此法常用于绘制器官构造图。

二、草图的审定与标注

待铅笔草图稿绘制完成后，结合所绘对象的权威文字描述，对所绘制好的铅笔草图进行全面检查，重点检查遗漏、画错和组合不当等问题，如有问题，及时修正或补充。以确保绘图的科学、准确和完整性。在审定无误后，要标注出所绘植物的种名（中文和拉丁文），写好图注、绘图人的姓名和所描绘的标本号。有条件的还可以请植物研究专家进行复查，使绘画好的图版更具科学性。

审定后，根据画面记录的放大或缩小的倍数，标注比例尺。比例尺一般用简明的直线段或数据进行标示。一幅绘制完成的植物科学绘画作品，必须配有比例尺，以达到科学完美性，否则会失去科学意义。

三、着墨和上色

经过审定无误和标注比例尺的铅笔草图，需要用墨线进行覆盖描绘，即草图的着墨或上色。这也是植物科学绘画的墨线图即将成品的重要环节。只有通过着墨才能更完美而清晰地把科学内容在图版上表现出来。根据描绘植物物种的特点和质地的不同情况，运用相适宜的小钢笔和绘画方法进行科学而完美的表现。

1. 黑墨点线画法

（1）黑墨点线画所用的墨，用"绘图黑墨水"，颜色黑亮，见水不化。亦可用碳素黑墨水。

（2）绘黑墨点线图的钢笔，是一种专用绘图笔尖，比一般笔尖小。普通笔尖在画粗线条时也可用，但通常用处不大。

（3）形态学所用的整体图或局部图，只勾轮廓线，不衬阴阳光，并用稀疏的点表示膜质的部分。植物或药材的全体图，要求有立体感、真实感，这就需要注意光线和色彩的浓淡。用点线结合的方法绘图。用线来表示节间、花瓣的分界、毛被等，用点表示不同颜色和物体的凹凸，以表达立体感。完全用线组成的图，只有形态图或描述生活形态的图。

（4）注意绘图的点和线。点能表现植物器官质地的坚硬与柔软、表面的粗糙与光滑、距离的远近等。点要点得圆、点得匀，粗细、疏密应符合植物体浓淡明暗的要求。点的排列，要保持整齐、均匀，但又须在整齐，均匀中求变化，在变化中间求统一。明的、色淡的部分，点小些、稀些；暗的与色深的部分，点要大些、密些。在明暗交界处或色斑的分界处，点要点得整齐些，显得界线更加分明，和线条一样。绘图的线条不仅可表现节与节、面与面的分界，同样可以表现阴阳，色彩、质地和远近。要求绘出的线条细而均匀，两边都光滑，不露笔尖起落的痕迹，一般说来，不论直线或弧线，从左下方向右上方画，较为顺手。不论画直线，横线或圆圈，都应将图纸转移，依顺手的方向逐段画成。物体阴面的线条应比阳面的粗，色彩深处的线条应比色彩淡处的粗，质地硬的部分的线条应粗而硬，质地软的部分的线条应柔而细，近的部分线条要粗，愈远就愈细。

2. 水墨渲染画法 水墨渲染画以毛笔为工具，蘸水和墨，在草图上渲染浓淡的层次，表达物体光线的明暗，使画面呈现立体感的画法。水墨渲染画可以表达比较生动活泼的画面，效率较高，有绘画基础的人容易掌握，没有绘画基础的人容易画脏，效果反不及点线画。

3. 彩色图画法

（1）绘彩色图时要看准标本的颜色。应在阳光明暗适当的光度下观察色彩。灯光下所见的颜色容易失真，如黄色在灯光下看来会是白的。也不能在太阳直射的光线下看，那样会增加赤味，使黄的倾向于橙，青色会近于紫。在暗弱的光线下，则一切颜色会带有青灰的色调。

（2）绘图时应把标本放在白纸上，避免背景颜色的影响。

（3）如果绘已变色的标本，应参考活体着色。

（4）先把颜色调在白色小瓷碟里，调好后先在另一张纸上试涂，待干后观察是否与活体颜色相符。

（5）要掌握由淡而浓的原则，笔尖少蘸一些颜色，一层一层地加上去，直至与实物相似为止。明部可少加几次，暗部可多加几次。

（6）在上次颜色未干以前，切勿急着上第二次颜色，同时笔上水分不置太多，以免冲淡上次的颜色。

4. 上墨着色注意事项

（1）根　肥厚多汁的根，宜用光滑流利的线条表现，用反光表现其质地。可用圆点的疏密或平行线的长短表示某些较暗部位。

（2）茎　注意腺点、毛茸、卷须、叶痕、皮孔、枝刺、裂纹等特征。用疏密、明暗等手法表现分枝的情况。

（3）叶　宜用透视法结合比例法准确绘制，向光一侧的叶缘用线要细，背光一侧的叶缘用线稍粗。主脉从叶基向叶端逐渐由双线过渡至单线，侧脉用单线，上表面侧脉向光一侧用细线，背光一侧用粗线分出明暗，用渐细的单线过渡至叶缘。用线、点的粗细、疏密表现叶的质地，用短线条勾画出表面的毛被等。

（4）花和花序　花瓣较薄，一般不用或少用衬影。花萼常用衬影，并采用衬影表现花萼上毛茸等附属物。雄蕊花药的背光一侧常用衬影。花序，应将面向绘图者较近的花仔细刻画，背着绘图者较远的花虚描；花轴上的小花较小者如伞形花序，则不必细画出每朵小花，只需绘出大概外形或轮廓。

（5）果实和种子　肉质果富含液汁如瓠果、浆果、梨果等，线条应光滑流畅，少用衬影，果皮如有白粉如苹果、葡萄等，用小点衬影；坚果果皮坚硬，用刚性线条绘其表面；翅果用柔性线条表现其果翅；果皮上如有腺点，可用大小不一的小点衬影。种子形态图的绘制同果实。

四、修饰整理

为了保持画面的整洁完美，着墨后的整理修饰工作显得尤为重要。首先用干净的橡皮轻擦掉对画面有影响的铅笔痕迹，然后再把上墨的过程中，有线条错位、粗细不均或画面有多余墨点等情况，用小刀片轻轻地修饰。对绘画部位不协调的地方，可刮掉重新进行着墨。

图注、比例尺的数字或文字部分用书写体写出，也可打印出粘贴。在经过认真仔细的修饰整理之后，一幅成功的植物科学绘画作品就绘制完成。

◎ 第三节　药用植物精细解剖摄影

与普通的植物形态摄影不同，药用植物精细解剖摄影属于微观摄影的范畴，即先将药用植物各个器官（重点是繁殖器官）进行精准地解剖，然后将之拍摄并经后期加工制作形成科学作品的摄影形式。与植物科学绘画相比，精细解剖摄影展示的对象是经解剖过的活体材料，能更加直观地展现鲜活材料的色彩、器官结构和多样化的形态，对于科学理解植物形态特征和植物分类的理论有极大的促进意义。植物科学摄影是传统植物科学绘画的延伸，二者相得益彰，共同促进植物研究和学习。

一、取样要求

1. 小型草本   在条件允许的前提下，取1株完整且在花期的植株即可。如无果实，注意后期还要收集成熟度不一的果实，以完美展现药用植物的特征。

2. 大型草本和乔灌木   剪一段带叶和繁殖器官的枝条，繁殖器官最好有花器官。注意枝的选取，能表现叶序。对于易落或易受损的花朵，可以采后装在事先准备好的硬质盒子内，连同枝条一并带回实验室。果实要求同上。

3. 特殊材料的取样要求   对于一些花被易变色、失水折叠变形的特殊分类群，如旋花科、酢浆草科、马齿苋科、柳叶菜科、紫茉莉科、仙人掌科、凤仙花科以及一些水生分类群的植物，最好取下花朵后当场解剖并拍摄。

需要注意的是，被列入保护植物名录的植物种类在采集时需要格外注意采集规范，如需要取得相关采集许可，需要提前办理。

二、精细解剖和摄影的流程

精细解剖的过程是完美展现药用植物器官形态及结构的过程，解剖之前先必须对待解剖材料的特征，特别是关键特征和代表性分类特征掌握于胸。解剖的结构是否准确，细节是否展现到位，各解剖部位的摆放是否合理，是后期照片拍摄是否成功的前提。因此，解剖的时候，一般先注意按先营养器官，再繁殖器官的顺序，特别是繁殖器官，结构复杂，是重点解剖的部位，一般按照从外到内的顺序解剖。

1. 营养器官的解剖   营养器官的解剖相对简单，要特别注意解剖展现具有分类学价值的特征，如特殊的变态根，根横切面的纹理；变态的根茎，茎干被毛、刺、翅等情况；叶的类型、叶序以及叶上的腺体、腺点、刺突或毛被等。

2. 繁殖器官的解剖

（1）花和花序   剪取完整的带花和花序的枝条，直接拍摄花序即可，对于一些簇生类型花序的表达，有时候需要摘除过多的干扰的花，以便展示小花和花序轴的关系。为了展示完整的花冠、花部纵切片、子房横切与纵切等解剖结构，至少需要3朵花。在解剖的时候，可以按照从外到内的顺序，从花萼、花冠、雄蕊、雌蕊的顺序进行解剖，然后摆放花的离析图，即展示花萼、花瓣、雄蕊群、雌蕊群各部的数量、形态、相对位置，特别是展示相对位置的时候，切勿出错，如花瓣与雄蕊互生还是对生、能育和不育雄蕊的排列等。一些特别小的花部结构需要特写，便于后期重点展示。每个解剖的部位或信息展示后即刻拍摄。

1）花被   对于离瓣花，可以将花萼和花瓣依次解离摆放；辐射对称的合瓣花，可沿一侧切开花萼和花冠后摊平。便于展示冠筒内外特征，此时需要用双面胶或蓝丁胶进行花被的固定。两侧对称的合瓣花，可尝试做两次纵切面：纵切片，是指将一朵花从中心附近纵切一刀，然后降低1~2mm再切一刀，这样在它的切面上可以看清花各部的着生位置，避免重复部分干扰；花冠纵切面，只需从花的中心纵切一刀即可，这是在没有十足把握完成纵切片的情况下的折中做法。

2）雄蕊   展示雄蕊花药、花丝细节，展示着药类型、花药开裂方向及方式，雄蕊类型。对于一些特殊的能反映植物的传粉适应性的雄蕊特征，还需要收集不同发育时期的花朵进行解剖，来展示雄蕊的成熟变化、运动和对自花或异花传粉的适应等。

3）雌蕊　除完整展示雌蕊的形态外，重点需要做子房的纵、横切面，纵切面可以展示每室的胚珠数量；横切可以展示子房的室数和胎座类型。当子房室内胚珠较多时，可以剔除一室全部或部分胚珠，有利于看清子房隔膜。

4）果实和种子　首先要展示各个方向的外观，即刻拍照后，果实还要进行纵、横切，来展示果实类型、附属物情况；种子需要看清胚的结构，表面纹饰或附属物等。

上述的每一个部位解剖完整后，就应即刻拍摄。可先拍整体，再拍局部，最后将各个照片进行后期制作和处理。解剖和拍摄前需掌握已有的形态学信息，对于记载不全甚至错误的部分要重点研究、明确表述，来提升精细解剖的学术价值。

三、图像的后期处理

对解剖对象拍摄的每张照片，属于科学摄影的"草图"，不能完美展示植物的特征和植物之美。还需要对这些图片进行遴选和后期处理，才能获得最终的科学摄影作品。主要包括两方面：首先是去除背景中的杂质、阴影等，突显主体。第二，利用软件弥补相机本身的成像局限，如明暗、色彩、对比度等，超微距的特征还需要多张图层叠加来提升景深。

1. 选用合适的图像处理软件　目前使用最多的是 Photoshop CC，其功能强大，基本能满足植物科学摄影后期处理的各种需求。对于需要文件夹批量叠加的图片，推荐使用 Helicon Focus 或 Zerene Stacker。

2. 在纯色背景上科学展示植物各部特征　在呈现植物花部结构时首选纯黑背景效果是最理想的。获取纯色背景的必备技能就是抠图。如果原图的背景越干净，与植物色差越大，抠图就越容易。在纯色背景上组合植物各部位时，可按形态特征的重要程度（指对于鉴定）安排位置，最重要的部分予以适当等比例放大置于图版显著位置，次要的可安排在四个角落。总之，图片的处理、组合和摆放并无成规，有一定的灵活性，与作者对植物的理解和审美有关。

3. 注意数据的管理与备份　一幅科学摄影图版的成形，背后是作者足够长时间的付出和适当的运气。因此，要养成数据管理与备份的习惯。建议对原始数据和成品数据按科属种命名分类存储。

四、拍摄注意事项

与植物科学绘画一样，精细解剖和摄影是科学摄影，追求的是对植物细节特征的真实再现，一副完美的成品，需要背景纯净、主题突出、特征清晰、表达真实科学。达到先"信"再"达"，最后"雅"的目的。

1. 摄影图像须科学　严格来说，一幅好的摄影作品不仅是对植物各关键特征忠实准确的呈现，而且是基于关键特征的提炼和抽象展现。摄影作品中展示的植物各器官的形态及各部位的排列、数目、大小等，要能精准反映植物的特征。在后期处理的时候不能任意增减，或进行数码合成处理。此外，添加准确的标尺和用比色卡矫正，也是科学摄影的基本要求，可以反映材料真实的大小和色彩，对于后续研究具有参考意义。

2. 注意美观　精细解剖摄影的最终作品，是在原来拍摄素材的基础上后期制作而成。作品中各部位的摆放，除反映植物的科学调整外，也应美观、大方、注意章法。

3. 熟练拍摄技法　拍摄者要熟练使用相机和合适的镜头，科学调整相机的白平衡、曝光时间、光圈、焦距等参数。为了拍摄对象的清晰，可以使用三脚架或标本翻拍台及快门线。在后期制作的时，还需要熟练应用图片处理软件。为了数据的真实和便于后期处理，尽量选择 RAW 格式拍摄。

目标测试

1. 根据自己的理解，简述植物科学绘画的意义。
2. 药用植物的形态与组织构造特征的文字描述的一般规则是什么？应注意什么问题？
3. 药用植物形态与组织构造特征的科学绘图描绘草图的注意事项有哪些？
4. 摄影中如果需要大的景深，在不考虑曝光时间的前提下，如何调整光圈？
5. 如何正确解剖一朵花？有哪些注意事项？
6. 药用植物精细解剖摄影中，有哪些关键环节？

书网融合……

思政导航　　　　本章小结　　　　微课1　　　　微课2　　　　微课3　　　　题库

第六章　摄影技术

学习目标

知识目标

1. **掌握**　相机的光圈、镜头、感光度、景深、曝光时间等参数的理论意义。
2. **熟悉**　数码相机的操作及拍摄技巧；显微摄影系统的组成及操作流程。
3. **了解**　数码相机的光学原理。

能力目标　通过本章的学习，掌握常用数码相机的使用技术和显微摄影系统的操作技术，具备植物科学摄影的能力，并能熟练进行药用植物的科学摄影。

药用植物种类繁多，结构复杂多样，性状各异，给药用植物的科学摄影提供了广泛素材。随着照相机制造技术的革新和数字技术的出现，目前数码相机拍摄的图像清晰度高、色彩真实、细节翔实，科学摄影技术通过药用植物的器官形态和功能、组织结构及发育等进行拍摄与记录，能客观全面地展示药用植物的器官形态、组织结构、功能过程和发育动态，植物摄影已成为除文字描述之外的植物学研究的必不可缺的手段。对药用植物、药材或组织结构科学拍摄，不仅可作为实验研究的物证，还能记录到许多用语言描述未尽的真实形象，有助于将抽象的文字带入图像现实，共同促进药用植物的研究。学习科学摄影，首先应掌握普通摄影法，并在此基础上进一步掌握显微摄影乃至特殊摄影。

第一节　照相机及常用附件

PPT

一、照相机的种类

传统的胶片相机通过曝光时胶卷上溴化银的化学变化将图像记录在胶卷上；拍摄成本和时间成本高，相机的参数设置是否合理只有照片洗出来才知晓，所以传统胶卷相机的应用越来越少。数码相机是集光学、机械、电子一体化的产品，光线通过镜头或者镜头组进入相机，通过数码成像元件［CCD（电荷耦合）或 COMS（互补金属氧化物半导体）］转化为数字信号，数字信号通过影像运算芯片储存在存储设备中，并能与电脑交互处理和实时拍摄，相比普通胶卷相机更加方便快捷，因此应用更为广泛。数码相机按用途分为单反数码相机、微单数码相机、卡片数码相机和运动数码相机等。下面介绍几类常见的数码相机。

1. 卡片数码相机

（1）工作原理　卡片数码相机指机身小巧、轻薄的数码相机。拍摄时，只能通过 LCD 屏或者电子取景器（EVF）观察所拍摄的对象，依靠传感器实时成像，镜头来回寻找焦点，直到相机检测到画面反差最大的那一刻完成对焦。

（2）主要特点　卡片机采用小尺寸传感器，感光面积小，因此画质较一般。但其机身功能键简单，操作便捷，偏向液晶屏设置；自动功能丰富，手动功能较弱。此外，卡片数码相机体积较小，便于随身携带。但是镜头固定不能更换，其成像质量较单反数码相机差。

2. 单反数码相机

（1）工作原理　单反数码相机是单镜头反光数码照相机（Single Lens Reflex，SLR）的简称，在感光元件平面的前面以45°角安装一片反光镜，光线透过相机的镜头到达反光镜后，折射到上面的对焦屏并结成影像，透过接目镜和五棱镜，摄影者可以在观景窗中看到外面的景物。拍摄时，当按下快门键，反光镜便会往上弹起，前面的快门幕帘便同时打开，通过镜头的光线（影像）便投影到感光部件（数码相机则是 CCD 或是 CMOS，功能与传统相机的胶片类似）上使其感光，尔后反光镜便立即恢复原状，观景窗中再次可以看到影像。

（2）主要特点　单反相机的影像是直接经反射镜而成的影像，因此拍摄速度较快。此外，单反数码相机感光元件的面积远远大于普通数码相机，这使得单反数码相机的每个像素点的感光面积也远远大于普通数码相机，因此其成像质量明显高于普通数码相机。除此之外，单反数码相机还可以根据不同的需求更换不同规格的镜头，这是与普通数码相机相比最大的差异。

3. 微单数码相机

（1）工作原理　与单反相机相比，一般将微型小巧且具有单反功能的相机称之为微单相机。微单相机采用与单反相机相同规格的传感器，取消单反相机上的光学取景器构成元件，没有棱镜与反光镜结构，大大缩小了镜头卡口到感光元件的距离，并修改了单反相机的对焦系统，且单反相机的对焦性能为相位对焦，而微单相机使用的是反差对焦，可以获得比单反更小巧的机身，也保证了成像画质与单反相同。

（2）主要特点　机身小巧是微单相机的主要特点，由于取消了反光板、五棱镜、相位对焦传感器等部件，微单相机机身的制造成本相对于传统 DSLR 更有优势。微单相机采用电子取景器，对比光学取景器在清晰度上有差异，但是电子取景器能够做到画面实时参数显示、直观的白平衡、夜间取景画面增亮、局部放大等特点都是光学取景器难以实现的。由于没有反光板等机械结构，所以微单相机通常都能够在更静音的条件下进行拍摄。微单相机也可以更换镜头。

二、数码相机的结构及特殊性部件

虽然数码相机的光学镜头系统、电子快门系统、电子测光及操作与传统相机并无太大差别，但数码相机的其他特性结构，如光电传感器（CCD 或 CMOS）、模/数转换器（A/D）、图像处理单元（DSP）、图像存储器、液晶显示屏（LCD）及输出控制单元（连接端口）等基本元器件的结构和工作原理（图 6-1）与基于胶片的传统相机却有本质的区别。其中，核心组件镜头、感光元件及图形处理芯片为数码相机重要组件，具体介绍如下。

1. 镜头　人类用眼睛来感知色彩缤纷的世界，而照相机则是用镜头来摄取美丽的景物。数码相机摄影镜头的结构从镜头前面看依次是：镜头保护玻璃、透镜部件、光学低通滤光器、红外截止滤光器以及 CCD 保护玻璃和 CCD 影像传感器等。数码相机镜头组件的主要功能是把光线会聚到 CCD 或 CMOS 图像传感器上，镜头组件的质量越高，拍出的照片就越清晰。

（1）变焦镜头　是指焦距在一定范围内可以变化的镜头，如 12～24mm，24～70mm，70～200mm等。把焦距在 24～35mm 的镜头称为广角镜头，在 12～24mm 之间的称为超广角镜头；广角镜头能够拍摄更宽阔的画面，特别适合大场景的风光摄影；镜头越广（焦距越短），视野就越开阔（视角越大），景深也越大。焦距为 85～135mm 的镜头为中焦镜头，这个焦段镜头拍摄的照片变形小，最能正确体现被摄体的形状，而且设计成大光圈也相对容易。焦距超过 135mm 的镜头基本被归为长焦镜头，超过500mm 的镜头一般称为超长焦镜头；长焦距镜头的景深更浅，并且由于视角窄，拍摄时，容易突出主体。

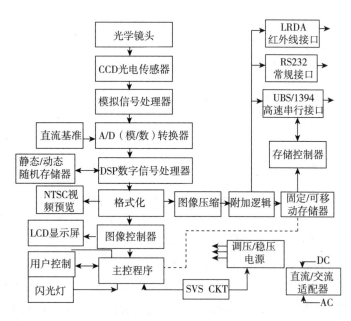

图 6－1　数码相机结构原理图

（2）定焦镜头　指焦距固定的镜头，如 35mm、50mm、85mm 等，其中将焦距为 50mm 的镜头称为标准镜头，它提供与人眼类似的 50°左右的视野，近大远小的透视感也最接近人眼。定焦镜头容易把光圈做大，有利于暗光下拍摄和营造虚化效果。

（3）微距镜头　微距镜头是一种用作微距摄影的特殊镜头，主要用于拍摄十分细微的物体，如花部器官特写以及昆虫等。微距镜头的镜片组设计会针对近距离对焦和成像做优化，大多数微距镜头的焦长都大于标准镜头，特别适合于植物精细结构的拍摄和展现。

需要注意的是，除依靠镜头来进行的光学变焦外，有些数码相机还有数码变焦功能，可以使变焦范围再度扩大；但数码变焦只是将像素点扩大，并不改变实际的分辨率。

2. 感光元件　感光元件又叫图像传感器。与数码相机相比，传统相机使用"胶卷"作为其记录信息的载体，而数码相机的"胶卷"就是其成像感光元件。因此，感光元件是数码相机的核心。感光元件常见的有 CCD 和 CMOS 两种。

感光元件是利用光电器件的光电转换功能，将感光面上的光像转换为与光像成相应比例关系的电信号。与光敏二极管、光敏三极管等"点"光源的光敏元件相比，感光元件是将其受光面上的光像，分成许多小单元，将其转换成可用的电信号的一种功能器件，再保存成数码照片。感光元件的像素和面积是决定画质的重要因素，像素点数目越多，像素水平就越高，图像的分辨率也就越高，被摄画面表现得也就越细腻、清晰、层次分明。像素水平和分辨率越高，相机的档次与价位也就越高，成像质量也就越好。

3. 数字信号处理器　数字信号处理器（Digital Signal Processor, DSP）是数码相机的心脏。它的主要功能是：通过一系列复杂的数学算法，对数字图像信号进行优化处理。包括白平衡、彩色平衡、伽马校正与边缘校正等，这些优化处理的效果将直接影响数码照片的品质。DSP 数字信号处理技术是目前广泛应用的一项新技术。DSP 芯片一般分为通用型与专用型两种。任何一个 DSP 芯片本质上都是一个单片微型计算机，其最大的特点是：极高的运算速度，与普通的微型计算机相比大约要快 2 个数量级，能够在短时间内完成许多复杂而繁琐的数字运算。

除了上面介绍的主要部件外，数码相机还包括图像存储器、液晶显示器并且要配备为数码相机提供电源的电池或稳压电源以及闪光灯等，数码相机拍摄的照片品质基本能满足大多数用户的需求。

PPT

⊗ 第二节 普通摄影法

药用植物学教学研究和交流中，除文字描述和记录外，还需要对药用植物的图像信息收集和存储，图像是药用植物研究中非常重要的科学资料。科学摄影首先要对照相机的光学原理以及各个硬件和参数熟练掌握，这样才能适应不同环境的拍摄要求。此外，对被拍摄对象的特点、光线、拍摄角度和构图有一个基本构思。一张完美的科学摄影作品是人－照相机－拍摄对象和环境的有机统一。

一、数码照相机的使用技巧

1. 正确设定感光度 感光度又称为 ISO 值，此概念最初来源于胶片相机，是衡量胶卷对于光的灵敏程度的一个参数。作为数码相机的 ISO，是反映 CMOS 或 CCD 感光元件感光能力高低的一个参数。一般将 ISO 值在 800 以下为低感光度，在这一段可以获得极为平滑、细腻的照片。ISO 值在 800～6400 间属于中感光度，中感光度下拍摄降低了手持相机拍摄的难度，提高了在低照度条件下拍摄的安全系数，但照片有一定的噪点。将 ISO 在 6400 以上界定为高感光度，在这一段照片的噪点明显，但为了获得更高的快门速度和更明亮的画面，这也算是一种不增加成本的折中解决方法。

2. 准确使用白平衡 数码相机的感光能力无法和传统相机的底片一样拍摄出和人类眼睛所看见一样的颜色，即会产生所谓的色偏。要消除色偏就要调整光线的平衡，也就是白平衡（white balance，WB）。不同档次的数码照相机白平衡的设置选项有别。通常有自动（AWB）、日光、阴天、白炽灯、荧光灯等模式。单反数码相机的白平衡可以根据色温值（K 值）进行个性化设置，色温较低（4000K 以下）时颜色偏暖；色温较高（6000K 以上）时颜色较冷；而中间色温（4000～6000K）则是中性偏白光。拍摄时可以根据不同光线的色温值多次尝试改变参数，才能熟练掌握白平衡设置。

3. 合理使用快门与光圈 快门（shutter）又称光闸，是照相机上用以控制曝光时间的重要部件。快门速度单位是秒。一般而言快门的时间范围越大越好。常见快门速度有 1、1/2、1/4、1/8、1/15、1/30、1/60、1/125、1/250、1/500 1/1000、1/2000 等。相邻两级的快门速度的曝光量相差一倍。如 1/60 秒比 1/125 秒的曝光量多一倍，即 1/60 秒比 1/125 秒速度慢一级或称低一级。数码相机的快门键是两段式的，按下第一段时开始对焦与测光，直到按下第二段时才是真正的拍摄。

光圈是一个用来控制光线透过镜头，进入机身内感光面光量的装置，它通常是在镜头内。光圈大小用 F 值表示，记作 F/。光圈 F 值 = 镜头焦距/镜头有效口径直径。完整的光圈值系列有 f/1.0，f/1.4，f/2.0，f/2.8，f/4.0，f/5.6，f/8.0，f/11，f/16，f/22，f/32，f/44，f/64 等。光圈大小与 F 数大小成反比。光圈 F 值越小，通光孔径越大，在同一单位时间内的进光量便越多，而且上一级的进光量刚好是下一级的两倍。大光圈的镜头，F 数小；小光圈的镜头，F 数大。光圈与 F 值的关系，可用图 6 - 2 表示。

二、摄影中景深的应用

景深（DOF）指在相机镜头或其他成像器前沿能够取得清晰图像的成像所测定的被摄物体前后距离范围。决定景深的要素主要有三个。

1. 镜头光圈 光圈越小，景深越深；光圈越大，景深越浅。例如 f/22 的光圈比 f/8 的光圈小，景深就越大；f/2 的光圈大于 f/8，景深就越小。

2. 镜头的焦距 焦距越短，景深越深；焦距越长，景深越浅。

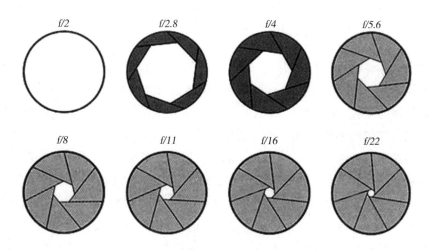

图 6-2 光圈数值与光圈大小的关系示意图

3. 拍摄距离 距离越近，景深越浅；距离越远，景深越深。

在拍摄植物时，调节相机镜头，使距离相机一定距离的植物清晰成像的过程，叫作对焦。植物所在的点，通常叫作对焦点。"清晰"并不是一种绝对的概念，对焦点前、后一定距离内的植物的成像都应该是清晰的，这个前后范围的总和，被称作景深。只要在这个范围之内的植物，都能被清楚地拍摄到。超焦距又称超焦点距离，即对光在无限远处时，除无限远处的景物清晰外，稍近的物体也比较清晰，再近些的物体便模糊了。于是将稍近处物所处在的位置叫作景深的界限。由景深的近界限至照相的距离叫作"超焦距"。

三、摄影用光方法

摄影用光的六大基本要素是光质、光位、光度、光型、光比以及光色。

1. 光质 光质是指光线的聚、散、软、硬的性质。聚光是有明显的方向，会产生浓重、明晰的阴影；散光则是来自若干方向，其阴影调柔和不明晰。硬光对比强烈有助于质感的表现，软光对物体的形状和色彩有很好的表现。

2. 光位 光位是指相对于被拍摄物体而言光源所处的位置。不同的光线方向与角度产生的照明效果不同。如果以同一对象为圆心，用不同光位拍摄，就会产生不同的明暗效果。如果按光位划分归纳起来主要有正面光、前侧光、侧光、后侧光、逆光、顶光以及脚光等。正面光适合拍摄平面形物体，如腊叶标本等。侧光最易表现物体的立体质感，是较常用的摄影用光。逆光使用得当，能将物体的轮廓勾画得十分清楚，也具有很好的立体感，如果拍摄透明物体，如乳白色的或半透明的花瓣等效果很好；如果使用不当，会因逆射光太强而增加物体的反差，不易表现正面的层次。

3. 光度 光度是光源发光强度、光线在物体表面的照度以及物体表面呈现的亮度的总称。曝光与光度有直接关系，想要被拍摄物体的影调、色彩有很好的表现，掌握光度和准确曝光率是关键。

4. 光型 在摄影用光中，摄影师根据各种光线在拍摄时所分的各种类型。分为主光、辅光、修饰光、轮廓光、背景光、模拟光等。

5. 光比 光比是指被拍摄体受光面与暗面之间的亮度比，是摄影用光的重要参数，通常指主光与辅光的差别。光比大，反差就大，影调就硬；光比小，反差就小，影调就柔。

6. 光色 光色又称色温，在彩色摄影中光色对构图有重要意义。光色决定了光的冷暖感，能引起人的感情联想，所以光色在表达上和技术上对摄影都是很重要的。

四、摄影取景方法

摄影取景或构图是摄影艺术的主要内容。构图的主要任务是突出表现主题。因此，在安排画面时必须有意识地突出重点内容，排除与主题无关的内容。从取景范围上来说，可以分为全景、中景与特写。全景，就是展现被拍摄物全貌，能比较全面地了解被拍摄物的基本特征，如对植物整株的拍摄。中景，是一种介于全景与特写之间的画面形式，如表现植物的特殊器官的拍摄；中景既有全景的物体基本特征，又不失特写某些细节的特点，因此被很多拍摄者经常运用。特写，主要是反映被摄对象的局部和细部，于细微处见精神；例如对雄蕊的花药、植物的毛被、叶片纹路的拍摄，均需要特写。科学摄影还要注意图像均衡与对比，图像均衡是指景物的视觉重量在画面上的安排，它可以使景物在画面中一边大，一边小，或一边多，一边少，而在视觉重量上应是相等的。除此之外还要注意图像的对比，因为物体的大小、多少、明暗等都是从对比中表现出来的。总之，一定要根据景物特点作具体分析，灵活运用各种表现手法，将科学性与艺术性有机地结合起来。

≫ 第三节 实物放大摄影

PPT

普通摄影法只能将物体的成像占据整张图片较小的比例，经过后期处理图像放大也无法显示细微结构。当拍摄的对象很小，如植物花的子房、胚珠、雄蕊和细小种子等，如果用显微摄影法，则这些对象又太大而无法应用。在这种时候，常采用实物放大摄影。

一、小物体摄影

1. 近摄法 一般传统相机的对焦距离，最近也只有 0.5 ~ 1m，无法进行近距离拍摄。而数码相机可以达到 1 ~ 2cm 的微距，可以用微距拍摄。一些单反相机还可以在相机和镜头之间加装近摄接圈，来增长镜头与底片间的距离。接圈的长短，应视拍摄物的大小而定。物体越小，接圈越长。

上述方法虽然可使像距加长，但是如果镜头口径不变，则会使底片接受的光线减少。因此，原来标注的镜头的光圈 F 数值就不准确，需重新计算在加了近摄接圈后实际的 F 值。公式如下：

$$拉长像距后相当的 F 值 = 接圈长度 × 镜头 F 值 / 镜头焦距$$

例如：将光圈调至 f/4.5，镜头的本来焦距为 9cm。近摄接圈增长至 18cm，实际 F 值为 18 × 4.5/9 = 9，即 f/9。

因为曝光时间是与 F 数值的平方成正比，也与镜头与底片之间的距离平方成正比。故用下列公式可以直接求出应补偿的曝光系数：

$$拉长像距后补偿曝光系数 = (接上接圈长度 / 镜头焦距)^2$$

2. 远摄法 当小物体的距离较远，又不允许靠近作近拍，就应该采用远摄法。远摄法有两种方法，即利用远摄镜头和附加凹透镜。它的基本原理是拉长焦距和缩小取景范围。这样就可将较远处的小物体，很狭窄的画面在镜内成像，其效果与近摄法接近一致。远摄镜头就是长焦（距）镜头，其特点就是焦距长、视角小、成像大。该镜头有多种规格，可以任选。只因这种设备价格昂贵，不便普遍使用，但也可以改用附加凹透镜的方法达到同样目的。但附加凹镜法的成像分辨率较差。

应用远摄法也应重新计算变焦后的 F 值。改变焦距后的 F 值应是原来 F 值乘以变焦距的倍数。如焦距从原来的 5cm 增长到 10cm，增长了 1 倍，镜头的 F 值也将增加一倍。于是原来的 f/4 变成为 f/8；f/5.6 变成 f/11。

3. 小物体摄影的注意事项

（1）画面安排 根据拍摄目的决定。若仅拍照一个植物的某一微细部位，应使其居中安排。若作为生态写实照片，应尽力符合自然条件。

（2）衬底选择 无需特殊环境要求者（即静底），可以用灯光法突出主题。这样的照片给人一种洁净感。如需环境衬托（衬托物背景）则可用不同颜色的物体作衬底。例如拍摄白色花瓣、胚珠等标本，可选用与标本反差大的深色物作衬底，使标本形象突出在衬底之上。衬底不能离目的物太近，否则会看到陪衬物的原型，最好将衬托物放在景深之外。

（3）拍照角度的选择 拍摄物体多为个体造型。在灯光下多采用近距离上下直拍法，在室外多用顺光直拍。因此焦距点不能偏高或偏低，以防影像变形。

（4）照明灯光的选择 应采用高亮度的小照明灯和集中采光点。如能利用偏光、侧光、逆光、光斑、光点、光影等特殊光源，更能显示其细微特征和色彩斑纹。大照明灯的光面散，不易显示细微特征，立体感不强。

（5）产生阴影 作为形态特征研究或展示的植物、药材照片，不应在主体周围产生照明的阴影。消除的方法是采用一侧强光作为主光，一侧弱光为补光的方法，将阴影消失在画面以外。也可以采用玻璃支架消影法，即将标本放在用支架架起的玻璃板上，从两侧投入两支同样亮度的灯光，使阴影透过玻璃板消失在下面，然后进行拍摄，可以有效消除阴影。

二、实物放大摄影

放大摄影又称微距摄影。首先把相机模式转盘的位置设成微距模式。微距模式是用于拍摄微小物体的拍摄模式。在色调方面未加特殊处理，但相机设置可以根据被拍摄物体适当变更。一般微距模式光圈值不会调得过大，如果使用较暗的镜头相机会全开光圈；如果是较明亮的镜头，光圈值则基本在最小值到中间区域范围内自动设置。采用这样的设置可以强调前后的虚化效果，使合焦部分更加醒目，可以凸显主题。另外，考虑到手持拍摄的情况，微距模式下 ISO 感光度设置为自动（ISO 感光度设置偏高），以防止手抖动现象的出现。

若想放大拍摄微小物体，仅凭标准变焦镜头还是存在一定的限制。如果想得到更专业的图片，可以使用近距离拍摄专用的微距镜头。微距镜头的拍摄距离因焦距不同而异，但它们大多数有着 1∶1（等倍）的最大放大倍率，且可进行近距离拍摄。

⊚ 第四节 显微摄影与图像分析

显微摄影又称宏观摄影或放大摄影，顾名思义，是利用摄影技术将人眼难以看清楚或根本看不到的微小物体显现为可视的影像的摄影技术。显微摄影系统主要由照相机和显微装置组成，该技术已在科学研究等很多领域得到广泛应用。后期可用专业图像处理软件对图像进行处理，具有多幅图像比较、图像调整、放大、添加标注、测量长度、面积，进行统计、计算等功能。

一、数码显微摄影系统的组成

数码显微图像分析系统一般由显微镜（光学显微镜、电子显微镜、原子力显微镜）、图像数字化设备（CCD 摄像机、数码相机、扫描仪、图像采集卡）、计算机、图像输出设备（打印机、视频拷贝机）

等组成。

1. 显微镜 作为精密的光学仪器，显微镜被广泛应用于现代科学技术的各个领域。根据分析工作性质及拍摄物体不同选用不同的显微镜，如分析细胞组织可选用普通光学显微镜，分析纳米级亚细胞结构可选用电子显微镜等。生命科学研究中，大多将显微镜与相机和电脑连为一体，形成显微摄影系统或工作站。该系统通过专用光学接口使数码相机或镜头与三目显微镜连接，使用显微镜搜寻目标材料，在数码相机屏幕上或通过数据连接线在电脑屏幕上可直接观察到显微镜物镜下样本的显微特征，并可借助于照相机将在显微镜中看到的植物组织细胞拍成照片。

2. 图像数字化设备 数字图像处理系统是进行图像数字处理及其数字制图的设备系统，包括计算机硬件和软件系统。数字图像处理系统由图像输入设备、图像处理设备和图像输出设备三部分组成。

（1）图像的输入 要把数字图像交由计算机进行图像处理，首先要将数字图像数据输入计算机中。输入方式一般有数字图像输入、图片扫描输入、视频图像输入三种。

（2）图像处理 显微镜中观察到的图像都是连续的模拟图像。利用计算机处理图像之前，必须将图像数字化。图像的数字化由两步组成：首先图像的空间量化，即将图像在空间域中离散化。其次是图像值域量化，即将图像的色度值量化。

（3）图像的输出 通过 RS232 接口或 USB 接口与计算机连结，通过数字相机的操作软件来控制相机的调焦、拍摄、影像贮存处理。

3. 显微图像分析系统 图像分析软件是显微图像分析系统的核心，图像的定量分析、测量都必须有软件的支持才能完成。图像分析软件的质量，可从以下几方面考虑：①功能满足使用要求；②使用方便、操作逻辑符合人们的正常操作习惯；③稳定性和可靠性高。在正常使用时不出错、不死机；④具有较高的时间效率和空间效率。常用的图像分析软件包括 Image – Pro Plus、Celleste、Adobe Photoshop 等。

二、显微图像分析系统工作过程

1. 显微图像分析原理 根据摄影成像原理，当被摄物体距镜头的距离小于镜头与成像焦平面的距离时，得到的被摄物体影像将被放大。显微摄影装置就是依据这种原理而设计的（图6－3）。

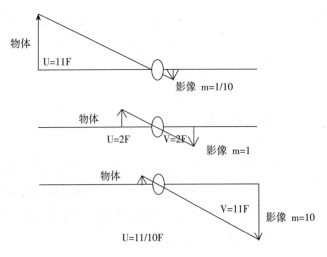

图 6－3　被摄物体与其镜像关系示意图

图中，设物体到镜头的距离（物距）为 U，镜头到影像平面的距离（像距）为 V，相机焦距为 F，所得影像与原物体的比例（倍率）为 m，则有：

$$U = F\ (1 + 1/m) \tag{1}$$

$$U = F\ (1 + m) \tag{2}$$

$$M = V/U \tag{3}$$

式（3）说明，在相机焦距不变的情况下，被摄物体与其所得影像的大小取决于像距与物距之比值。增大像距，减小物距，使微小物体拍出尽可能大的影像，以便于观察。

2. 显微图像分析流程 显微摄影技术和图像分析技术的结合使传统的药用植物形态研究和中药的性状分析由定性分析向定量分析发展。显微图像处理的基本过程包括制作切片样品、获取图像、图像分割、目标测量、统计分析和结果输出。

（1）制作切片样品 显微图像分析系统所用的切片与常规组织学切片的制作方法及要求基本相同，可根据研究者的目的选择适当类型切片。

（2）获取图像 通过显微镜将切片图像放大，成像在摄像机上，完成光/电转换，再经模/数转换为数字信号输入计算机。在计算机屏幕上显示的数字化显微图像由于各种原因都会对图像产生影响，难以获取真实的目标信息，所以要通过合适的软件处理使原始数字图像得到适当变化，以适应人的视觉信息和获取特性，更便于图像目标信息的提取。

（3）图像分割 是将图像中需要测量的目标从背景中分割出来，以便于计算机对分割出来的图形进行测定分析。其基本要求是分割出来的图形或区域必须与原来的目标大小及形态相吻合，因此，图像分割的好坏是决定测量精度的关键因素之一。设法从图像中确定并且分离出需要分析灰度相的步骤，称阈值分割。

（4）测量 测量是对目标图形的定量描述。只有选择合适的特征参数才能更好地反映目标图形的各项性质，使研究者做出正确的判断。如，可以选目标图形的灰度、面积、长度、周长、光密度和光强度等作为特征参数。

（5）统计分析 依据所得的数据类型，选择正确的统计分析方法进行分析。

三、显微图像拍摄操作方法

目前大多数显微摄影系统通过 RS232 接口或 USB 接口与计算机连结，可通过计算机界面操作，完成整个摄影过程。现将显微图像拍摄操作方法简要概括如下。

1. 检查硬件的连接是否正确。

2. 启动计算机和相关软件。

3. 打开显微镜按正确方法找到显微图像。

4. 采用显微摄影系统时，在电脑上遥控拍摄时，将相机设置在浏览模式，或将相机打开，把相机模式设在自动拍摄，打开 LCD 屏。对采用 CCD 摄像头的显微摄影仪，直接在电脑上浏览。

5. 将显微镜图像打到摄影通道上，这时可在相机 LCD 屏（或电脑屏中）出现一个小亮圆，调整相机的光学变焦使圆变大直至充满 LCD 屏为止。

6. 调整相机的白平衡、感光度、曝光补偿、灯光照明等方式，如在电脑上拍摄，可直接在电脑菜单上调整使图像达到最佳效果。

7. 拍摄图片并保存，进行后期的拼接或处理。

由于显微镜和数码技术发展较快，类型较多，请在拍摄前详细阅读说明书，掌握显微摄影仪的使用方法。

目标测试

1. 简述数码相机的分类以及主要特点。
2. 数码相机的感光元件的分类及原理。
3. 什么是相机的白平衡？其数值与色温有何联系？
4. 微距摄影中，想获取大的景深，还需要重点调整相机的哪些参数？
5. 简要描述实物放大摄影的方法。
6. 简单概述显微图像摄影的方法。

书网融合……

思政导航　　　　本章小结　　　　微课　　　　题库

第七章 药用植物分类鉴定的方法

◉ 学习目标

知识目标

1. **掌握** 模式标本的定义；植物检索表的使用方法。
2. **熟悉** 药用植物鉴定的常用工具，资源调查的方法；植物检索表的编制原理。
3. **了解** 模式标本的重要性和应用。

能力目标 通过本章学习，能熟练掌握药用植物器官形态以及器官组织构造的描述和分析的方法，以及检索表的使用技巧，并能熟练运用药用植物形态和解剖学基础知识识别和鉴定药用植物。

≫ 第一节 药用植物分类鉴定的依据

PPT

植物分类学是研究植物界不同类群的起源、亲缘关系和演化发展规律的学科。将植物分类学的原理和方法应用于药用植物研究之中，可以进行药用植物的鉴定识别、药用植物系统发育及新资源的发现。利用药用植物之间的亲缘关系，探寻紧缺中药的代用品和新资源，并为药用植物资源调查、利用、保护和栽培提供依据。此外，科学的药用植物分类还有助于进行国际交流。掌握药用植物分类鉴定的知识和方法，首先要具备植物形态学、植物解剖学和植物分类学的相关理论基础知识。此外，还需要借助相关的专业权威工具书，参考和对照药用植物腊叶标本，才能进行准确的药用植物鉴定。其中，各种植物志和植物腊叶标本是药用植物分类鉴定的重要依据。

一、中国植物志及地方植物志

植物志（Flora）是记载一个地区植物种类的分类学专著，记载了植物的名称（学名、通用名和别名）、文献出处、形态特征、产地、生态习性、地理分布、经济意义等信息。它通常包括科、属和种的检索表，以及科、属和物种的描述和插图等内容。不同地区有专门的植物志，如《中国植物志》《秦岭植物志》《北京植物志》等。此外，还有一类袖珍植物书称为植物手册（botanical manual），形态描述简明扼要，并提供科、属、种的检索表，因此也可以作为植物分类的参考资料，如《江苏南部种子植物手册》和 L. H. Bailey 的《栽培植物手册》等。下面重点介绍国内知名的植物志。

1. 中国植物志 《中国植物志》是目前世界上最大型、种类最丰富的一部巨著，全书 80 卷 126 册，5000 多万字。记载了我国 301 科 3408 属 31142 种维管植物的科学名称、形态特征、生态环境、地理分布、经济用途和物候期等。该书基于全国 80 余家科研教学单位的 312 位作者和 164 位绘图人员 80 年的工作积累、45 年艰辛编撰才得以最终完成。《中国植物志》的英文修订版（*Flora of China*）在《中国植物志》的基础上，增补了新类群和新资料，进行了分类修订，于 2013 年完成，记载了 312 科 3328 属 31362 种维管植物。《中国植物志》和 *Flora of China* 是目前世界上最大型、记录植物种类最多的植物志，是植物分类鉴定的重要参考资料。它为有效保护和合理利用我国的植物资源提供了极为重要的基础信息和科学依据。

2. 地方植物志 1949 年以来，中国地方植物志的编写工作始于刘慎谔主持的《东北木本植物图志》（1955）和《东北草本植物志》，还有陈焕镛主持的《海南植物志》（1964—1977）。随着《中国植物志》的编写，地方植物志工作得以全面展开，并在 20 世纪 90 年代和 21 世纪初达到高峰。截至目前，全国已有 29 个省市区出版了自己的植物志。

（1）《云南植物志》 编写始于 1973 年，历时 33 年。共 21 卷，2400 多万字的《云南植物志》已全部完成编写，是中国收录植物规模最大的地方植物志，共收录 433 科 3008 属 16200 多种高等植物。

（2）《秦岭植物志》 由科学出版社出版于 1971—1985 年，共 3 卷 7 册。其中第 1 卷《种子植物》（共 5 册）记载了秦岭 158 科 991 属 3426 种种子植物的形态特征、地理分布及主要用途等。2013 年，《秦岭植物志增补》一书增补种子植物 413 种，目前《秦岭植物志》共收载 164 科 1052 属 3839 种种子植物。

（3）《浙江植物志》 1982 开始计划，于 1993 年完成并出版了 8 卷《浙江植物志》。2013 年，《浙江植物志》出版 20 年之际，《浙江植物志（新编）》的编撰工作有序开展，历时 8 年，共收录维管植物 262 科 1587 属 4868 种，堪称浙江植物界的"新华字典"。

（4）《广东植物志》（1987—2011） 共记载了广东及海南野生及习见栽培的维管植物 6937 种、43 亚种及 508 变种；2017 年最新的《广东维管植物多样性编目》则在结合最新植物分类、分子系统与进化方面成果后，共收录了广东省内的维管植物 6846 种（包括种下等级）、76 亚种、521 变种、14 变型和 16 杂交种，隶属 269 科 2028 属。

（5）《广西植物志》 于 1981 年正式开始编写，到 2017 年，历经 36 年，共计 6 卷 1 千多万字的《广西植物志》全部完成编研出版。《广西植物志》首次系统完成广西植物的物种编目，收载了信息最为系统和完备的广西植物种类；编写方法突破同类书的传统模式，检索表和特征集要紧密配合，编研体例有着明显创新；物种编排的系统性强，便于读者检索相关分类群；物种的分布、生境和经济用途等与广西实际相结合，有鲜明的地域特色。

我国地方植物志大多是按照《中国植物志》的系统，即恩格勒系统编排，但也有采用哈钦松系统的，如《广东植物志》《广西植物志》《海南植物志》和《云南植物志》。

二、标本馆与模式标本

1. 植物标本馆 作为植物学的研究基地，植物标本馆汇集了丰富的标本资料，为编写国家及区域性植物志提供了丰富的标本资料，为植物分类学、植物区系学、植物地理学及药用植物学等学科的发展提供了具体的实物标本。目前，中国科学院植物研究所标本馆（PE）积累丰富的馆藏标本和科考资料，其保藏条件、工作环境、管理水平上都接近发达国家水平。截至 2021 年 12 月，PE 馆藏植物标本约 295 万份，其中腊叶标本 280 万、种子标本 8 万号、化石标本 7 万号，包括模式标本 2.1 万余份，涵盖 1 万多个分类群，是亚洲最大的植物标本馆。中国科学院华南植物园标本馆（IBSC）主要收藏中国高等植物，特别是热带和亚热带地区的标本。其中苔藓植物 4 万份、蕨类植物 4 万份、种子植物 96 万份，还有模式标本 7000 份、浸制标本 6400 份、复份标本 10 万份。中国科学院昆明植物研究所标本馆（KUN）主要收藏云南、贵州、四川及西藏的种子植物、蕨类、真菌、地衣和苔藓标本，亦收藏来自全国其他省区的标本，还有少量东南亚、美洲、欧洲、非洲等国外标本。其中真菌标本约 10 万份、地衣 7 万余份、苔藓约 9.7 万份、蕨类约 5 万份、种子植物约 128.3 万份。四川大学植物标本馆（SZ）目前共收藏植物标本 50 余万份。在西南地区，该馆是贮藏资料最有权威性的单位之一。成都生物研究所植物标本馆（CDBI）作为植物资源基本资料的保藏和研究的基地，经过几十年对四川尤其是西部横断山地区植物资源多样性和植被的研究，成为收藏横断山脉地区植物标本最为丰富的标本馆。该标本馆收藏维管植物标本约 25 万份，以横断山脉地区植物标本为特色。

2. 模式标本　模式标本（type specimen）指发表或建立种级或种下级新分类单位时依据的标本，即作为规定的典型（type）标本。由于相邻物种间的形态差异有时很不显著，为了使各种植物的名称与其所指的物种之间具有固定的、可以核查的依据，给新物种命名时，除了要有拉丁文的描述（或特征集要）和图解外，尚需将研究和确立该物种时所用的标本赋予特殊的意义，尤加重视，并永久保存，作为今后核查的有效资料。这种用作种名根据的标本被称为模式标本。模式标本是物种名称的依附实体，是"名称的携带者"。

模式标本概念是种级单元特有的，科和属的模式是指其下各自的低级阶元，而不是实际的标本。用作植物属名根据的种，称为模式种（type species）。模式标本即作为规定的典型标本，在确定及发表某一群生物的学名时，应指出此学名的特征与作为分类概念标准的模式标本，但并不一定限于此群的典型代表。以前人们并未重视典型这个观念，因此造成许多标本未能保存下来。

模式标本通常会按照植物分类系统有序放置在自然历史博物馆、植物园或研究机构的标本馆中。标本馆提供适宜的环境条件来保护标本，以防止它们因潮湿、温度变化、光线和生物腐蚀而损坏。一般会将标本存放在密封的柜子或抽屉中，并使用防潮剂、防虫剂和防霉剂等措施来确保其状态良好。模式标本主要有以下类型。

（1）正模式标本（holotype）　又称全模式标本或主模式标本。由命名人指定的模式标本，即发表者发表新分类群时据以命名、描述和绘图的那一份标本。

（2）等模式标本（isotype）　指与正主模式标本同为一采集者在同一地点与时间所采集的同号复份标本。

（3）合模式标本（syntype）　是指发表者在发表一分类群时未曾指定正模式标本而引证了 2 个以上的标本或被发表者指定为模式的标本，其数目在 2 个以上时，此等标本中的任何 1 份，均可称为合模式标本。

（4）副模式标本（paratype）　是指对于某一分类群，发表者在原描述中除正模式、等模式或合模式标本以外同时引证的标本，称为副模式标本。

（5）新模式标本（neotype）　是对最初记载时因无标本或者标本已遗失而由后来研究者补充的适宜标本。

（6）选定模式标本（lectotype）　又称后选模式标本，当发表新分类群时，著作未曾指定主模式标本或主模式已遗失或损坏时，是后来的研究者根据原始资料，在等模式或依次从合模式、副模式标本中，选定 1 份作为命名模式的标本，即为选定模式标本。

（7）其他模式标本　把与正模式标本同一产地所采的标本称为原产地模式标本（topotype），把正模式标本中分出来的小部分标本称为分出模式标本（clastotype），由采集的正模式标本中，通过个体营养增殖而得到的标本称为营养体模式标本（merotype）。

三、其他植物鉴定工具

随着互联网、大数据、人工智能以及通信技术的迅猛发展，催生并促进了许多与植物分类相关的网站、应用程序和数据库的建设与发展。这些在线资源不仅提供了海量的植物图像，还包含详细的科属地位、形态特征描述以及生长环境等信息，为植物研究者、学习者和植物爱好者提供了宝贵的参考资料。同时，借助高级检索功能，用户能够根据地点、时间、植物器官形态特征等条件进行准确的植物搜索，节省了大量的时间和精力。

1. 植物识别 App 是一类基于智能手机或平板电脑进行植物识别的工具，它借助图像识别、机器学习等技术构建人工智能模型，用户通过拍摄或上传植物照片，可以借此快速识别植物。目前，比较流行的有花伴侣、形色、百度识图、Leafsnap 等。

（1）花伴侣 App 是一款中国科学院植物研究所提供的植物识别 App。用户只需要拍摄植物的花、叶、果等特征部位，即可快速识别植物。花伴侣 app 能够识别中国野生及栽培植物上万种，几乎涵盖身边所有常见的花草树木。花伴侣大数据平台也能够为物种多样性调查、区域物种分布、园林绿化建设、野生植物资源调查保护以及大众科普等提供数据支撑。

（2）形色 App 功能与花伴侣相似，目前支持识别 4 千种常见植物，准确率超过 98%。

（3）Leafsnap 也是一款植物识别 App，用户拍摄上传植物后，Leafsnap 就会自动进行图像处理，然后与数据库数据进行匹配，最终给出最佳匹配结果。该 App 采用了图像识别技术和机器学习算法，能够识别世界上的 32000 多种植物，并提供详细的植物描述和信息，同时还提供了互动式的树木标本库和花卉日志等功能，让用户更好地了解和学习植物知识。

需要指出的是，以上 App 对植物识别的准确度，与图像的质量、拍摄角度和植物关键特征的展示度有关。App 给出的结果可作为重要参考，如果想准确鉴定植物，还需要和植物志进行核对，才能得出准确结论。

2. 在线数据库或图库

（1）中国植物志在线网站（网址 http://www.iplant.cn/frps） 中国植物志在线网站可以查询我国 301 科 3408 属 31142 种植物的中文名、学名、形态特征、生态环境、地理分布、经济用途和物候期等。近年来还开发出微信版、手机 APP 版的在线植物志等，使用方便，可随时查阅。输入植物中文正式名之后，可查询到植物的拉丁名，科属分类地位，形态描述等一些基本内容，还有区分墨线图。在只清楚大概科属，不知道植物具体物种的情况下，还可以到属级别等查看检索表进行检索。查询的时候必须输入植物的中文正式名才可以查询到，仅限国内有的物种，只包括物种及种下单位，不含品种信息。在线版的植物志，正在逐步采用 APG 分类系统进行分类。英文版网址为 http://www.iplant.cn/foc。

（2）中国植物图像库（网址 http://ppbc.iplant.cn） 中国植物图像库（Plant Photo Bank of China，PPBC）采用最新的 APG 分类系统，目前已经收录各类植物图片 578 科 6293 属 52242 种（含品种 8468）13213121 幅，且图片数量每天还在增长。支持高级检索，可以分地点、时间、根茎叶部位等进行检索，也有植物的科属地位与形态特征的简要描述。"花伴侣 App"就是基于此图像库而构建。由于图片主要来自用户上传，一些自行鉴定的图片可能会出现失误，导致一些物种图片错误分类；但是大部分图片鉴定是正确的，能够为用户提供较准确的植物图像和所需信息。

（3）中国数字植物标本馆（网址 https://www.cvh.ac.cn） 中国数字植物标本馆（Chinese Virtual Herbarium，CVH）的标本包括植物标本与种子标本。植物标本包括数字化的普通标本和模式标本，另外还有中国早期标本采集地名考。

1）数字化普通标本主要来自中国科学院系统研究所（植物园）、各部委及地方科研院所（植物园、博物馆）及部分大专院校标本馆共百余家。每份数字标本信息包括标签信息及图像信息，前者包括采集标签信息和鉴定信息，例如采集人、采集日期、采集地点、植物分布生境与海拔等。此外，还有标本条码号以及保藏馆信息。

2）数字化模式标本则来自国内中国科学院系统 8 家标本馆和台湾大学标本馆（TAI）以及一些欧美大型标本馆，如哈佛大学标本馆（HUH）、纽约植物园标本馆（NY）、英国皇家爱丁堡植物园（E）和法国巴黎自然历史博物馆（P）等 13 家标本馆馆藏采自中国的植物模式标本信息。其中，国内馆藏模式标本均经过专业人员核查，确认为公开发表物种的模式标本，并尽可能附上原始发表文献；欧美馆藏标本则是"有闻必录"，依据标本上标注进行数字化，而未经专门的正式发表与否的核查。

（4）多识植物百科（网址 https：//duocet. ibiodiversity. net）　多识植物百科以开源的 MediaWiki 软件为架构，在形式上类似维基百科，但仅允许有资质的人注册编辑，以保证条目内容的质量。多识植物百科目前主要以 APG IV 分类系统为基础，建立了"多识植物界系统"，并通过总结学界的大量研究成果，为许多科建立了新的下级分类系统；在此基础上，又逐一审查各个科下的属级学名，为其中大部分分类群确定或拟定了中文名。多识植物百科为高等院校、植物园、保护区等需要用到最新植物分类系统和名录的机构和个人提供了重要参考信息。

（5）中国自然标本馆（网址 http：//www. cfh. ac. cn）　中国自然标本馆（Chinese Field Herbarium，CFH）的概念框架起自 2005 年。目前实现了生物多样性名称与分类系统管理、便捷的物种鉴定、野外调查数据的自动化整理整合与编目、个性化的功能聚合与服务等功能体系。该网站可以用俗称、异名等查询植物，也可以模糊查询，并且包括了很多国外的植物。很多国外植物给了中文译名，图片资源丰富，准确度很高。

（6）The Plant List（网址 http：//www. theplantlist. org）　The Plant List 是一个旨在全面记录维管植物和苔藓植物名录的权威网站，由英国皇家植物园（邱园）和美国密苏里植物园合作创建。该网站为大多数植物提供已经被广泛接受的学名，并列出该物种的所有已知异名。目前收录了 642 个科 17020 个属 1064035 个植物学名，其中有 350699 个为有效学名。

▷ 第二节　植物分类检索表

植物检索表（key）是识别和鉴定植物不可缺少的工具，最初根据法国拉马（Lamarck，1744—1829）提出的二歧分类原则进行编排。用对比分析和归纳的方法，从不同阶元（目、科、属或种）的特征中选出比较重要、突出、明显而稳定的特征，根据它们之间的相互绝对性状，做成简短的条文，按一定的格式排列而成。掌握使用植物检索表的方法对于准确鉴定植物分类群至关重要。

一、植物检索表的编制原理

植物检索表是根据二歧分类的原理、以对比和归纳的方式编制的区分植物类群的表格。通过将分类群的相对特征和性状分为两个相对应的分支，然后再将每个分支中相对特征继续分为两个相对应的分支，依此类推，直到科、属、种等级别，即完成检索表的编制。为了使用方便，各分支按照出现的先后顺序加上一定的顺序数字，相对应的两个分支前的数字或符号应该是相同的。在编制检索表时，遵循"由一般到特殊""由特殊到一般"的原则。

在编制检索表时，必须对采集到的植物标本进行相关习性和形态特征的记录，详细描述根、茎、叶、花果和种子的各种特点。深入了解各种植物特征后，根据这些特征的相似性和差异性，凝练出主要特征之间的显著对立和差异，将主、次要特征进行排列，按照使用的目的，分别编制不同分类单位（门、纲、目、科、属、种等级别）的检索表。

二、检索表的类型

根据植物分类级别的不同，将植物分类检索表分为分门检索表、分纲检索表、分目检索表、分科检索表、分属检索表和分种检索表。其中，分科、分属、分种检索表是最常用的三种类型。按照编排方式的不同，可分为定距式检索表、平行式检索表和连续平行式检索表。

1. 定距式检索表 定距式检索表是最常用的一种检索表。编制时每对相对特征编同样序号，并列在左边等距离处，每对相同序号仅能使用一次，下一级序号比上级序号右移一个字符，如此编排下去，直到编制终点为止（表7-1）。

表7-1 植物界分类检索表（定距式）

1. 植物体构造简单，无根、茎、叶的分化，无胚。
　2. 植物体不为藻类和菌类所组成的共生体。
　　3. 植物体内含叶绿素或其他光合色素，自养生活方式……………………藻类植物
　　3. 植物体内无叶绿素或其他光合色素，寄生或腐生………………………菌类
　2. 植物体为藻类和菌类所组成的共生体………………………………………地衣植物
1. 植物体构造复杂，有根、茎、叶的分化，有胚。
　4. 植物体有茎和叶及假根…………………………………………………………苔藓植物
　4. 植物体有茎、叶和根。
　　5. 植物以孢子繁殖…………………………………………………………………蕨类植物
　　5. 植物以种子繁殖…………………………………………………………………种子植物

2. 平行式检索表 编排时每对相对的特征描述内容并列在相邻的两行中，两两平行，便于比较。数字号码均写在左侧第一格中，每行后面为分类群名或数字。若为数字，则另起一行，与另一对相对应特征平行排列，直到编制的终点为止（表7-2）。

表7-2 植物界分类检索表（平行式）

1. 植物体构造简单，无根、茎、叶的分化，无胚（低等植物）……………………… 2
1. 植物体构造复杂，有根、茎、叶的分化，有胚（高等植物）……………………… 4
2. 植物体为菌类和藻类所组成的共生体……………………………………………地衣植物
2. 植物体不为菌类和藻类所组成的共生体…………………………………………… 3
3. 植物体含有叶绿素或其他光合色素，自养生活方式………………………………藻类植物
3. 植物体不含叶绿素或其他光合色素，营寄生或腐生………………………………菌类
4. 植物体有茎、叶和假根……………………………………………………………苔藓植物
4. 植物体有根、茎和叶………………………………………………………………… 5
5. 植物以孢子繁殖……………………………………………………………………蕨类植物

3. 连续平行式检索表 将一对互相区别的特征用两个不同的项号表示，其中后一项号加括号，以表示它们是相对的性状。查阅时，若其性状符合1时，就向下查2。若不符合1就查括号里面相对比的项号，如此类推，直到查明其分类等级（表7-3）。

表7-3 植物界分类检索表（连续平行式）

1. （6）植物体构造简单，无根、茎、叶的分化，无胚。（低等植物）
2. （5）植物体不为藻类和菌类所组成的共生体。
3. （4）植物体内有叶绿素或其他光合色素，营独立生活……………………………藻类植物
4. （3）植物体内不含叶绿素或其他光合色素，营寄生或腐生生活…………………菌类
5. （2）植物体为藻类和菌类的共生体………………………………………………地衣植物
6. （1）植物体构造复杂，有根、茎和叶的分化，有胚。（高等植物）
7. （8）植物体有茎、叶和假根………………………………………………………苔藓植物
8. （7）植物体有根、茎和叶。
9. （10）植物以孢子繁殖……………………………………………………………蕨类植物
10. （9）植物以种子繁殖……………………………………………………………种子植物门

PPT

◈ 第三节　药用植物分类鉴定的方法和步骤

进行药用植物鉴定时，应利用中国植物志、各省及地区的植物志及《中国种子植物科属辞典》《中国高等植物科属检索表》等来鉴定该植物的科、属、种，看种的描述和插图，把握主要特征，尤其是

花、果的特征。每一种植物都有模式标本可供查对，再参阅原始文献，鉴定就更有把握，但并不是每一种植物的鉴定都要这样做。

鉴定植物的方法步骤主要包括观察、检索和核对。

1. 观察并记录植物的形态特征　利用各种工具，按照整体到各个器官的顺序仔细观察植物的形态特征。从根、茎、叶到花、果实和种子逐一观察。对每个器官，要从外向里观察，并使用植物学的术语详细记录其形态特征。观察时可以使用解剖针、解剖刀、放大镜或解剖镜等工具进行解剖和观察。选择发育正常、有代表性且没有受到病虫害的完整植株进行观察，以确保能够观察到根、茎、叶、花和果实等全部形态特征。对一些花较小的植物尤应借助解剖镜，如对伞形科、莎草科、紫草科、十字花科、蓼科的植物。

2. 查阅检索表　在检索阶段，根据观察的结果选择合适的检索表，并逐项进行检索，以确定植物的名称和分类地位。在检索过程中，根据一对相反的特征选择符合被检索植物的特征，排除不符合的特征。然后，继续从下一对相反特征中进行选择，直到完成检索。即使某一项特征已经符合于被检索的植物，也应该继续读完下一项特征，以避免错误。如果某项特征没有观察到，应该补充进行观察后再进行检索，而不是越过该特征去检索下一项，以避免错误发生。

3. 核对　在检索完成后，需要将植物的特征与植物志或图鉴中的相关形态描述进行比对。在核对时，不仅需要与文字描述对照，还需要核对插图。只有当文字描述与所鉴定的植物形态一致时，才可确定是检索成功。如果发现核对时存在矛盾，说明检索可能有误，需要重新进行检索，找出问题所在。

药用植物的性状由遗传因素和环境因素共同决定。目前药用植物的鉴定研究仍以传统形态鉴定为基础。对于复杂的难以鉴定的分类群，还需要结合解剖学、染色体、化学或分子的证据加以综合鉴定，才能得出正确的结论。

目标测试

1. 正模式标本在植物分类学中的定义和作用是什么？

2. 除了正模式标本，还有哪些类型的模式标本？其在植物分类学中的作用有哪些？

3. 简述植物检索表的编制原理。

4. 如何看待大数据和人工智能技术在药用植物鉴定中的应用？

书网融合……

思政导航

本章小结

微课

题库

第八章 药用植物组织培养技术

◉ 学习目标

知识目标

1. **掌握** 药用植物组织培养的不同类型及其特点，包括胚胎培养、细胞培养、组织培养、器官培养和原生质体培养。

2. **熟悉** 药用植物组织培养的方法和基本流程，包括外植体选择和无菌体系建立、中间繁殖体的增殖和生根以及炼苗过程。

3. **了解** 组织培养在中药研究中的应用。

能力目标 通过本章学习，能掌握药用植物组织培养的不同类型及其特点，熟悉药用植物组织培养的方法和基本流程；能够调配合适的培养基，并掌握外植体脱分化和再分化的方法，以实现药用植物组织的快速增殖和再生。

第一节 概 述

PPT

20世纪初，在植物细胞全能性（totipotency）理论的指导下，特别是植物生长调节剂的应用，使植物在离体培养材料的生长发育得以有效调控，也促进了植物组织培养（plant tissue culture）研究领域的形成和发展。

植物组织培养（plant tissue culture）是以植物细胞的全能性为理论基础，在无菌和人工控制的环境条件下，利用适当的培养基，对离体的植物器官、组织、细胞及原生质体进行培养，使其再生细胞或完整植株的技术。因为培养过程中，培养的植物体材料已完全脱离母体，故又称为植物离体培养（plant culture in vitro）。植物组织培养可分为广义组织培养和狭义组织培养。广义的概念是指对植物的器官、组织、细胞及原生质进行离体培养的技术；狭义的概念则为对植物的组织（如分生组织、薄壁组织、表皮组织等）及培养基培养产生的愈伤组织（callus）进行离体培养的技术。

第二节 组织培养在中药研究中的应用

PPT

药用植物组织培养是现代生物技术在药用植物学领域中研究与应用的一个重要组成部分，是指在无菌和人为控制的营养（培养基）及环境条件下对药用植物器官、组织或细胞进行培养，用来生产药用活性成分或进行药用植物无性快速繁殖的技术。利用组织培养技术进行试管育苗开辟了药用植物大规模种植的新天地。随着大规模药用植物组织培养技术的成功，该技术在中药领域得到了更深的研究和应用。利用组织细胞培养物来代替全植物提取的有效活性成分给中药资源可持续利用带来了广阔的前景。

植物组织培养技术应用广泛，如快速繁殖、基因工程、细胞工程、植物脱毒、遗传研究、次生代谢产物的生产等；就药用植物来说，组织培养的主要应用如下。

1. 种苗快速繁殖和无毒苗的生产 组织培养具有时间短、增殖率高和生产不受季节限制等优点，在有限的时间和空间里可以培养出大量个体。如利用组织培养技术进行快速繁殖，可选育优良黄芩品种，生产无病毒种苗，提高黄芩品质；加快黄芩幼苗工厂化生产；短时间内繁殖出生长速度快，次生代谢产物含量高的优良无性系。这对引入优良品种、优良单株以及对一些难以繁殖或繁殖速度慢的药用植物等，具有重要意义。

2. 药用植物有效成分的生产　中药在临床中广泛使用。一些珍稀效优的药用植物，因资源匮乏、生长速度缓慢以及产量低等原因，很难满足临床需求。因此，利用药用植物组织培养技术生产药用活性成分来代替原植物越来越受到研究者的关注。有效成分一般从植物的器官中提取获得，然而其产量和质量受到植物遗传特性、生长条件、采收时间以及贮藏和运输等因素的制约，而利用组织培养生产药用成分可以克服上述限制因素的影响，实现天然药物的工业化生产。

3. 培养产生新的化合物和转化药用成分　利用植物组织培养技术还可以发现新的化合物，这些化合物在原植物中可能不存在或未被发现。此外，该技术还可以进行活性成分的生物转化，进一步丰富药物研究的领域和应用。药用植物组织培养是在人工控制条件下进行的，利用组织培养过程出现的芽变或人工诱变来改变其遗传特性，培养物能产生一些原植物没有的或尚未被发现的新化合物。如鸡骨常山组织培养能产生利血平；毛地黄培养物能产生多种甾醇；穿心莲培养物中产生穿心莲内酯 A、B、C。另外，药用植物组织培养有利于药物的生物转化，寻找新的有效药物成分。在植物培养过程中，通过添加合适的前体物质或诱导剂，可以促使植物细胞合成特定的化合物。例如，在毛地黄培养基中，通过添加适量的前体物质，可以促使甲基毛地黄毒素的合成，从而转化为 8 - 甲基地高辛。同样，喜树愈伤组织经过前体物质诱导后，可产生喜树碱。

4. 培育优良品种　利用组织培养技术可以解决杂交育种中的种胚败育问题，获得杂种子代，使远缘杂交得以成功。用花药培养和对未传粉的子房进行离体培养，可获得单倍体植株，从而开辟了单倍体育种的途径。通过组织培养及外加激素刺激的方式培育多倍体，在丹参、黄芩等已有成功的报道。此外，还可以利用原生质体培养和体细胞杂交技术进行天然突变系的筛选和外源遗传物质的导入等操作。用组织培养方法培育药用植物优良品种，已经取得了一些成就。

5. 建立基因库，保存药用植物优良种质资源　为了保护药用植物的优良种质资源及其遗传多样性，建立基因库是一项重要的工作。药用植物由于受到不良环境因素的影响，容易发生品质下降和变异，从而影响药材的产量和品质。因此，利用组织培养技术选育具有优良特性的药用植物，建立充足的活种质资源储备，可为药用植物的开发和新药研制提供筛选资源。

▷▷ 第三节　药用植物组织培养的类型及特点

PPT

一、药用植物组织培养的类型

植物组织培养最初的意义是指根据细胞全能性，诱导植物体的一部分脱分化形成愈伤组织，而后通过愈伤组织细胞再分化形成完整植株的过程。发展至今，其范围已经扩展至植物的离体器官、组织、细胞和原生质体的无菌培养。用于离体培养的各种植物材料称为外植体。根据外植体来源的不同，药用植物组织培养可以分为以下几种类型。

1. 胚胎培养（embryo culture）　植物胚胎培养是指从胚和胚器官（子房、胚珠）在离体条件下培养发育成完整植株的技术，包括胚培养、胚乳培养、胚珠和子房的离体培养等。高等植物种间或属间远缘杂交时，会遇到花粉不亲和、受精障碍或者胚乳发育不良、胚与胚乳之间不亲和等胚早期败育的问题。通过植物胚胎培养，可以在胚乳发育不良时把胚在早期及时取出培养，则有可能获得杂交的成功。

2. 器官培养（organ culture） 是指以植物的根、茎、叶、花、果实等器官为外植体的离体无菌培养。根的根尖和切段，茎的茎尖、茎节和切段，叶的叶原基、叶片、叶柄、叶鞘和子叶，花器官的花瓣、雄蕊（花药、花丝）、胚珠、子房，果实等均可进行离体无菌培养。

3. 组织培养（tissue culture） 是指以分离出植物各部位的组织，如分生组织、形成层、木质部、韧皮部、表皮、皮层、胚乳组织、薄壁组织、髓部等或已诱导的愈伤组织为外植体的离体无菌培养技术。

4. 细胞培养（cell culture） 是指以单个游离细胞（如花粉细胞或卵细胞）为接种体，在无菌条件下模拟体内环境（适宜温度、酸碱度和一定营养条件等），使之生长、繁殖并维持主要结构和功能的一种方法。

5. 原生质体培养（protoplast culture） 原生质体是植物细胞壁以内各种结构的总称，也是组成细胞的一个形态结构单位，活细胞中各种代谢活动均在此进行。原生质体包括细胞膜、细胞质、细胞核和细胞器等。新分离的原生质体在自然状态下会长出厚薄不一的不完整细胞壁。原生质体培养即在适宜的培养条件下（培养基、培养方法）可使细胞壁再生，继而启动细胞分裂，并持续分裂直至形成细胞团，形成愈伤组织或者胚状体，进而分化发育成幼苗，最终少量形成完整植株的技术。

二、药用植物组织培养的特点

植物组织培养是在人工控制的环境条件下，通过纯培养离体材料获得完整植株。与自然生长的植物相比，其具有以下特点。

1. 培养材料来源广泛，需要材料少 在快速繁殖中，多以茎尖、茎段、腋芽、根、叶、子叶、花瓣、下胚轴等器官或组织作为培养材料。繁殖的初始材料往往只需要几毫米，甚至不到 1mm，可以节省常规营养繁殖所需要的大量母体植株，对于珍贵稀有的材料还可以做到不损坏原有植株而进行离体培养，以保护野生资源，对于新品种的推广和良种复壮均有重大的实践意义。

2. 繁殖速度快，繁殖效率高 植物组织培养可为来自不同器官、不同组织、不同部位的离体材料提供适宜的生长条件，满足其快速生长的营养、环境需求，缩短培养周期。一般 20～30 天可完成一个繁殖周期，每个繁殖周期可增殖几倍到几十倍，甚至以几何级数增加。此特点对于一些繁殖系数低或者种子繁殖难的植物更具有重要意义。如具有极高药用价值和保健作用的石斛，对生长条件要求极为苛刻，自然产量很低，而利用组织培养技术可以有效扩大石斛的生产量，在 1～2 年内可生产上百万棵整齐一致的优质种苗。植物组织培养也可加快繁殖不能用种子繁殖的植物或育种材料，形成杂交一代、自交系、三倍体、多倍体等。

3. 不受季节和气候的影响 无性快速繁殖是在人为提供的培养基和小气候环境中进行植物繁殖，培养条件可以人为控制，不受外界环境的影响，可进行全年生产。摆脱了大自然中四季、昼夜的变化以及灾害性气候的不利影响，且条件均一，对植物生长极为有利，便于稳定地进行培养生产。

4. 节约成本 快速繁殖技术在生产过程中利用多层集约化培养架，可以在有限的空间内生产大量植株，节省土地和人力资源，也便于管理和自动化控制，实现繁殖苗的工厂化生产。

5. 生产脱毒苗 利用茎尖分生组织培养技术可以有效脱除植物体内的病毒，在超净无菌的条件下培养不带病菌的植株，生产无病毒植株。脱毒苗有着恢复原品种的特性，因为没有病毒的侵扰，长势更旺，并且能够有效地减少病虫害的发生，对提高药材质量和产量具有重要意义。

PPT

◇ 第四节　药用植物组织培养的主要方法

一、基础设施及设备

基础设施及设备是药用植物组织培养成功进行的必要保障。植物组织培养和细胞培养所需的各种设备，系根据不同研究目的而定的，也可以根据需要自行设计一些特殊的设备。常用设施和设备主要包括以下方面。

1. 无菌操作设备和消毒设备　培养植物组织和细胞的培养基含有各种营养物质，易受细菌和霉菌污染。因此，防止污染是植物组织培养技术中的重要环节。

无菌操作设备包括超净工作台、高温高压蒸汽灭菌锅、电热鼓风干燥箱、灭菌器等，可用于实验操作过程中的消毒。其中，无菌操作台是进行植物组织培养的核心设备之一。它提供了一个无菌的工作区域，防止外界微生物的污染。无菌操作台通常带有紫外灯和高效过滤器，能够提供无菌的空气环境。高温高压蒸汽灭菌锅用于培养基、培养器皿和仪器设备的灭菌。通过高温高压的处理，可以有效地杀灭培养基和器皿中的细菌、病毒和真菌等微生物。

培养设备是为培养物创造适宜的光、温、水、气等条件的设备。培养设备主要有以下6种。

（1）空调机　用于控制培养室内的温度。

（2）加湿器和去湿机　用于改善培养室内湿度状况。

（3）定时器　用于控制光照时间。

（4）培养架　用木材或三角铁制成，每层可用铁丝网或玻璃板分隔，在培养架上放置培养瓶。用铁丝网分隔时，光照效果虽然不如玻璃板，但热量扩散效果好。而用玻璃作为隔板时，光照效果好，但有时会造成局部温度过高。

（5）摇床和旋转床　进行液体培养时，常用摇床或旋转床来改善氧气的供应状况。摇床做水平往复式振荡，其振荡速度可以调节，一般以每分钟100～120次为宜。旋转床作360°旋转，通常以1r/min为宜。

（6）恒温恒湿光照培养箱　它可以自动控制温度、湿度和光照条件，可在植物组织培养苗驯化时使用。

2. 药品配制和贮存设备

（1）pH计　用于测量溶液的酸碱度，即pH。在组织培养中，酸度计广泛用于调节培养基的酸碱平衡，以提供适宜的生长环境。

（2）冰箱　通常用于储存培养基、试剂、酶和其他生化物质。冷藏温度可控制在较低的范围内，一般为2～8℃，以延缓生物样品的降解和细菌的生长。冰箱还可以用来保存培养细胞、组织和酶等生物样品，并防止其受到温度变化的影响。

（3）天平　用于准确称量不同成分的培养基和试剂。在配制培养基时，准确的称量能够确保每个组分的比例准确，从而提供适当的养分浓度。天平也可用于称量细胞、组织和其他实验样品，以进行定量实验和研究。

（4）其他器皿　包括培养皿、烧杯、移液器、镊子和玻璃管等。培养皿是最基本的容器，用于培养细胞和进行实验。培养瓶一般用于液体培养基的培养，而培养皿则用于固体培养基或无土栽培等。烧杯用于配制培养基和调整pH。移液器可精确吸取和分配液体。镊子用于操作细胞和组织。玻璃管可用于取样和混合试剂。

3. 观察分析仪器设备

（1）显微镜　显微镜是用于观察细胞和组织的非常重要的仪器。它能放大样本，并提供高分辨率的图像。组织培养中常用的显微镜包括光学显微镜和荧光显微镜，可用于观察细胞形态、颜色、结构以及进行细胞标记和荧光染色等。

（2）细胞计数仪　用于准确计数细胞数量。它可以通过自动或半自动的方式计数细胞，并提供精确的结果。细胞计数仪对于确定细胞浓度、细胞增殖速率以及评估细胞活力等方面非常有用。

（3）细胞培养箱　用于提供和维持细胞培养环境。它能够控制温度、湿度和 CO_2 浓度，为细胞提供适宜的生长条件。细胞培养箱通常具有无菌环境和防止交叉污染的功能。

（4）流式细胞仪　是一种细胞分析仪器。它可以通过检测和分析细胞在流动状态下的荧光特性、大小、形态以及表面标记物等，来进行细胞表型分析、细胞排序和细胞功能研究。

二、培养基

在药用植物组织培养中，人工配制的培养基是离体材料赖以生长的营养基质，是决定植物组织培养能否成功的关键因子。在离体条件下，植物的种类、组织部位及各培养阶段对养分要求不完全相同。培养基分为固体培养基和液体培养基。固体培养基的主要成分包括水分、无机营养成分、有机营养成分、植物生长调节物质、天然物质、凝固剂等；液体培养基的主要成分与固体培养基相同，但不添加凝固剂。

1. 水分　水分是培养基的主要组成成分，它既是培养物生命活动必需的成分，也是各种营养物质溶解和代谢的介质。配制培养基母液时要用无菌蒸馏水或纯水，以保持母液及培养基成分的精确性，防止贮藏过程中发霉变质。

2. 无机化合物　植物生长的必需元素有 16 种。根据植物生长需求量分为大量元素和微量元素两类。

（1）大量元素　除 C、H、O 外，培养基中的大量元素由 N、P、K、Ca、Mg、S 构成。氮主要以硝态氮和铵态氮两种形式供应营养，硝态氮通常以硝酸铵或硝酸钾的形式添加。将硝态氮和铵态氮混合使用，调节培养基的离子平衡，有利于细胞生长发育。磷常由磷酸二氢钾或磷酸二氢钠来提供。培养基中常用的含钾化合物有氯化钾或硝酸钾。钙、镁、硫也是制备培养基所需的大量元素，浓度以 1~3mmol/L 为宜，常以硫酸镁和钙盐的形式供给。

（2）微量元素　Fe、B、Mn、Zn、Cu、Co 和 Mo 等元素是培养基中的主要微量元素。植物生长对微量元素需要量很少，一般用量为 10^{-7}~10^{-5}mol/L。微量元素是许多酶和辅酶的重要组成成分，生理作用主要体现在酶的催化功能和细胞分化、维持细胞的完整机能等方面。铁盐是用量较多的一种微量物质，铁元素不易被植物直接吸收和利用，通常以乙二胺四乙酸二钠铁的形式添加，以避免 Fe^{2+} 氧化产生氢氧化铁沉淀。

（3）有机化合物　由于培养物的光合作用能力较弱，为了维持其正常生长、发育与分化，除为培养基提供无机营养成分以外，还必须添加糖类、维生素、氨基酸等有机化合物。

1）糖类　常用的糖类有蔗糖、葡萄糖、果糖和麦芽糖等，其中蔗糖使用最为普遍，浓度一般为 2%~5%。蔗糖在高温高压灭菌时会有一小部分分解成葡萄糖和果糖。

2）维生素　常用的维生素主要有盐酸硫胺素（维生素 B_1）、烟酸、盐酸吡哆醇（维生素 B_2）、抗坏血酸（维生素 C）等，有的培养基还需添加生物素、叶酸、核黄素等。常用的维生素浓度为 0.1~1.0mg/L。

3）肌醇　又名环己六醇，能促进愈伤组织的生长以及胚状体和芽的形成，对组织和细胞的繁殖、分化有促进作用，在糖类的相互转化中起重要作用。一般使用浓度为 50~100mg/L。

4）氨基酸及有机添加物 培养基中常用的氨基酸是甘氨酸，其他有精氨酸、谷氨酸、谷氨酰胺、丝氨酸、酪氨酸、天冬酰胺及多种氨基酸的混合物等，一般使用浓度为 $1 \sim 3 mg/L$。

5）植物生长调节物质 植物生长调节物质可分为植物激素和植物生长调节剂两类。植物激素是自然状态下植物体内合成的天然物质，植物生长调节剂是有植物激素活性的人工合成物质。植物生长调节剂是培养基中的关键性物质，根据组织培养的目的、外植体的种类、器官的不同和生长表现来确定植物生长调节剂的种类、浓度和比例关系，进而调节植物组织的生长发育进程分化方向和器官发生。植物生长调节剂包括生长素类、细胞分裂素类及赤霉素、脱落酸、多效唑等，它们在植物组织培养中具有不同的作用。

6）其他成分及其作用 由于培养目的和培养材料不同，往往还加入一些其他成分，如凝固剂、活性炭、抗生素、抗氧化物质、诱变剂等。

（4）培养基 pH 培养基的 pH 在高压灭菌前一般调至 $5.0 \sim 6.0$，最常用的 pH 为 $5.8 \sim 6.0$。高压灭菌后，培养基的 pH 稍有下降。因此，分装前最好进行 pH 的调整，一般用 $1 mol/L$ 的盐酸或氢氧化钠进行 pH 调整。

4. 常用的培养基

（1）MS 培养基（Murashige 和 Skoog 培养基） MS 培养基是最常用和经典的植物组织培养基之一。它由 Murashige 和 Skoog 于 1962 年开发而成。MS 培养基含有完整的营养物质，包括无机盐、糖类、维生素、植物激素等。其中无机盐浓度高，特别是硝酸盐、钾离子和铵离子含量丰富，适用于多种植物的体细胞分化、愈伤组织的诱导、无性繁殖和胚胎发生等。

（2）B_5 培养基 B_5 培养基是 Gamborg 等人于 1968 年开发的，是另一种常用的组织培养基。它含有与 MS 培养基类似的营养物质，盐类浓度较高，铵态氮含量较低，但盐酸硫胺素和硝酸钾含量较高。B_5 培养基在豆科植物上用得较多，也适用于木本植物。

（3）N_6 培养基 N_6 培养基是 1974 年朱至清等为水稻等禾谷类作物花药培养而设计的，由 11 种无机盐和 5 种有机物构成，其特点是成分相对比较简单，硝酸钾和硫酸铵含量高。适用于单子叶植物和其他植物的小孢子与花药培养。

（4）White 培养基 White 培养基最初由 White 于 1943 年开发，经过多次改进和优化，已成为广泛使用的标准培养基之一。White 培养基是一种无机盐类浓度较低的培养基，在一般植物组织培养中用途比较广泛，同时它还非常适合于生根培养和幼胚的培养。

（5）木本植物培养基 木本植物培养基是专门用于乔木和灌木类植物的组织培养培养基。它包括 WPM（Woody Plant Medium）和 DKW（Driver and Kuniyuki Walnut Medium）等。这些培养基配方中增加了一些特定的成分，如氨基酸、抗氧化剂和木质素等，以满足木质植物的生长需求。

三、外植体的选择和无菌体系的建立

1. 外植体的选择 外植体是由活体生物上切取下来的用于离体培养的器官、组织或细胞。外植体的选择是植物组织培养中的关键因素之一，选择外植体应注意以下原则。

（1）再生能力强 从健壮植株上选取的生长发育正常的组织或器官，生长代谢旺盛，再生能力强。生长良好的细胞或组织，分化程度越高，其再生能力越弱，越不易进行脱分化。一般情况下，年幼组织的再生能力优于老龄组织。在时间上，应尽量在植株生长旺盛的季节取材，这样有利于再分化。

（2）材料易得且遗传稳定 确定取材部位时，要注意材料的来源和遗传稳定性。一方面要考虑培养材料的来源是否丰富，另一方面也要考虑外植体材料经过脱分化产生愈伤组织是否会引起不良变异，丧失原品种的优良性状。

（3）易于灭菌 为减少来自外植体的污染，选用的外植体材料要尽量少带菌。通常，植物的地上组织比地下组织容易灭菌，一年生组织比多年生组织容易灭菌，幼嫩组织比老龄组织容易灭菌。温室材料比田间材料带菌少，在人工光照培养箱里萌发的材料灭菌效果更好。

（4）大小适宜　在许多植物材料的组培中发现，外植体材料大，灭菌工作很难彻底，容易产生污染，而且浪费植物材料；外植体材料太小，则成活率低。除非难以去除病毒，否则外植体不宜过小。一般茎尖培养存活的临界大小应为一个茎尖分生组织带 1~2 个叶原基，大小为 0.1~0.5mm；叶片、花瓣等 0.5~1.0cm²；茎段长 0.5~1.0cm。

2. 无菌体系的建立　无菌操作是植物组织培养中的关键技术。本阶段主要是建立起外植体的无菌培养体系。外植体的带菌情况与植物种类、取材的季节、部位和预处理方法及消毒方法等因素有关。不同材料对消毒剂种类、浓度、消毒时间的耐受力不同，选择合适的消毒药剂才能达到预期的效果。在对材料进行表面消毒之前，应依照材料种类选择不同的消毒药剂，选择的原则是以不损害或轻微影响植物材料生命力且完全杀死植物材料表面的全部细菌为宜。

灭菌药剂有化学药剂和抗生素两种。常用化学药剂对外植体进行表面灭菌，特殊情况下可采用抗生素灭菌。灭菌药剂要求本身灭菌效果好，容易被蒸馏水冲洗掉或本身具有分解能力，对环境无污染。常用的灭菌药剂有次氯酸钠（2%）、次氯酸钙（9%~10%）、漂白粉（饱和溶液）、升汞（0.1%~1%）、乙醇（70%~75%）、过氧化氢（10%~12%）、溴水（1%~2%）、硝酸银（1%）、抗生素（4~50mg/L）。其中，升汞的灭菌效果较佳，但是易残留，对环境危害大，对人畜的毒性极强。次氯酸钠灭菌力很强，不易残留，对环境无害，但对植物材料有一定的破坏作用。

本阶段通常会有大量的外植体接种，经过短期培养应该将有污染出现的培养容器丢弃，不再继续培养。无菌体系成功的标志是外植体没有微生物污染，并且有一定的生长，只要获得目标数量的无污染、其表现生长的外植体即可，不需要 100% 的成功率。

四、脱分化与再分化

植物组织培养的脱分化（differentiation）与再分化（redifferentiation）是一种在无菌条件下利用植物组织的再生能力进行繁殖和生长的技术。脱分化是指将植物组织从不同的器官（如茎、叶、根等）中取出，并在不同的培养基中进行培养，使其回到原始的无定向分化状态。这一过程通常包括细胞分裂、无定向分化和形成愈伤组织等步骤。通过适当的激素和培养条件，植物组织中的细胞可以解除分化状态，重新获取可再生和增殖的能力。

再分化是指经过脱分化后的植物组织在特定培养条件下重新发育和分化为新的组织或器官。在再分化过程中，利用适当的激素和培养基成分，可以诱导细胞再次分化为根、茎、叶等不同类型的细胞，并最终形成完整的植株。

通过精确调控培养基中的激素配比、营养物质和环境条件等因素，可以实现植物组织的脱分化和再分化，并获得高效的再生植株。这种技术被广泛应用于植物育种、无性繁殖、基因转化等领域。

五、中间繁殖体的增殖和生根

在诱导外植体生长和发育过程所获得的芽、不定芽、胚状体和原球茎叫中间繁殖体。对中间繁殖体进行切割、继代培养就可以进行中间繁殖体的增殖，让培养材料以几何级数递增。

1. 增殖培养基　增殖培养基的确定因植物种类品种和培养类型的不同而异。通常，增殖基本培养基与启动生长阶段相同，而细胞分裂素和矿物元素的浓度水平则高于启动生长培养基，其最佳浓度应通过实验进行确定。

2. 增殖体的切割　为了保证每次继代培养能获得同样的效果，增殖茎段应具有最小组织量，即携带一个茎节。但从初代培养物中切割的茎段一般都有 2~4 个茎节，这些茎段可以垂直插入培养基中（插入深度不应淹没茎节）或水平放入培养基表面，以刺激侧芽的萌发。如果出现顶芽发育而抑制其他腋芽增殖的现象，应将顶芽茎段切除，对其基部进行再培养。

3. 培养材料的增殖　植物组培快繁器官形成增殖有短枝发生型、丛生芽发生型、不定芽发生型、胚状体发生型和原球茎发生型等5种方式。每种植物采用哪种方式进行快繁，既取决于培养目的，也取决于材料自身的遗传特点。一般大多数植物采用短枝发生型或不定芽发生型的增殖途径，再以芽繁殖芽的方式进行增殖。增殖后形成的丛生苗或单芽苗分割后，转移到新培养基中继代培养。在繁殖体增殖阶段，每4~8周继代一次。一个芽苗增殖产生小苗的数量一般为5~25个，可进行多次继代增殖，满足生产或其他需求。若芽苗随着培养时间的延长而出现衰退，可降低培养基中生长调节剂的浓度；如果实在无法降低其衰退，则需重新进行外植体的接种。

4. 芽苗的生根　当芽苗增殖到一定数量后，需要将试管人工异养环境中的芽苗及时转到生根培养基中诱导生根，并转变成在温室或大田能自养生存的植株。这个阶段芽苗的生根可在试管内进行，也可在试管外温室环境中进行。试管内生根是将成丛的试管苗分离成单苗，转接到生根培养基上，在培养容器内诱导生根的方法。有些植物种类在试管中难以生根或根系发育不良，吸收功能减弱，移栽后不易成活，这就需要采用试管外生根法。试管外生根是将已经完成壮苗培养的小苗，用一定浓度生长素或生根粉浸蘸处理后，栽入疏松透气的基质中。

六、炼苗

已生根的组培苗在移栽前要先进行锻炼，使组培苗适应移栽后的环境并进行自养，这是一个逐步锻炼和适应的过程，这个过程叫作驯化或炼苗。

炼苗的目的在于通过人工控水、肥、增光、降温等措施，使组培苗逐渐适应外界环境，提高组培苗对外界环境的适应性，提高其光合作用的能力，促使组培苗健壮，最终达到提高组培苗移栽成活率的目的。

1. 炼苗　移栽前对组培苗进行自然光照下的锻炼，使植株生长粗壮。炼苗后期打开瓶口降低湿度，使其逐渐适应外界环境。

2. 移栽　移栽时，首先应洗去组培苗根部附着的培养基，避免微生物的繁殖污染，造成组培苗死亡。移栽基质要用保湿又透气的材料，如蛭石、珍珠岩、粗砂、泥炭等按比例混合，以利组培苗生长。

目标测试

1. 论述药用植物组织培养的优势和特点。
2. 植物组培中选择外植体的原则有哪些？
3. 什么叫作炼苗，炼苗的目的是什么？
4. 组培中为什么分别要脱分化和再分化操作？

书网融合……

思政导航

本章小结

微课

题库

第九章　药用植物分子分类与鉴定技术

◎ **学习目标**

知识目标

1. **掌握**　常见分子鉴定技术的特点及其主要技术流程，包括 DNA 分子杂交、DNA 指纹图谱鉴定、DNA 测序和实时荧光定量 PCR。

2. **熟悉**　药用植物分子分类的研究方法，包括 DNA 条形码、分子标记、高通量测序。

3. **了解**　药用植物分子分类的研究对象，即药用植物的不同基因组的序列特征。

能力目标　通过本章学习，能选择合适的分子鉴定技术进行药用植物的分类和鉴定；能运用基于 DNA 分子杂交的鉴定方法，检测目标 DNA 与探针的杂交情况；能够熟练运用 DNA 指纹图谱鉴定方法，用 PCR 技术扩增药用植物的特定 DNA 区域；能理解 DNA 测序方法的原理和流程；能用实时荧光定量 PCR 技术，对药用植物中特定基因的表达进行定量分析。

PPT

◈ 第一节　药用植物分子分类

植物系统分类和演化的研究方法有两种，一种方式是在群体的整体水平上，以物种的形态特征，特别是生殖系统的形态特征及繁殖方式、代谢产物的种类，结合古生物学、植物地理学、统计学等进行研究。另一种方式是利用分子生物学的各种实验手段，获取各类分子性状，以探讨植物的分类群之间的系统发育关系以及进化的过程和机制，形成了植物学研究的一个新的热点——植物分子系统学。所采用的分子性状，除了 DNA 序列外，还包括基因组结构特征（如基因顺序和基因缺失等）、蛋白质性状（如等位酶和蛋白质序列等）、DNA 指纹性状等。

植物的分子分类与鉴定技术主要是通过分析植物 DNA 序列来识别和分类植物的方法。这种技术的出现，为植物分类和系统发育研究提供了新的手段，尤其对于识别形态相似、难以区分的物种或种下等级有着特殊的作用。其中，核基因组、叶绿体基因组、线粒体基因组等常被用作植物分子分类和鉴定的研究对象。通过 PCR 扩增、测序和比对等方法，可以获得不同植物在序列上的变异位点等信息。根据在不同的研究对象和分类阶元水平上的具体问题选择相应的分子标记，以获得关于特定类群系统发育关系的最好和最大的分辨率。同时，植物的分子分类与鉴定技术也广泛应用于药用植物资源保护、品种鉴定、药材质量控制等领域。例如，可通过对不同地理环境同一种植物的序列分析，了解其遗传多样性和地理分布规律，为植物资源保护和合理利用提供重要数据；亦可用于对市场上植物药材的真伪鉴别，确定其品种和产地等信息，保障药材质量。

一、药用植物分子分类的研究对象

分子进化是指利用不同生物个体之间的 DNA、RNA 和蛋白质等分子序列的差异来研究生物进化的过程和规律。其基本原理是生物进化过程中，由于突变、选择和遗传漂变等因素的影响，不同生物体的基因和蛋白质序列会发生变异，这些变异就可以作为分析生物进化的标记。

植物的基因组包括核基因组（nuclear DNA，nDNA）、叶绿体基因组（chloroplast DNA，cpDNA）和线粒体基因组（mitochondrial DNA，mtDNA）等三种不同的类型。由于这些基因组在结构和功能上存在差异，它们的进化速率也有所不同。总体而言，核基因组的进化速率最快，约为叶绿体基因组的 2 倍，而线粒体基因组的进化速率最慢，仅为叶绿体基因组的 1/3。此外，基因组内不同部分间的序列变异速度也存在差异，非编码区序列的变异速度通常比编码区更快。

在分子系统学研究中，选择适当的分子片段是非常关键的。合适的序列可以提供多样化的性状来源，能够更好地了解分类群之间的亲缘关系。一般来说，序列之间的差异率在 5% ~ 15% 间最适宜，此时既可使性状间的多次置换降至最低，又能提供足够数量的性状。同时，所选序列的长度也应该足够长，能够提供足够的带有系统发育信息的核苷酸位点。此外，序列易于排序也是十分重要的，并且所选序列必须是直系同源（orthologous）的。

对于不同基因组内部的序列变异速率，同样也需要考虑到变异速率与时间尺度的关系。线粒体基因组的进化速率最慢，因此在分子系统学研究中常常被用来进行类群间的比较。叶绿体基因组进化速率适中，也常被用来进行分类阶元的比较。而核基因组的进化速率最快，通常用来解决近期进化事件或者种内个体间的差异。

因此，选择适当的序列，最终可以提供可靠的分类方案，对于药用植物的分子分类与鉴定有着非常重要的意义。这里简单介绍 nDNA、cpDNA、mtDNA 与研究药用植物亲缘关系有关的知识。

1. 核基因组 目前应用的核基因组序列主要集中在编码核糖体 RNA（nrDNA）的重复区内。核糖体在叶绿体、线粒体和细胞质中广泛存在，由大小两个亚基组成，每个亚基又由 rRNA（核糖体 RNA）及其相关蛋白构成。植物细胞核中编码 rDNA 的基因是一些高度重复序列组成的多基因家族，其中编码核糖体小亚基 rRNA 的 18S 基因与 5.8S、26S 基因共同构成一转录单位（transcription unit），其中 18S 与 5.8S、5.8S 与 26S 间的基因间区分别称为内转录间隔区 ITS1 和 ITS2。rDNA 基因高度重复，以串联的方式排列于核染色体上，由于拷贝间足够快地一致进化，使核糖体 RNA 基因拷贝表现出高度的均一性。在高等植物中，rDNA 的编码区序列高度保守（不同纲、目间的同源率可达 90% 以上），主要表现在 ITS、ETS 及 IGS 等非编码区的序列差异。因此，rDNA 的编码区（18S、5.8S 及 26S）序列常用于高级阶元的系统发育研究，而非编码区（ITS、ETS 及 ICS）序列常用于较低分类阶元的研究。

（1）18S rRNA 基因 18S rRNA 是植物细胞中的一种重要的核糖体 RNA 分子，其大小约为 1.8kb。在真核生物中，18S rRNA 基因编码核糖体小亚基的 18S RNA，是组成核糖体的四个 rRNA 分子之一。18S 序列的变异程度可以为进行被子植物高级分类水平（如科以上）的系统发育研究提供重要信息。该序列的差异尤其适用于探讨被子植物甚至种子植物系统发育分支之间的关系。由于不同类群之间的序列变异程度有所区别，18S rRNA 基因有时也被用于重建亚科或属间的关系，但对于揭示低级分类水平（如种内）的亲缘关系来说，并不总是具有分辨率，需要使用其他分子标记或多个基因序列进行补充分析。

（2）内转录间隔区 内转录间隔区（internal transcribed spacer，ITS）是细胞核基因组内的一个非编码区域，位于 18S 和 26S 核糖体 DNA 之间，并被 5.8S 分为 ITS1 和 ITS2 两个片段，被子植物中 ITS1 的长度为 187 ~ 298bp，ITS2 为 187 ~ 252bp。ITS 序列变异速度较快，可以提供丰富的遗传信息。

在被子植物系统分类中，由于 ITS 序列具有高度的可变性，它可以在种属水平或更低的水平提供足够的分辨率来区分不同的植物。同时，ITS 序列还具有一定的保守性，能够保留足够的信息来构建更高级别分类阶元的系统发育树。因此，ITS 序列已成为被子植物系统发育研究领域中常用的 DNA 条形码之一。

与被子植物相比，裸子植物中的 ITS 序列长度更长，变异幅度更大，尤其是长度变异尤为显著，变异幅度为 975~3125bp，其中变异较大的部分是 ITS1 片段，而 5.8S rDNA + ITS2 的长度变化范围在 375~450bp 之间，因此，一般认为 ITS 不适用于裸子植物的鉴定和系统发育研究。

2. 叶绿体基因组 植物叶绿体基因组（cpDNA）是一种双链环状 DNA 分子结构，通常占据植物细胞总 DNA 的 10%~20%。叶绿体基因组的长度在不同物种中有所差异，但一般为 70~220kb，其中大多数为 120~160kb。叶绿体基因组主要由四个重要的部分组成，包括大单拷贝区（large single - copy region，LSC）、小单拷贝区（small single - copy region，SSC）、反向重复区 A（inverted repeat region A，IRA）和反向重复区 B（inverted repeat region B，IRB）。其中，IRA 和 IRB 两个区域的序列相同，但方向相反。

由于植物叶绿体基因组具有基因组较小、差异明显、编码区和非编码区序列进化速率相差较大等特性，能为比较进化研究提供基本的信息支持，适于不同分类阶元的系统发育研究，逐渐成为分子进化和分子系统学研究的焦点。叶绿体基因组中具有系统学价值的基因有 rbc L（rubisco 大亚基编码基因）、mat K（tRNA 成熟酶编码基因）、ndh（脱氢酶编码基因）、trn 内含子（tRNA 编码基因间隔区）等 20种以上。现仅就几个使用频率较高的基因加以说明。

（1）rbc L 基因　是叶绿体基因组中编码序列长度较长的基因之一，长度为 1300~1500bp。这个基因的进化速率相对较慢，但是不同物种之间还是会有一定的变异。由于 Rubisco 酶在光合作用过程中非常重要，因此 rbc L 基因是叶绿体基因组中最广泛存在的基因之一。目前 rbc L 基因常用于远缘属间及科级以上分类群的研究。该基因既可用其限制性内切酶位点多态性，也可用其基因核苷酸序列变异分析来研究。

（2）mat K 基因　位于叶绿体赖氨酸 tRNA 基因（trn K）高度保守的 2 个外显子之间的内含子中，序列长度约为 1500bp，为单拷贝编码基因，编码参与 RNA 转录本中 II 型内含子剪切的成熟酶（maturase）。mat K 在叶绿体基因组的所有编码蛋白基因中进化速率最快，可用于科内、属间，甚至种间、种下关系的研究。mat K 基因的进化速率大约是 rbc L 的 2~3 倍，约为 ITS 序列的 1/2。

（3）trn 基因　该基因内三段非编码区，由于不受功能的限制，其进化速率大于功能编码区，trn L - F 的使用频率最高。trn L 基因位于 cpDNA 的大单拷贝区，中间被一长 390~615bp 的内含子分隔为两部分，由于此片段序列较短，能提供的信息性状较少，且在结构上与 trn F 基因相邻，常把这两个非编码区序列结合在一起分析。适用于近缘科间、亚科间、族间或属间，大多数情况下，该区域的变化并不足以解决种间关系。

（4）psb A - trn H 序列　是叶绿体 DNA 基因组上 psbA 基因（编码光合系统 II 反应中心的 D_1 蛋白）与 trn H 基因（编码 tRNA 组氨酸）的一段非编码序列，长度约为 300 bp。psb A - trn H 的进化速度远快于 mat K 基因，但略慢于 ITS，可用于植物组间和种间系统发育研究。

核基因和叶绿体基因分析在揭示植物系统发育中具有重要作用。叶绿体基因为单亲遗传，在一些情况下不能反映真正的进化历程，而核基因是双亲遗传，因此更加全面和可靠。利用核基因变异探讨植物系统发育过程，特别是解决网状进化问题，优于叶绿体基因。此外，核基因组的大小远超过叶绿体基因组，拥有更多的多态性标记，而且核基因组的变异率较高，可以提供更多的系统发育信息。相比之下，叶绿体基因组相对稳定、变异率较低，但展现出的区域间变异差异较大。所以，针对不同的研究问题，需要选择不同的叶绿体基因作为分子标记。

二、药用植物分子分类的研究方法

药用植物鉴定和分类是中药研究的基础和关键，传统的方法主要基于形态学和解剖学。但是这些方法因其主观性和受环境因素影响大而存在着不确定性。随着分子生物学和生物信息学技术的快速发展，

PCR 技术、分子标记技术和测序技术在药用植物鉴定和分类方面的应用日益广泛。如限制性片段长度多态性（RFLP）、随机扩增多态性 DNA（RAPD）、扩增片段长度多态性（AFLP）、简单重复序列（SSR）、单核苷酸多态性（SNP）和 DNA 条形码（DNA barcoding）、全基因组测序技术（WGS）等。这些技术各自具有一定优缺点，可以根据实际需要选择合适的方法或进行组合使用。其中，DNA 条形码使用高变异区域的 DNA 序列信息来鉴定、区分物种，已被广泛认可为鉴定和分类植物最具实用价值的方法之一。DNA 条形码技术的应用有助于加快物种鉴定和分类的速度和准确性。它可以通过比较标准化的参考库数据，自动鉴别出未知植物样本所属的分类单元或物种。DNA 条形码技术可以有效地减少传统鉴定方法中主观性和复杂性的问题，提高药用植物鉴定和分类的准确性和效率。此外，通过对不同物种间序列进行比对和分析，能增加对药用植物起源、分布及演化历程等方面的认识，为药用植物资源的保护、开发和利用提供重要的科学依据和理论支持。

三、药用植物分子系统学的应用

药用植物分子系统学利用了各种分子工具，如 DNA 测序技术、基因组学、转录组学和代谢组学等方法。这些方法可以帮助确定药用植物的遗传多样性、基因表达模式和活性成分的生物合成途径。药用植物分子系统学也对传统的植物分类体系进行了修正。传统的分类方法主要基于形态学特征，而药用植物分子系统学通过分析药用植物的 DNA 序列和系统发育关系，为药用植物的分类和命名提供了更加准确和全面的依据。

近年来，药用植物分子系统学研究得到了迅猛的发展，其应用主要集中在以下方面。

1. 药用植物资源调查与鉴定　药用植物分子系统学可以帮助对药用植物资源进行调查和鉴定。通过比较不同植物个体或种群的基因组 DNA 序列，可以确定它们的遗传差异和亲缘关系。这有助于鉴定出具有相似化学成分和药理活性的植物，为开发新的药物提供候选物质。例如研究人员根据 ITS 序列差异将甘草属植物划分成两个基因型，即 TTCCTG 基因型和 ACTTGT 基因型。其中，TTCCTG 基因型均形成甘草酸，ACTTGT 基因型不形成甘草酸；黄甘草和胀果甘草、蜜腺甘草和光果甘草的 ITS 序列完全相同，支持黄甘草和胀果甘草合并、蜜腺甘草和光果甘草合并的分类处理，研究结果认为，黄甘草和蜜腺甘草均可作为药用甘草资源使用。

2. 药用植物的分类和系统发育研究　药用植物分子系统学可以揭示不同药用植物之间的系统发育关系和进化历史。通过研究它们的 DNA 序列和基因组组成，可以建立药用植物的系统发育树，并推断它们的进化关系和亲缘关系。这对于了解药用植物的分类和命名有重要意义，有助于指导药用植物资源的保护和可持续利用。例如齐耀东等用分子系统学方法，重建贝母类药材基源植物的系统发育树，厘清五大类贝母药材（浙贝、川贝、伊贝、湖北贝母、平贝）的亲缘关系，为贝母类药材的分类与鉴定奠定基础，构建了合理的贝母属药材分类系统。

3. 药用植物品种改良和质量控制　药用植物分子系统学可应用于药用植物品种改良和质量控制。通过分析药用植物的基因组和次生代谢途径，可以发现与药理活性相关的关键基因或基因组区域，并利用遗传育种或基因编辑等方法改良药用植物的性状、提高活性成分的含量和质量。此外，通过分子标记技术和次生代谢物谱图分析等手段，可以对药用植物的质量进行鉴定和控制，确保其药效的一致性和可靠性。例如，研究人员通过分子标记技术筛选出具有抗寒性的铁皮石斛优良种质。在低温胁迫下，抗寒铁皮石斛表达了一系列与抗逆性相关的基因，如 HSP70、LRPK、KIN1、DoPMM 和 DREB1，同时多糖、石斛碱和柚皮素含量也达到或超过了《中国药典》规定的最低标准。综合分析抗寒能力和品质测定结果，筛选得到了 3 个优质的抗寒铁皮石斛种质。

PPT

⬙ 第二节　常见分子鉴定技术

药用植物的分子鉴定技术通过分析和检测目标物的分子（DNA、RNA 和蛋白质）信息，可以对其进行准确的鉴定和分析。其中 DNA 作为遗传信息的直接载体，具有信息量大、遗传稳定性高以及化学稳定性强等特点。基于 DNA 多态性的分子标记技术不仅可用于不同物种的鉴别，还可广泛应用于种内不同居群、不同种质资源的鉴定。

分子鉴定方法主要分为基于 DNA 分子杂交的鉴定方法、基于 PCR 的 DNA 指纹图谱鉴定方法、DNA 测序方法和实时荧光定量 PCR 方法。

一、基于 DNA 分子杂交的鉴定方法

1. 限制性片段长度多态性（restriction fragment length polymorphism，RFLP） RFLP 是根据不同品种（个体）基因组的限制性内切酶的酶切位点碱基发生突变，或酶切位点之间发生了碱基的插入、缺失、导致酶切片段大小发生了变化，这种变化可以通过特定探针杂交进行检测不同品种（个体）的 DNA 水平的差异（即多态性）。具体通过使用限制性内切酶消化基因组 DNA，将产生的长短、种类、数量不同的限制性片段经过电泳分离后，在聚丙烯酰胺凝胶上呈现不同的带状分布，从而获得反映生物个体或群体特异性的 RFLP 图谱，主要用于品种鉴定和鉴别、种质资源评估、遗传多样性分析、基因定位和克隆等。如应用 RFLP 技术鉴定珊瑚菜、柴胡属、甘草属和苍术属等类群，结果显示 RFLP 构建的系统发育关系与其形态学、细胞学或化学成分含量之间存在一定的相关性。RFLP 具有可靠性高、共显性等优点，但操作复杂、费时，对种属特异性要求严格，并且相对于一些新的分子标记技术，其多态性信息含量较低。

2. 基因芯片技术 基因芯片（Gene chips）是一种基于微阵列技术的生物芯片，用于高通量同时检测大量基因或 DNA 片段的工具。它将数千甚至数百万个已知基因序列的 DNA 片段（探针）固定在支持物上，例如硅片、玻片或尼龙膜。这些探针可以与样品中的 DNA 进行杂交，并通过检测杂交信号的强度和分布，来分析样品中基因的表达情况或特定基因的存在与否。基因芯片的构成通常包括两个关键组成部分：探针和支持物。探针由特定的 DNA 片段组成，每个片段对应一个基因或特定的 DNA 序列。支持物是一种固体基质，它能够稳定地固定探针。常见的支持物包括硅片、玻片或尼龙膜。

基因芯片的工作原理如下：首先，样品中的 DNA 经过一系列预处理步骤，如 DNA 提取和标记。接下来，样品的 DNA 与基因芯片上的探针进行杂交，形成 DNA–DNA 复合物。然后，通过荧光或化学标记的方法来检测探针与样品 DNA 的杂交情况，通常使用激光扫描仪或其他检测设备。最后，根据杂交信号的强度和分布，可以分析出样品中特定基因的表达水平或者识别出目标 DNA 的存在。例如，通过将不同贝母种属 26S rRNA 基因多样性片段特异性寡核苷探针点制于经多聚赖氨酸处理包被的芯片，使用通用引物获得不同种属贝母的 PCR 产物，并与芯片进行杂交，即可通过在不同位置分型实现不同贝母种属鉴别。该方法具有快速、高效、自动化等优点，而且在一张芯片上可同时对多个样本进行多种检测。但是基因芯片的特异性和信号检测的灵敏度有待提高，样品制备和标记仍需优化，集成化的样品制备、基因扩增、核酸标记和检测仪器的研制开发需要提高。

二、基于 PCR 的 DNA 指纹图谱鉴定方法

1. 随机扩增多态性 DNA（random amplified polymorphic DNA，RAPD） RAPD 是以待测样品的

基因组 DNA 作模板，用一系列具有 10 个左右碱基的随机引物，在热稳定的 Taq 酶作用下，进行 PCR 扩增，以检测多态性。由于模板和随机引物的结合位点不同，引物结合位点 DNA 序列的改变以及扩增位点之间 DNA 碱基的缺失、插入或置换均可导致扩增片段数目和长度的差异，可导致扩增后得到一组数目和长度不同的 DNA 片段。如在比较野生人参和栽培人参的 80 个引物的 RAPD 图谱中发现一个引物能产生稳定的、可重复的野生人参特征条带，可以用来鉴定野生人参。RAPD 技术具有以下优点：①无需专门设计引物，无需预知被研究生物的基因组核苷酸序列；②实验成本低，可快速获得大量分子标记信息。但该方法扩增特异性较差，电泳不能分开大小相同但碱基序列不同的片段，因此，一条带中可能含有不同的扩增产物；且 RAPD 标记难以区分开杂合子和纯合子基因型，不能有效地鉴定出杂合子。

2. 扩增片段长度多态性（amplified fragment length polymorphism，AFLP） AFLP 是在 RFLP 和 RAPD 基础上发展起来的 DNA 多态性检测技术，综合了 RFLP 和 RAPD 的便捷，对基因组 DNA 限制性酶切片段进行选择性扩增。其基本原理是：先将基因组 DNA 用两种限制性内切酶切成大小不等的片段，并与含有黏性末端的人工接头相连，形成酶切位点不同的限制性酶切片段，然后用与接头和位点相匹配的引物进行预扩增，预扩增产物作为进一步 PCR 扩增的模板，再选用特异引物进行选择性扩增，扩增后的产物经聚丙烯酰胺凝胶电泳将特异的限制性片段分离。如对不同变型的丹参进行 AFLP 研究，聚类分析遗传距离初步确定小叶型丹参为一个变种，丹参原型与皱叶型丹参为丹参的栽培变种。优点：该技术简便易行，所需 DNA 材料少，扩增效率高，多态性强，可产生丰富而稳定的遗传标记，不受基因组来源和复杂度的影响，没有种属特异性。但是其对 DNA 的纯度和内切酶的要求较高。

3. PCR 扩增特定片段限制性位点分析（PCR – RFLP） PCR – RFLP 是针对限制性酶切位点间的插入、缺失、重排或点突变引起的 DNA 片段长度变异的一种常用的分子鉴定方法。PCR – RFLP 是以 PCR 技术为基础，利用限制性内切酶将特定 DNA 片段的扩增产物切割成大小不同的片段，由于扩增特定 DNA 片段的限制性酶切位点分布不同，以致产生不同长度的 DNA 条带。该技术建立在已知中药材与其伪品 DNA 序列及 SNP 位点基础上，且 SNP 位点必须位于限制性内切酶识别序列上，被广泛用于近源种间鉴别。如用于大黄、泽泻和人参等中药材的鉴定研究，其中 2020 年版《中国药典》已收载中药川贝母和霍山石斛的 PCR – RFLP 鉴别方法。

4. 简单重复序列（simple sequence repeat，SSR） 又称微卫星，是一类由几个（1~6 个）核苷酸为重复单位组成的长达几十个核苷酸的重复序列，这些重复的 DNA 序列被称为微卫星 DNA，微卫星位点由其核心序列与其两侧的侧翼序列构成。侧翼序列使微卫星位点具有特异性，微卫星 DNA 本身重复单位数的变异是形成微卫星多态性的基础，多态性常表现为复等位性，复等位基因的存在正是生物多样性在遗传上的直接原因。因此可以用微卫星区域特定顺序设计成对引物，通过 PCR 技术，经聚丙烯酰胺凝胶电泳，即可显示 SSR 位点在不同个体间的多态性。如用 SSR 技术鉴别金银花的原植物忍冬，可区分其和变种红白忍冬及山银花的基原植物红腺忍冬、灰毡毛忍冬、华南忍冬及黄褐毛忍冬。SSR 技术具有如下优点：①标记数量丰富，具有较多的等位变异，广泛分布于各条染色体上；②共显性标记；③技术重复性好，易于操作，结果可靠。但开发此类标记需要预先得知标记两端的序列信息，引物合成费用高。

5. 简单重复序列区间标记（inter – simple sequence repeat，ISSR） ISSR 是在 SSR 基础上发展起来的分子标记技术，其基本原理是以锚定的微卫星 DNA 为引物，即在 SSR 序列的 3′端或 5′端加上 2~4 个随机核苷酸，通过 PCR 扩增两侧具有反向排列 SSR 的一段序列，然后利用电泳技术，根据谱带的有无及相对位置分析其多态性。该技术结合了 SSR 和 RAPD 技术的优点，具有操作简单、多态性丰富、重复性强、DNA 模板用量少和实验成本低等特点。但其对于呈显性的遗传标记，不能区分显性纯合基因型和杂合基因型。ISSR 分子标记可以用于药用植物的亲缘关系研究、濒危物种的保护、品种鉴定、资源评价等方面。

三、DNA 测序方法

DNA 测序技术是一种用于确定 DNA 序列的分子生物学技术。通过测定 DNA 分子中不同碱基的排列顺序，从而确定其碱基序列。测序技术的发展经历了多个阶段，从第一代到第三代，不断迭代和改进，带来了突破性的进展。

1. 第一代测序技术 即 Sanger 测序技术，基于荧光 ddNTP 标记的链终止法原理，通过 DNA 聚合酶在复制过程中随机停止扩增，产生不同长度的 DNA 片段，并根据末端的荧光信号顺序确定碱基序列。Sanger 测序技术具有较高的准确性和可靠性，但其测序速度相对较慢。

2. 第二代测序技术 也称高通量测序技术，是 DNA 测序领域的一个重要里程碑，它以其高通量、低成本和较快的测序速度而受到广泛关注和应用。这些技术包括 Illumina（Solexa）测序、454 测序、Ion Torrent 测序等，通过 PCR 扩增将 DNA 分子固定在芯片上，并通过多次循环中加入含有荧光标记的核苷酸来测定基因的顺序。这种技术具有高通量、较短的读长、高准确性和相对较低的成本，广泛应用于全基因组重测序、转录组学、表观基因组学等领域。

3. 第三代测序技术 也称单分子测序技术，是一类新兴的高通量测序技术。这些技术包括 PacBio 的 SMRT 测序技术和 Oxford Nanopore 的纳米孔测序技术。它们能够直接读取单个 DNA 分子的碱基序列，无需进行 PCR 扩增或建库过程。第三代测序技术具有长度长、实时测序和较低的错误率等优势，可以提供更详细和全面的基因组信息。

在药用植物分类学研究中，DNA 测序技术可以被用来鉴别和区分药用植物物种、亚种、品种和形态类型。通过对被测物种多个基因（如叶绿体和线粒体基因组序列、核基因组序列等）的序列数据进行分析，可以构建药用植物系统发育树，探讨药用植物间的亲缘关系、进化历程以及生物地理分布等问题。

DNA 测序技术在植物系统学中的应用也扩展到了植物 DNA 条形码的研究。植物 DNA 条形码指一小段高变异的 DNA 序列，能够唯一标识不同的植物种类或亚种。与传统植物分类学方法相比，通过条形码技术可以更快、更准确地进行植物的物种鉴定、区分和分类，特别是在处理复杂的混合样品时更具优势。当前，由多个国际组织共同开展的"iBOL 计划"和"植物条形码计划"等，都是基于 DNA 测序技术的植物分类学研究项目。

此外，DNA 测序技术还可以应用于药用植物基因组学的研究。通过高通量测序技术，可以快速测定大规模的植物基因组序列，并可以辅助鉴定基因组结构、进化历史和功能基因等方面的信息。这些信息有助于进一步研究药用植物的生长发育、代谢调控、抗逆性等。同时，基于 DNA 测序技术的研究方法也使得药用植物育种与改良工作更具有预测性和导向性。

四、实时荧光定量 PCR

实时荧光定量 PCR（real-time fluorescence quantification）技术是在 PCR 反应体系中加入荧光基团或荧光探针，利用荧光信号积累实时监测整个 PCR 进程，获得待测物质达到荧光检测阈值的循环数（cycle threshold，Ct 值），通过标准曲线对未知模板进行定量分析的方法。

1. 实时荧光定量 PCR 法的种类

（1）探针法 探针法是一种使用特定设计的荧光探针来检测 PCR 产物的方法。该方法需要使用两种引物及一个标记有荧光物质和猝灭基团的探针。在 PCR 反应过程中，引物与目标序列结合并扩增，同时探针与目标序列结合，导致荧光信号的释放。荧光信号的强度与 PCR 产物的数量成正比。常见的探针包括 TaqMan 探针、Molecular Beacon 探针和 Scorpion 探针。这些探针都具有特异性，只能与目标序列结合，并且能够提供高灵敏度和高准确性的荧光检测结果。在 PCR 反应过程中，荧光信号的变化会被实时 PCR 仪器监测和记录下来，并通过计算 Ct 值来定量 PCR 产物的起始量。探针法具有更高的特异性和更低的假阳性率。探针设计可靠，不易产生非特异性结合和假阳性结果。探针法适用于相对定量分析和绝对定量分析，特别适合检测低丰度表达基因。

（2）染料法　染料法是一种使用非特异性荧光染料来监测 PCR 产物的方法。该方法不需要使用专门设计的探针，而是将荧光染料直接加入 PCR 反应体系。当 PCR 反应进行时，荧光染料会结合到 PCR 产物上并发出荧光信号。荧光信号的强度与 PCR 产物的数量成正比。常用的染料包括 SYBR Green 染料和 EvaGreen 染料。SYBR Green 染料可以结合到 PCR 产物的双链 DNA 上，而 EvaGreen 染料则可以结合到 PCR 产物的双链 DNA 和单链 DNA 上。使用染料法时，PCR 反应体系中只需添加引物和荧光染料，相对于探针法来说更简单、经济。染料法可能存在非特异性信号和背景信号干扰的风险。

在中药鉴定中，以 DNA 为模板设计特异性引物探针，利用实时荧光定量 PCR 检测可得出典型的熔解曲线，熔解曲线与碱基长度及碱基组成比例有关，设计的特异性引物扩增的产物碱基组成及长度不同，其熔解曲线亦不相同，根据熔解曲线 Tm 值不同即可对植物进行鉴定。该技术可用于鉴定中药材的真伪，尤其是 DNA 含量较少或者由于深度加工处理导致 DNA 片段化严重的药材样品等普通 PCR 扩增条带弱无法测序的情况。实时荧光定量 PCR 在药用植物中的应用非常广泛，可用于基因表达分析、活性成分合成途径、植物发育和逆境胁迫，以及品种鉴定等方面。

目标测试

1. 药用植物的 DNA 条形码中常用的序列有哪些？
2. 基于 PCR 技术对药用植物进行 DNA 指纹图谱鉴定方法有哪些？
3. 实时荧光定量 PCR 常见的有哪些方法，各有什么优缺点？

书网融合……

思政导航　　　　本章小结　　　　微课　　　　题库

第十章　药用植物学基础实验

实验一　植物的细胞

PPT

◉ **学习目标**

知识目标

1. 掌握　植物细胞的基本结构；细胞后含物——晶体、菊糖的鉴别方法；细胞壁特化的鉴别方法。

2. 熟悉　显微镜的使用方法；细胞内贮藏的营养物质及其鉴别方法；植物细胞绘图的基本技术。

3. 了解　徒手切片、表面制片方法；细胞后含物对药用植物和中药材鉴定的意义。

能力目标　通过本实验，要求学生能规范正确使用显微镜；掌握常见显微制片的技术和常规显微鉴定的基本技术；具备正确书写实验报告的能力，以及实验室常见安全问题处置的基本技能。

【实验概述】

植物细胞因植物种类及细胞发育阶段的不同，其形状与构造有较大的差别。典型的植物细胞从外到内，分别由细胞壁、原生质体、植物细胞后含物和生理活性物质构成，其中细胞壁、原生质体中的叶绿体和液泡是植物细胞区别于动物细胞的三大差别。药用植物细胞后含物的种类、形态及理化特征可作为植物分类和药材鉴定的依据，因此，对淀粉、菊糖、蛋白质、脂肪油以及晶体的形态特征、化学成分与鉴别方法的掌握是本实验的重点之一；此外，要注意区分细胞壁特化时细胞壁化学成分所发生的变化，重点掌握细胞壁特化的鉴别方法。

【实验材料】

1. 材料　洋葱鳞叶或海葱或石蒜鳞茎、酸模叶、景天或白菜叶、马铃薯、红辣椒或番茄果实或胡萝卜根、天竺葵、薄荷、半夏（或莲子、百合、薏苡仁、贝母、山药）、蓖麻种子、梨。

2. 试剂　水合氯醛、稀甘油、蒸馏水、氯化锌碘液、硫酸、$KI-I_2$试液、间苯三酚、浓盐酸、苏丹Ⅲ等。

3. 仪器和器材　显微镜、载玻片、盖玻片、镊子、解剖针、刀片、培养皿、吸水纸、擦镜纸、烧杯、酒精灯、毛笔。

【实验内容】

1. 制作临时制片

（1）表皮制片　将盖玻片、载玻片擦拭干净后，在载玻片中部加一滴蒸馏水；取天竺葵叶片与洋葱鳞叶，用左手食指与中指夹好叶片、拇指压竹，用刀片划一长形小口，右手持镊子在叶表面轻轻撕取一层不带叶肉的表皮，置于载玻片的水滴上，用解剖针展平。用镊子持盖玻片使一端接触有水的载玻片，轻放盖玻片于材料上（可免除气泡），将多余的水用吸水纸吸去，绸布擦净后方可观察。

（2）徒手切片法　在培养皿中盛好水，将薄荷或天竺葵幼茎切成长约3cm的段，左手食指、拇指压住材料，右手持切片由左上向右下迅速剖切，用毛笔粘取切下的材料放于水中。为防止材料粘刀，取薄而完整者，用稀甘油装片，观察。

2. 植物细胞的结构　按照正确的显微镜使用方法，将临时制片置低倍镜下看清细胞的形态，移动装片，选择形态较清楚的细胞置视野中央，后转高倍镜下观察下列结构，并将观察的结果记录在实验记录上。

（1）细胞壁　观察细胞壁的胞间层、初生壁与次生壁。

（2）原生质体

1）细胞质　为无色、透明、具黏滞性的亲水胶体，充满于幼嫩细胞腔中，在成熟的细胞里。则被液胞挤压到紧贴细胞壁。

2）细胞核　观察形状与染色情况。

3）质体　分别以酸模叶和番茄为材料，观察叶绿体和有色体。① 叶绿体：酸模叶下表皮装片中，观察。② 有色体：取番茄或红辣椒徒手切片，观察。

（3）液泡　由于液泡内充满细胞液，因此比细胞质透明，可在装片一侧滴加稀碘液，在另一侧用滤纸吸出多余液体，几分钟后观察，细胞质会染成浅黄色，细胞核被染成深黄色。

3. 细胞后含物

（1）制作粉末制片　在清洁的载玻片中部滴2～3滴水合氯醛，用解剖针取药材粉末少许，与水合氯醛混匀，先在酒精灯上来回加热，然后在水合氯醛与药材粉末下方加热并不停搅拌，至药材粉末透化完全时，加1～2滴稀甘油，搅匀后加盖玻片，待冷后观察；水合氯醛能溶解淀粉粒、树脂等，并使干瘪细胞壁膨胀（透化），失去化学反应，稀甘油可防止水合氯醛结晶析出。若要观察淀粉粒，用醋酸酚装片可防止淀粉吸水膨胀（可参照《中国药典》的有关部分）。

（2）观察淀粉粒　取马铃薯中心部分一小块，用刀刮取碎屑少许，放载玻片上，加水一滴，盖片后显微镜下观察不同类型的淀粉。取半夏粉末水装片，观察半夏的淀粉粒特征，从一侧滴入 $KI - I_2$ 试液，观察颜色变化。同法观察莲子、百合、薏苡、贝母、山药中的淀粉粒形态，比较不同植物中淀粉粒形态的差异。

（3）糊粉粒　观察蓖麻胚乳切片。

（4）脂肪油　蓖麻在载玻片上研磨几下，显微镜下观察，并用滴苏丹Ⅲ试液染色，观察颜色变化。

（5）晶体

1）草酸钙结晶　分别用半夏、黄柏、大黄、地骨皮粉末装片，观察各自的晶体类型。

2）碳酸钙晶体　观察印度橡胶树叶横切片，可见其碳酸钙结晶。

4. 细胞壁的特化及化学鉴别

（1）观察纤维素细胞壁　取马铃薯块茎，徒手切片，观察纤维素细胞壁，滴加氯化锌碘试液，观察颜色反应。

（2）观察特化的细胞壁　用梨果肉细胞、大黄粉末制片、麦冬块根横切片观察木质化细胞壁，加间苯三酚和浓盐酸，观察颜色反应。地骨皮根横切面切片，观察木栓化细胞壁。

【实验记录】

1. 植物细胞的结构

（1）细胞壁是由（　　　）、（　　　）和（　　　）三部分构成。

（2）原生质体

1）细胞核为（　　　）形，内有（　　　）。核可被碘液染成（　　　）色。

2）酸模叶下表皮，保卫细胞中的绿色类圆形的颗粒是（　　　）。

3）番茄或红辣椒切片中见到细胞内的圆形或不规则的圆形颗粒属于（　　　）。

（3）液泡位于细胞（　　　）位置，内部充满（　　　），在装片一侧滴加稀碘液，在另一侧用滤纸吸出多余液体，几分钟后观察，细胞质会染成（　　　）色，细胞核被染成（　　　）色。

2. 细胞后含物

（1）练习制作粉末制片。观察石细胞、纤维、导管等结构时，须用（　　　）装片，若要观察淀粉粒，用（　　　）装片。

（2）马铃薯的淀粉多为（　　　）淀粉，半夏的淀粉有（　　　）淀粉，滴入 KI‐I2 试液后染成（　　　）色。

（3）蓖麻胚乳切片糊粉粒蛋白质晶体的形状为（　　　）或（　　　）。

（4）蓖麻脂肪油显微镜下观察，可见（　　　）形的油滴，从旁边加入一滴苏丹Ⅲ，被染成（　　　）色。

（5）晶体

1）半夏的晶体主要是（　　　），黄柏的晶体主要是（　　　），并行成了（　　　），大黄的晶体主要是（　　　），地骨皮的晶体主要是（　　　）。

2）印度橡胶树叶横切片的晶体存在于（　　　）内，（　　　）状。

3. 细胞壁的特化及化学鉴别

（1）马铃薯块茎徒手切片，滴加氯化锌碘试液，可显（　　　）色。

（2）梨果肉细胞中木质化的细胞是（　　　），大黄粉末中木质化的细胞是（　　　），麦冬块根横切片木质化的细胞是（　　　），加间苯三酚和浓盐酸，显（　　　）色。

（3）地骨皮根横切面切片最外层是（　　　）细胞，呈（　　　）形。

【实验报告内容】

1. 绘制洋葱鳞叶表皮细胞，注明细胞的各部分名称。

2. 绘淀粉粒图（示单粒、复粒、半复粒）。

3. 绘制黄柏、大黄、半夏、地骨皮粉末晶体显微图。

4. 绘印度橡胶树叶碳酸钙结晶图。

【思考题】

1. 植物细胞的基本构造包括哪些部分？

2. 植物细胞与动物细胞有哪些区别？

3. 三种质体各有何作用？

4. 如何鉴别菊糖与淀粉？

5. 细胞内的晶体有哪些种类？各有何特点及鉴别方法？

6. 常见的细胞壁特化方式有哪些？如何鉴别？

实验二 植物的组织

PPT

学习目标

知识目标

1. 掌握 初生保护组织表皮细胞的特征和存在部位，及其附属物气孔、毛茸的类型和特征；次生保护组织周皮的形态特征和存在部位；机械组织细胞特点；导管、管胞的类型与区别特征；分泌组织的类型与特点：分泌细胞、油室、油管、树脂道、乳汁管等。

2. 熟悉 纤维和石细胞的区别；导管、管胞、筛管和筛胞的功能；维管束的类型。

3. 了解 次生保护组织在药材鉴别上的意义。

能力目标 通过本实验，继续训练学生正确熟练使用显微镜的能力；能正确识别不同的组织类型，并能应用于药用植物器官组织结构的研究中。

【实验概述】

植物的分生组织分生时，一部分细胞连续保持高度的分生能力，另一部分细胞经过分化，形成不同的成熟组织，使植物体不断生长；基本组织在植物中分布最广；保护组织包括初生保护组织和次生保护组织；机械组织分为厚角组织和厚壁组织，后者细胞壁多特化，主要包括纤维和石细胞；分泌组织包括存在于植物外部的腺毛、蜜腺和存在于植物内部的各种分泌组织，后者因其分泌物不同分不同的类型；输导组织中的筛管、伴胞和筛胞主要存在于韧皮部中，导管和管胞主要存在于木质部，其中筛管、伴胞和导管大多存在于被子植物中，而筛胞和管胞大多存在于裸子植物和蕨类植物中。掌握分生组织的特点与所处的位置、初生保护组织上的附属物如气孔、毛茸的类型与特征、机械组织的形态特征、输导组织细胞的形状与类型、不同分泌组织在植物类群中的不同存在形式是本实验学习的重点。

【实验材料】

1. 材料

（1）新鲜材料 天竺葵叶（或南瓜叶、白英叶）、金银花叶、栀子叶、薄荷叶（或空心莲子草）、胡颓子叶、金盏菊叶、茵陈叶（或菊叶）、薄菜叶（或荠菜叶、白菜叶）、茜草叶（栀子叶、打碗花叶）、茶叶（或桉叶）、毛蕊花叶、梨的果实、生姜、马铃薯、橘子、绿豆芽、桔梗地上部分。

（2）组织切片 通脱木、接骨木茎横切片，石蒜叶、茶叶、洋葱根尖永久纵切片，小茴香根的纵切片、果实横切片，南瓜茎纵、横切片，松茎纵切片，毛茛根横切片，石菖蒲根茎横切片，麦冬块根横切片，苏木解离材料。

（3）药材粉末 大黄粉末、苏木解离材料、黄柏粉末、厚朴粉末。

2. 试剂 间苯三酚、浓盐酸、水合氯醛、稀甘油、蒸馏水、苏丹Ⅲ、硫酸等。

3. 仪器和器材 显微镜、搪瓷方盘、放大镜、解剖针、解剖器、载玻片、盖玻片、镊子、刀片、培养皿、吸水纸、擦镜纸、烧杯、酒精灯、毛笔等。

【实验内容】

1. 分生组织

（1）利用洋葱根尖纵切片，观察顶端分生组织，并将观察结果记录在实验记录上。

（2）利用松树或接骨木茎的横切片，观察侧生分生组织。并将观察结果记录在实验记录上。

2. 基本组织 栀子叶徒手横切水装片，观察同化薄壁组织；马铃薯块茎徒手横切水装片，观察贮藏薄壁组织。并将观察结果记录在实验记录上。

3. 初生保护组织——表皮及其附属物 观察下列材料，并把结果记录在实验记录上。

（1）撕取天竺葵叶下表皮，装片镜检，观察表皮细胞及毛茸

（2）撕取薄荷叶、栀子叶、金盏菊、茶叶的表皮，观察气孔轴式。

（3）撕取茵陈叶、毛蕊花叶、通脱木叶下表皮，装片观察非腺毛。

（4）撕取薄荷叶、金银花叶表皮观察腺毛、腺鳞。

4. 次生保护组织——木栓组织 观察接骨木茎横切片，认识周皮的结构。并将观察结果记录在实验记录上。

5. 机械组织

（1）用薄荷茎作徒手切片，滴加稀碘液和66%硫酸，观察颜色变化；取接骨木茎横切永久制片以及南瓜茎横切永久制片，观察厚角组织。将观察结果记录在实验记录上。

（2）黄柏粉末装片、苏木解离材料，观察纤维细胞的特点，并进行间苯三酚和浓盐酸染色，观察颜色变化。并将观察结果记录在实验记录上。

（3）梨果肉制临时装片、厚朴粉末制片，观察石细胞的特点，并用间苯三酚和浓盐酸染色，观察颜色变化。并将观察结果记录在实验记录上。

6. 分泌组织 观察下列材料，并把结果记录在实验记录上。

（1）取生姜根茎徒手切片，厚朴粉末装片，观察油细胞。

（2）取桔梗嫩茎徒手横切片，观察乳管。

（3）取新鲜橘皮作徒手切片，观察油室。

（4）取小茴香果实横切永久制片，观察油管。

7. 输导组织 观察下列材料，并把结果记录在实验记录上。

（1）取松茎纵切片，观察管胞。

（2）取南瓜茎纵切永久制片，大黄粉末装片，观察导管，并用间苯三酚和浓盐酸染色，观察颜色变化。

（3）取南瓜茎纵切永久制片，观察其韧皮部中的筛管。

8. 维管束类型 观察接骨木茎横切片，小茴根的纵切片，南瓜茎横切片，毛茛根横切片，石菖蒲根茎横切片，麦冬块根横切片，观察并判断各自的维管束类型。

【实验记录】

1. 分生组织

洋葱根尖根端内侧，细胞排列有无细胞间隙（　　　），细胞壁薄还是厚（　　　），细胞核较大还是小（　　　）。

2. 基本组织的观察

栀子叶中薄壁细胞的形状是（　　　），属于（　　　）薄壁组织，马铃薯中薄壁细胞块内含有（　　　），属于（　　　）薄壁组织。

3. 初生保护组织——表皮及其附属物

（1）天竺葵叶下表皮细胞壁呈（　　　）形，气孔类型是（　　　），腺毛（　　　）细胞，非腺毛由（　　　）细胞组成。

（2）薄荷叶的气孔类型是（　　　）式，是否具有腺毛、腺鳞（　　　），栀子叶的气孔类型是（　　　）式，紫花前胡叶的气孔类型是（　　　）式，金盏菊叶的气孔类型是（　　　）式。

（3）茵陈叶非腺毛属于（　　　）毛、毛蕊花叶非腺毛属于（　　　）毛、通脱木叶非腺毛属于（　　　）毛。

4. 次生保护组织——木栓组织

接骨木的周皮由（　　　）（　　　）和（　　　）组成，木栓层有（　　　）列细胞。

5. 机械组织

（1）薄荷茎四个棱角处的组织属于（　　　）角组织，滴加稀碘液和66%硫酸，显（　　　）色；接骨木茎的厚角组织属于（　　　）状厚角组织；南瓜茎表皮下每个细胞在（　　　）处增厚。

（2）黄柏中具有（　　　）纤维，进行间苯三酚和浓盐酸染色后，显（　　　）色。

（3）梨果肉石细胞的形状是（　　　），厚朴石细胞的形状是（　　　），进行间苯三酚和浓盐酸染色，显（　　　）色。

6. 分泌组织

（1）生姜根茎的油细胞存在于（　　　）组织内，（　　　）色，呈（　　　）形；厚朴油细胞呈（　　　）形，细胞壁（　　　）化，呈（　　　）色。

（2）桔梗乳管主要分布在（　　　）中，属于（　　　）乳管。

（3）新鲜橘皮上的分泌腔属于（　　　）式分泌腔。

（4）小茴香果实的腹面有（　　　）个油管，背部每两个主棱之间各有（　　　）个油管，油管呈（　　　）形，每一油管周围均有一层较小的（　　　）细胞，显（　　　）色。

7. 输导组织

（1）松茎纵切片管胞的形状是（　　　），壁上纵向排列的纹孔是（　　　）纹孔。

（2）南瓜茎的导管主要有（　　　）导管、（　　　）导管；大黄粉末中有大型的（　　　）导管，用间苯三酚和浓盐酸染色，显（　　　）色。南瓜茎纵切永久制片的筛管主要存在于（　　　）中，横壁称（　　　），其上的小孔称（　　　），在每个筛管细胞的侧面狭长的细胞属于（　　　）。

8. 维管束类型

在接骨木茎、小茴根、南瓜茎、毛茛根、石菖蒲根茎，麦冬块根中，属于有限外韧型维管束的是（　　　），属于无限外韧型维管束的是（　　　），属于双韧型维管束的是（　　　），属于周韧型维管束的是（　　　），属于周木型维管束的是（　　　），属于辐射型维管束的是（　　　）。

【实验报告内容】

1. 绘制所观察到的气孔类型图，并注明各部分的名称。
2. 绘制所观察到的腺毛、腺鳞、非腺毛图。
3. 绘制厚朴粉末或梨果肉石细胞图。
4. 绘黄柏的纤维，注明细胞腔、纹孔、层纹。
5. 绘松茎中的具缘纹孔管胞图。
6. 绘绿豆芽根中各种类型的导管图。
7. 绘生姜根茎中的油细胞、橘果皮中的油室和松木茎中的树脂道。

【思考题】

1. 如何区别平轴式与直轴式气孔？如何区别不等式与不定式气孔？
2. 腺毛与非腺毛在形态特征和功能上有何不同？
3. 保护组织有哪些种类？存在植物体的何部位？它与中草药鉴定的关系如何？

4. 厚角组织与厚壁组织有何异同？

5. 在机械组织与输导组织各有哪些类型？如何区分导管、管胞与木纤维？

6. 在皮类药材的粉末中可能找到哪些细胞组织？一定找不到哪些细胞组织？

实验三　根与茎的形态

PPT

学习目标

知识目标

1. **掌握**　根的形态特征和根系的类型；茎的形态及变态类型。

2. **熟悉**　根和茎的形态区别。

3. **了解**　根与茎的功能。

能力目标　通过本实验，要求学生借助形态学知识正确鉴别根和茎，为根及根茎的发育研究以及药材的鉴定奠定基础。

【实验概述】

多数药用植物以根或茎入药，掌握根和茎的外部形态对根、茎类药材的基源鉴定具有十分重要的意义。根一般指植物长在地下的营养器官，根上没有节和节间，一般不生叶、芽或花，有正常形态，也有变态，要分清楚二者的区别。茎是种子植物重要的营养器官，通常生长在地面以上。在外部形态上与根不同的是，茎上一般有节、节间和芽，在茎的形态特征描述中，首先要能够按照茎的质地和生长习性正确地描述茎，此外需掌握茎的变态类型。

【实验材料】

1. 材料

（1）**根**　荠菜或菠菜、葱、小麦、桔梗、白芷、甘草、党参、麦冬、玉蜀黍根部、吊兰、爬山虎、菟丝子、桑寄生、常春藤或凌霄、浮萍等带根的新鲜材料。

（2）**茎**　荠菜、忍冬、牵牛、葎草、栝楼或葡萄、爬山虎、蛇莓、扁竹蓼、天门冬或土百部、酸橙的枝刺、山药或黄独的珠芽、黄精根茎、生姜根茎、马铃薯块茎、荸荠球茎、莪术或姜黄的根茎和块根、蒜或洋葱鳞茎等新鲜材料。

2. 试剂　间苯三酚、浓盐酸、水合氯醛、稀甘油、蒸馏水、苏丹Ⅲ、硫酸等。

3. 仪器和器材　搪瓷方盘、放大镜、解剖针、解剖器、镊子、刀片、培养皿、吸水纸、烧杯、酒精灯、毛笔等。

【实验内容】

1. 根的形态特征与根的类型　观察桔梗、白芷、荠菜、菠菜、葱、麦冬的根，区分主根、侧根与纤维根；区别根系类型。

2. 根的变态　观察白芷、甘草、党参、玉蜀黍、吊兰、菟丝子、桑寄生或斛寄生、常春藤或爬山虎、浮萍的根，区别根的变态类型。

3. 茎的外形　观察荠菜、忍冬、葎草、栝楼或葡萄、爬山虎的茎的形态。将观察结果记录在实验记录上。

4. 茎的变态

（1）地上茎变态观察　观察扁竹蓼、土百部、带枝刺的酸橙、栝楼、葡萄、带珠芽的山药或黄独的茎，确定相应的茎的变态类型，并将观察结果记录在实验记录上。

（2）地下茎变态的观察　观察黄精、生姜、马铃薯、荸荠、洋葱和蒜的茎，将观察结果记录在实验记录上。

【实验记录】

1. 根的形态特征、类型

桔梗、白芷的根系属于（　　）；葱、麦冬的根系属于（　　）；具有主根、侧根的有（　　）和（　　）。

2. 根的变态

白芷根属于（　　）根，甘草或党参的根属于（　　）根，玉蜀黍茎基部的节上的根属于（　　）根，吊兰茎节上的根属于（　　）根，菟丝子茎上的根属于（　　）根，桑寄生或斛寄生的根属于（　　）根，常春藤或爬山虎茎的根属于（　　）根，浮萍漂浮于水中的根属于（　　）根。

3. 茎的外形

（1）荸荠的茎，属于（　　）茎；忍冬、葎草的茎，属于（　　）茎。

（2）栝楼或葡萄的茎，属于（　　）茎；爬山虎的茎，属于（　　）茎。

4. 茎的变态

（1）地上茎变态观察

1）扁竹蓼、土百部的茎属于（　　）；酸橙刺属于（　　）。

2）栝楼、葡萄的卷须属于（　　）卷须；山药或黄独的珠芽属于（　　）。

（2）地下茎变态的观察

1）黄精、生姜的根茎（　　）状，上面是否有节（　　）。

2）马铃薯块茎上可见（　　）和退化的（　　）的痕迹。

3）荸荠的茎属于（　　）茎，上面膜质的结构是（　　），环形的纹状结构是（　　）。

4）洋葱和蒜茎属于（　　）茎，茎极度缩短成（　　），其上着生的肉质的结构属于（　　），外面有无膜被（　　），属于（　　）鳞茎。

5）莪术或姜黄的茎属于（　　）茎。

【实验报告内容】

1. 将所观察的根类植物材料归类。

2. 将所观察的茎类植物材料归类。

3. 列表比较小麦、桔梗、白芷、甘草、麦冬、吊兰、爬山虎、常春藤根的区别。

4. 绘下列材料的形态特征图，注意标注关键部位的名称：麦冬、浮萍、爬山虎、天门冬、黄精根茎、马铃薯。

【思考题】

1. 根及根系的类型有哪些？

2. 根的变态有哪些类型？

3. 茎的变态有哪些类型？

4. 从形态角度，根与茎有何区别？

5. 根和茎分别来源于什么？有何功能区别？

6. 从提供的实验材料中，总结常见的药材名称。

实验四 根的组织结构

PPT

学习目标

知识目标

1. **掌握** 根的初生构造和根的次生构造的特点。
2. **熟悉** 根的初生构造向次生构造的演变过程。
3. **了解** 根尖的构造以及根的异常构造特点。

能力目标 通过本实验的学习，要求学生掌握徒手切片的方法，具备通过细胞组织的结构鉴定根的组织构造的能力，并能将所学知识正确应用于根类药材的鉴定。

【实验概述】

根的初生构造大多存在于单子叶植物和一些一年生的双子叶植物中，一般包括表皮、皮层和维管柱三部分；双子叶植物根的木质部一般分化到根的中心。维管形成层的出现及活动和木栓形成层的出现和活动，标志着根由初生构造演化成次生构造。

【实验材料】

1. 材料 永久制片：毛茛根横切永久制片、鸢尾根横切永久制片、关防风根横切永久制片、当归根横切永久制片、怀牛膝根横切永久制片、黄芩和甘松老根横切片。

2. 试剂 间苯三酚、浓盐酸、水合氯醛、稀甘油、蒸馏水、苏丹Ⅲ、硫酸等。

3. 仪器和器材 显微镜、搪瓷方盘、载玻片、盖玻片、镊子、刀片、培养皿、吸水纸、擦镜纸、烧杯等。

【实验内容】

1. 根的初生构造 取毛茛根横切面永久制片，显微镜下观察初生构造；取鸢尾根横切面永久制片，观察单子叶植物根的初生构造。

2. 双子叶植物根的次生构造 取关防风或当归根横切面永久制片，显微镜下观察其次生构造

3. 双子叶植物根的异常构造 取怀牛膝、黄芩和甘松老根横切面永久制片，显微镜下观察其异常构造。

【实验记录】

1. 根的初生构造

（1）毛茛根横切面由（   ）（   ）和（   ）三部分组成。表皮细胞（   ）列；皮层分为（   ）层，有无凯氏点（   ）；初生木质部（   ）型，由（   ）（   ）组成。

（2）鸢尾根横切面维管束的排列方式是（   ），内皮层细胞（   ）列，细胞壁是否均匀增厚（   ）。

2. 双子叶植物根的次生构造

关防风根横面由（   ）（   ）和（   ）三部分组成。最外几层排列紧密整齐的扁平状细胞属于（   ）。形成层环由（   ）层（   ）状的薄壁细胞组成，维管束为（   ）型。

3. 双子叶植物根的异常构造

怀牛膝根横切面木栓层为最外（　　　）层排列紧密整齐的扁平状细胞组成，皮层由（　　　）细胞组成，中柱由（　　　）（　　　）和中心的（　　　）组成。异型维管束为（　　　）型，断续排列成（　　　）轮。正常维管束的木质部为（　　　）型。

【实验报告内容】

1. 绘毛茛根的初生构造详图，注明各部分的名称。

2. 绘关防风根或当归根的横切面简图，示双子叶植物根的次生构造，注明各部分的名称。

3. 绘怀牛膝和黄芩老根的异常构造简图，注明各部分的名称。

4. 列表比较毛茛根、鸢尾根、关防风根横切面的组织结构差异。

【思考题】

1. 根的初生构造由哪几部分组成？各部分有什么特点？

2. 根的次生构造有哪几部分组成？与初生构造有何区别？次生韧皮部与次生木质部各由哪些细胞组成？

3. 双子叶植物根的异型构造是怎样形成的？

PPT

实验五　茎的组织结构

学习目标

知识目标

1. **掌握**　双、单子叶植物茎的初生构造和双子叶植物的次生构造。

2. **熟悉**　双、单子叶植物根茎构造及双子叶植物根茎的异常构造特点。

3. **了解**　维管束的类型。

能力目标　通过本实验的学习，要求学生掌握徒手切片的方法，具备通过细胞组织的结构鉴定茎的组织构造的能力，并能将所学知识正确应用于根茎类药材的鉴定。

【实验概述】

在茎的组织结构学习内容中，首先要区分单子叶、双子叶植物茎和根茎的特征。双子叶植物的茎和根茎中维管束一般呈环状排列，有皮层、髓和髓射线之分；单子叶植物茎和根茎中的维管束是星散分布的，无皮层和髓之分。

【实验材料】

1. **材料**　永久制片：向日葵茎横切片、椴树茎2~3年生茎横切片、黄连根状茎横切片、马蓝茎横切片、石斛茎横切片、石菖蒲根茎横切片。

2. **仪器和器材**　显微镜。

【实验内容】

1. **双子叶植物茎的初生构造**　取向日葵茎横切面永久制片，显微镜下观察，将观察结果记录在实验记录上。

2. **双子叶植物茎的次生构造**

（1）双子叶植物木质茎的次生构造　取2~3年椴树茎横切面永久制片，显微镜下观察，将观察结果记录在实验记录上。

（2）观察双子叶植物草质茎的次生构造　取马蓝茎横切面永久制片，显微镜下观察，将观察结果记录在实验记录上。

3. 单子叶植物茎的构造　取石斛茎横切面永久制片，先在低倍镜下观察，注意它和双子叶植物茎的区别、无木栓形成层和形成层，再选一中部的维管束，在高倍镜下仔细观察，将观察结果记录在实验记录上。

4. 单子叶植物根状茎的构造　取石菖蒲根状茎横切面永久制片，观察并将观察结果记录在实验记录上。

【实验记录】

1. 双子叶植物茎的初生构造

向日葵茎表皮细胞为（　　）层细胞，排列整齐、紧密，是否见非腺毛（　　），紧接表皮的为（　　）细胞，皮层薄壁细胞中分布的少数圆形结构为（　　），初生维管束（　　）个、排列成（　　）状，每个维管束由（　　）（　　）和（　　）组成，韧皮部的外方具（　　），茎中部的薄壁细胞为（　　），位于维管束间的数列薄壁细胞为（　　）。

2. 茎的次生构造

（1）双子叶植物木质茎的次生构造　椴树茎横切片，周皮由（　　）（　　）和（　　）组成，紧接周皮的是（　　）组织，维管束（　　）束，排列成（　　）状，所观察的椴树属于（　　）年生的茎，韧皮部的髓射线与皮层相连处是否呈漏斗状（　　）。

（2）双子叶植物草质茎的次生构造　马蓝茎表皮细胞（　　）列，（　　）形，皮层是否有厚角组织（　　），维管束排列成（　　）状，外侧有（　　）。

3. 单子叶植物茎的构造

石斛茎有无木栓形成层和形成层（　　），表皮由（　　）层细胞构成，基本组织是否有皮层、髓及髓射线的区别（　　），维管束的类型是（　　），排列方式是（　　）。

4. 单子叶植物根茎的构造特点

石菖蒲根茎皮层中散在多数（　　），内皮层细胞的（　　）壁和（　　）壁明显增厚，成（　　）形，彼此连成波形（　　），中心为（　　）维管束。

【实验报告内容】

1. 绘向日葵茎横切面简图，并注明各部分的名称。
2. 绘椴树茎横切面简图，并注明各部分的名称。
3. 绘薄荷茎横切面部分简图，并注明各部分的名称。
4. 绘黄连根茎横切面构造简图，并注明各部分的名称。
5. 绘石斛茎横切面简图和石菖蒲根茎横切面简图，并注明各部分的名称。
6. 描述向日葵、石斛茎根切面组织构造特征。

【思考题】

1. 双子叶植物茎的初生构造与双子叶植物木质茎的次生构造有何区别？
2. 单子叶植物茎和双子叶植物茎的构造有何区别？
3. 单子叶植物根茎的构造有何特点？

实验六 叶的形态

PPT

学习目标

知识目标

1. **掌握** 叶的组成和形态；叶的类型。

2. **熟悉** 叶序的类型。

3. **了解** 叶的功能；不同类型的叶以及叶序对于植物分类的意义。

能力目标 通过本实验的学习，要求学生能用理论知识描述和区别不同类型的叶的形态、组成，具备将所学知识正确应用于叶类药材和全草类药材鉴定的能力。

【实验概述】

叶是植物重要的营养器官。大多着生于茎节上，通常为绿色扁平体，具有向光性，进行光合作用、蒸腾作用和繁殖作用。叶的组成、形态、类型与排列方式等在植物分类和鉴定中有重要的价值。多样化的叶的形态和类型是植物多样性的重要体现，特别是在缺乏繁殖器官的时候，叶是植物分类与鉴定的主要依据。

叶的特征描述中，首先区分清楚单叶与复叶、叶的排列方式（叶序），其次观察叶片的形状和叶尖、叶基、叶缘、叶脉的形状特征，再其次观察叶的上、下表面特征，最后观察叶柄和托叶的情况。另外，要注意变态叶和异形叶。

【实验材料】

1. **材料** 新鲜材料或标本：麦冬、垂柳、薄荷、女贞、蔷薇、天竺葵、马尾松、银杏、臭牡丹、紫荆、菠菜、酢浆草、五加、月季、南天竹、酸橙、虎杖、茜草、乌敛莓、皂荚、云实、紫荆、葛、龙须藤、慈姑叶；樟树、女贞、夹竹桃、松、刺槐、豌豆、胡杨、贴梗海棠带叶的枝。

2. **试剂** 蒸馏水。

3. **仪器和器材** 镊子、放大镜、解剖针、解剖器、培养皿等。

【实验内容】

1. **叶的组成** 注意观察"叶柄""托叶""叶片"，区分完全叶与不完全叶。有的物种托叶是早落。观察所给的实验材料，把观察结果记录在实验记录上。

2. **叶片的形态** 注意观察"叶尖""叶缘""叶基"等结构，特别注意叶片的长宽比例以及正确使用描述叶形的词汇。观察所给的实验材料，把观察结果记录在实验记录上。

3. **叶脉的类型观察** 注意主脉的分布、主脉与次级叶脉的关系，这是区分羽状网脉、掌状网脉、平行脉、弧形脉的关键，把观察结果记录在实验记录上。

4. **复叶的类型观察** 注意叶轴的长短特征、叶轴的分支情况，是区分三出复叶、掌状复叶与羽状复叶的关键。观察所给的实验材料，把观察结果记录在实验记录上。

5. **叶序的类型观察** 叶序指叶在茎枝上的排列方式，区分互生、对生、轮生、簇生叶序，理解叶镶嵌的概念。观察所给的实验材料，把观察结果记录在实验记录上。

6. **叶的变态** 观察植物叶时，应注意叶变态的识别，区分苞片、叶刺、叶卷须、鳞叶、捕虫叶等叶的变态类型。观察所给的实验材料，把观察结果记录在实验记录上。

7. **异形叶性** 注意同一株植物不同形状的叶的识别。观察所给的实验材料，把观察结果记录在实验记录上。

【实验记录】

1. 叶的组成

（1）蓼科植物如虎杖、酸模通常具有（　　　）托叶鞘。

（2）豆科植物如紫荆、龙须藤、甘草、刺槐通常叶柄基部常膨大，称为（　　　）结构。

2. 叶片的形状

（1）松属植物如马尾松叶，属（　　　）形叶。

（2）天门冬科沿阶草叶片狭长，上端与基部近等宽，属（　　　）形叶。

（3）杨柳科柳的叶片长为宽的 4~5 倍，叶端尖，下部较宽阔，属（　　　）形叶。

（4）木犀科女贞叶片长约为宽的 2 倍，中部以下较宽，外形似卵形，属（　　　）形叶。

（5）豆科紫荆叶片长约为宽的 2 倍，叶端尖，基部凹陷，属（　　　）形叶。

（6）马鞭草科臭牡丹叶长与宽近等，中部以下较宽，属（　　　）形叶。

（7）牻牛儿苗科天竺葵叶片为宽大于长，叶端钝圆，基部内陷，属（　　　）形叶。

（8）裸子植物银杏叶片顶端宽阔，基部狭窄，外形为扇，属（　　　）形叶。

3. 脉序的类型

（1）樟科樟属樟的叶脉，是典型的（　　　）出脉。

（2）银杏具有较为古老的（　　　）脉序。

（3）紫荆、龙须藤都具有（　　　）状脉。

4. 复叶的类型

（1）酢浆草科酢浆草，三小叶集生于总叶柄的顶端，属（　　　）复叶。

（2）五加科五加，三片以上小叶集生于总叶柄的顶端，呈掌状展开，属（　　　）复叶。

（3）蔷薇科月季的叶片是顶端有（　　　）枚小叶片，属（　　　）复叶。

（4）豆科皂荚是顶端有（　　　）枚小叶片，属（　　　）复叶。

（5）豆科云实，总叶柄呈分枝，每分枝又是羽状复叶，属（　　　）羽状复叶。

（6）小檗科南天竹，总叶柄作两次分枝，每分枝又是羽状复叶，属（　　　）羽状复叶。

（7）芸香科中的很多植物如酸橙，顶端小叶特别发达，两侧小叶退化，与顶小叶间有关节，属（　　　）复叶。

（8）葡萄科乌敛莓具有（　　　）枚小叶片排列成特殊的掌状复叶，称为（　　　）复叶。

5. 叶序的类型

下列属于互生叶序的植物有（　　　）；属于对生叶序的植物有（　　　）；属于轮生叶序的植物有（　　　）；属于簇生叶序的植物有（　　　）；

A. 夹竹桃；B. 樟；C. 女贞；D. 松（老枝上着生的叶）；E. 紫荆；F. 薄荷

6. 叶的变态

（1）豆科刺槐叶柄基部两侧的刺，是由（　　　）部分演变来的，与枝刺区别（　　　）。

（2）贴梗海棠长枝上的叶的托叶变成（　　　）。

（3）菝葜的卷须是由（　　　）变态而成的；豌豆的卷须是由（　　　）变态而成的。

7. 异形叶性

由于环境的影响，慈姑挺水叶属（　　）形叶，浮水叶属（　　）形叶，沉水叶（　　）形叶。

【实验报告内容】

1. 请绘制两种自己感兴趣植物的叶，并注明各部分的名称和结构。

2. 根据所提供豆科植物紫荆、龙须藤、葛、刺槐的叶，结合系统演化关系对叶的组成与形态特征进行比较描述。

【思考题】

1. 如何区别复叶与小枝？

2. 如何通过叶形态特征去鉴别物种？

3. 请举例更多具有的变态叶的植物。

PPT

实验七　叶的组织结构

学习目标

知识目标

1. 掌握　双子叶植物叶的组织结构特点。

2. 熟悉　单、双子叶植物叶的组织构造区别。

3. 了解　叶的组织构造特征对药材鉴定和植物分类的意义。

能力目标　通过本实验的学习，要求学生掌握叶横切面徒手切片和表面制片的方法，具备能用理论知识描述和区别不同类型的叶的形态、组成的能力，以及将所学知识正确应用于叶类药材和全草类药材鉴定的能力。

【实验概述】

观察叶的内部构造时，首先区分表皮、叶肉、叶脉三个区域。观察表皮细胞的形状、平周壁式样、层数、角质层，有无毛被和气孔，及气孔类型；叶肉部位观察是否有明显的栅栏组织与海绵组织区别，禾本科植物叶肉通常没有明显的栅栏组织与海绵组织分化。叶片栅栏组织层数，其是否通过中脉；叶脉部位观察维管束类型、上下有无厚角组织；同时注意观察有无异细胞和内含物，及其分布情况。裸子植物的针叶具有较厚细胞壁的表皮、发达的角质层、下陷的气孔等是适应旱生的结构特征；对于蕨类药用植物，要注意叶柄基部的维管组织的数目、形状与排列方式。叶的显微组织构造在植物分类和鉴定中有重要的价值。

【实验材料】

1. 材料　永久制片：薄荷叶横切片，紫萁贯众、狗脊贯众叶柄基部横切片，淡竹叶横切片，百合叶横切片，马尾松叶横切片。

2. 仪器和器材　显微镜、搪瓷方盘、镊子、培养皿、吸水纸、擦镜纸、烧杯、等。

【实验内容】

观察叶的组织构造。

观察叶的组织构造时，特别注意区分单子叶与双子叶植物叶的结构特点；观察双子叶植物叶片的特征时，特别注意栅栏组织的分布、上下表皮细胞的特征、气孔的类型、中脉维管束的特征。

裸子植物针叶注意观察旱生结构特征如具较厚细胞壁的表皮、发达的角质层、下陷的气孔等。

不同种类的蕨类植物，注意观察叶柄基部维管束的数目、性状与排列方式的不同，可作为鉴定的重要依据。观察所给的实验材料，并把观察结果记录在实验记录上。

【实验记录】

叶的组织构造

（1）唇形科薄荷叶横切面表皮细胞（　　）层，栅栏组织（　　）层，内含物为（　　），呈（　　）。

（2）禾本科淡竹叶横切面表皮细胞（　　），百合科百合叶横切面表皮细胞（　　）；（能、否）明显区分栅栏组织与海绵组织。

（3）紫萁贯众叶柄基部横切面维管束（　　）个，呈（　　）形；狗脊贯众叶柄基部横切面维管束（　　）个，排呈（　　）形。

（4）裸子植物马尾松叶横切呈（　　）形，表皮细胞壁较厚，（　　）细胞壁向内凹陷，有无数折襞，中央有（　　）个维管束。

【实验报告内容】

1. 请绘制薄荷叶和淡竹叶的叶横切面简图，并注明各部分的名称和结构。

2. 列表比较薄荷叶、百合叶和马尾松叶横切面的异同。

【思考题】

1. 等面叶与异面叶结构有何异同？

2. 单子叶植物与双子叶植物的叶在外部形态和内部构造上有何不同？

PPT

实验八　植物的花

学习目标

知识目标

1. 掌握　被子植物花的各部组成；花的类型和花序的类型。

2. 熟悉　花的解剖程序，能够使用花程式准确描述花的特征。

3. 了解　花的发育；花粉的形态及其分类学意义。

能力目标　通过本实验的学习，要求学生具备正确解剖花和正确描述花器官的能力；能识别常见的特殊花冠类型，并将之熟练应用于药用植物科属鉴定以及花类药材的鉴定。

【实验概述】

花是种子植物特有的繁殖器官，是由花芽发育而成、节间极度缩短而适应生殖的变态短枝，其上着生的花萼、花冠、雄蕊群和雌蕊群为变态的叶。花形态及其构造因植物种类不同而异，但其形态特征及构造较营养器官稳定，变异较小；花各部的形态类型是药用植物分类、中药原植物鉴定及花类药材鉴定的重要依据。

根据花部结构、花被组成、雌雄蕊的存在情况以及花被的对称情况，可将花分为不同的类型，要特别注意不同类型花的划分基于不同的划分依据，要分清彼此的区别与联系。观察花序类型时，要注意花的开放顺序和花在花轴上的排列方式，特别是无限花序，花序轴的长短与小花的排列是区分不同无限花序的关键点。花粉粒微形态因植物种类而异，往往具有分类学价值，在观察时要注意其形状、颜色、表面特征，同时要从赤道面、极面和球面三个面全面观察其形态。

【实验材料】

1. 材料 油菜、泡桐、蜀葵、紫藤、金丝桃、金盏菊、虞美人、铁线莲、杜鹃花、毛茛、厚朴、月季、贴梗海棠、豌豆、樱花、桔梗、丝瓜、柚子、车前、柳、万年青、天南星、半夏、马蹄莲、法国梧桐、麻叶绣线菊、无花果、女贞、小麦、五加、野胡萝卜、唐菖蒲、石竹、大戟、益母草、百合、红花、金鱼草、夹竹桃、金银花、构树、桑等的花或花序。

2. 试剂 水合氯醛、稀甘油、蒸馏水等。

3. 仪器和器材 显微镜、搪瓷方盘、放大镜、解剖针、解剖器、载玻片、盖玻片、镊子、刀片、培养皿、吸水纸、擦镜纸、烧杯、酒精灯、毛笔等。

【实验内容】

1. 观察花的组成及花冠和雄蕊、雌蕊的类型 以油菜花为例，解剖一朵花，依照完整花6部分：花梗（花柄）、花托、花萼、花冠、雄蕊和雌蕊的顺序进行解剖。注意花托形态随植物种的不同而异，解剖花萼时注意萼片数目、是否联合。将油菜花进行由外至内的解剖观察后，记录各部分的形态特征，并写出花程式。

观察花冠类型时，先要注意花冠是否联合，如联合，则注意先端是否分裂及裂片数目；如分离，则注意花瓣的数目、大小与排列方式。代表性的花冠如十字花科十字花冠、豆科蝶形花冠、唇形科唇形花冠、菊科舌状花冠等，值得关注。

观察雄蕊类型时，要注意雄蕊的排列方式、联合情况、雄蕊的数目与长短等。观察油菜花、紫藤、泡桐花、金盏菊、蜀葵花、金丝桃、毛茛的花，区分花冠和雄蕊、雌蕊的类型。将实验结果记录在实验记录上。

2. 观察子房着生位置、胎座类型 观察子房着生的位置时，首先要注意子房和花托的联合程度，然后注意子房与花被、雄蕊之间的关系。观察油菜花、桃花、贴梗海棠、桔梗的花，区分子房着生的位置。

胎座指胚珠在子房内着生的位置，心皮数目与联合状况的不同产生了多种胎座。区分胎座类型时要注意胚珠着生的位置、形成雌蕊的心皮数以及心皮的联合情况。观察豌豆、丝瓜或虞美人、柚子或泡桐花的胎座类型，将观察结果记录在实验记录上。

3. 观察花与花序的类型 观察花的类型时，要重点注意花部结构的完整性、花被组成情况、雌雄蕊的存在情况以及花被的对称情况，观察百合花、金鱼草花、夹竹桃花、构树的雄花与雌花。

花序是指花在花序轴上有的排列方式和开放次序。观察无限花序时，要注意开花顺序、花序轴长短以及小花柄的有无及长短情况。若为复花序，须观察花序轴分枝状况，观察油菜花序、车前草花序、柳树的花序、天南星的花序、五加的花序、麻叶绣线菊的花序、向日葵的花序、女贞花序、小麦花序以及野胡萝卜花序，区别花序类型，并将观察结果记录在实验记录上。观察有限花序时，要注意开花顺序并与无限花序区别。观察唐菖蒲、石竹、泽漆以及益母草的花序，区分花序类型，将观察结果记在实验记录上。

4. 观察花粉形态 花粉特征是重要的分类性状，成熟的花粉粒直径一般在 $15\sim50\mu m$ 之间，形态各异，有球形、三角形、椭圆形等，不同的植物有各自的特点。在观察时要注意其形状、颜色、表面特征，同时要从赤道面、极面和球面三个面全面观察其形态。观察百合花、红花、金银花、夹竹桃的花粉形态特征，注意将雄蕊的花药在载玻片上轻轻蹭几下，让花粉散落，水装片观察即可。将观察结果记录在实验记录上。

【实验记录】

1. 观察花的组成，花冠和雄蕊、雌蕊的类型

（1）十字花科油菜 花梗常呈（　　）色，花萼有（　　）枚，是否联合（　　），花冠共有（　　）枚，是否联合（　　），雄蕊共有（　　）枚，是否联合?（　　），雌蕊的柱头（　　）裂。油菜花的花程式可表示为（　　）。

（2）豆科紫藤 花冠是否联合（　　），共有（　　）枚；属于（　　）花冠；雄蕊共有（　　）枚，其中（　　）联合，（　　）分离，属于（　　）雄蕊。雌蕊由（　　）心皮构成，属于（　　）雌蕊。

（3）玄参科泡桐 花冠是否联合（　　），花冠裂片（　　）枚，属于（　　）花冠；雄蕊的数目和花丝长短情况，雄蕊共有（　　）枚，属于（　　）雄蕊。

（4）菊科金盏菊 边缘的花冠属于（　　）花冠，中央的花冠属于（　　）花冠；仔细解剖雄蕊，是否花丝分离，花药是否联合（　　）属于（　　）雄蕊。

（5）锦葵科蜀葵 雄蕊的（　　）部分联合，属于（　　）雄蕊。

（6）金丝桃科金丝桃 每束花丝的基部是否联合（　　）属于（　　）雄蕊。

（7）毛茛科毛茛 雌蕊属于（　　）雌蕊。

2. 观察子房着生位置，胎座类型

（1）油菜的子房是否仅底部与花托相连（　　），花被、雄蕊着生的位置是（　　），属于子房（　　）位（　　）花。桃花的子房是否仅底部与花托相连（　　），花被、雄蕊着生的位置是（　　），属于子房（　　）位（　　）花。

（2）蔷薇科贴梗海棠的花，子房是否完全与花托愈合（　　），花被、雄蕊着生的位置是（　　），属于子房（　　）位（　　）花。

（3）桔梗科桔梗的花，子房是否完全与花托愈合（　　），花被、雄蕊着生的位置是（　　），属于子房（　　）位（　　）花。

（4）豆科豌豆属于（　　）胎座。

（5）葫芦科丝瓜花、罂粟科虞美人属于（　　）胎座。

（6）芸香科柚子属于（　　）胎座，玄参科泡桐属于（　　）胎座。

3. 观察花与花序的类型

（1）百合科百合花的对称轴有（　　）条，属于（　　）对称花，有无花冠与花萼的明显区分（　　），属于（　　）被花，有无雄蕊、雌蕊（　　），属于（　　）性花。

（2）玄参科金鱼草花的对称轴有（　　）条，属于（　　）对称花，有无花冠与花萼的明显区分（　　），属于（　　）被花，有无雄蕊、雌蕊（　　），属于（　　）性花。

（3）夹竹桃科夹竹桃花属于（　　）对称花，有无花冠与花萼的明显区分（　　），属于（　　）被花，有无雄蕊、雌蕊（　　），属于（　　）性花。

（4）桑科构树的雄花是否有花被（　　　），属于（　　　）被花，有无雄蕊、雌蕊（　　　）属于（　　　）性花。桑的雌花是否有花被（　　　），属于（　　　）被花，有无雄蕊、雌蕊（　　　），属于（　　　）性花。

（5）总状花序：油菜花序主轴延长分枝与否（　　　），小花柄是否近等长（　　　）。

（6）穗状花序：车前草的花序轴是否延长（　　　），有无小花柄（　　　）。

（7）柳树的花序轴向（　　　）生长，有无小花柄（　　　），属于（　　　）花序。

（8）天南星的花序轴质地是（　　　），外面包裹的是（　　　），称为（　　　），天南星的花序是（　　　）。

（9）五加的花序轴是否延长（　　　），小花梗是否近等长（　　　），属于（　　　）花序。

（10）蔷薇科麻叶绣线菊的花序轴是否延长（　　　），小花梗是否近等长（　　　），小花梗的着生情况是（　　　），属于（　　　）花序。

（11）向日葵的花序轴膨大变成（　　　）状，边缘较大的是（　　　）花，中央较小的是（　　　）花，属于（　　　）花序。

（12）无花果肉质膨大的部分属于（　　　），其内着生多数小花是否有花柄（　　　），属于（　　　）花序。

（13）女贞花序主轴是否分枝（　　　），每一分枝是一个（　　　）花序，全部花序属于（　　　）花序。

（14）小麦花序主轴进行（　　　）状分枝，每分枝为一（　　　）花序。

（15）伞形科野胡萝卜花序，主轴是否有分枝（　　　），分枝的长短是（　　　），每分枝上形成（　　　）花序，全部形成（　　　）花序。

（16）鸢尾科唐菖蒲的（　　　）花先开，侧轴上亦是（　　　）花先开，其下由同侧再发出侧轴，形成（　　　）花序。

（17）石竹科石竹的顶花下同时发出（　　　）个侧轴，依次下去形成（　　　）花序。

（18）大戟科泽漆的顶花下同时发出（　　　）个侧轴，是否有叶状总苞（　　　），形成（　　　）花序。

（19）唇形科益母草叶腋处的花呈（　　　）状着生，属于（　　　）花序。

4. 观察花粉形态

（1）金银花的花粉呈（　　　）形，表面（　　　），具有（　　　）孔（　　　）沟。

（2）红花的花粉呈（　　　）形，表面（　　　），具有（　　　）孔（　　　）沟。

【实验报告内容】

1. 写出油菜花、紫藤、金丝桃的花程式。

2. 请绘制两种自己感兴趣植物的花，并注明各部分的名称和结构。

3. 解剖两种不同植物的花，并适当摆放后绘图，标注各部位名称。

3. 绘所观察到的花粉粒形态特征。

【思考题】

1. 如何辨别离瓣花和合瓣花？

2. 如何区分二强雄蕊与四强雄蕊、聚药雄蕊与单体雄蕊？

3. 如何区别有限花序和无限花序？

4. 列表总结伞形花序、伞房花序、头状花序、总状花序、穗状花序与茎荑花序异同。

PPT

实验九 果实和种子

 学习目标

知识目标

1. **掌握** 不同类型果实的特征及其构造；种子的组成。

2. **熟悉** 生活中常见的果实类型；特殊分类群的果实特征。

3. **了解** 解剖果实和种子的正确方法；果实和种子的传播途径；果实和种子在药用植物分类和药材鉴定中的应用。

能力目标 通过本实验的学习，要求学生掌握解剖果实和种子的方法，具备通过果实种子的特征鉴定药用植物科属的能力，并能将所学知识正确应用于果实种子类药材的鉴定。

【实验概述】

果实是被子植物特有的繁殖器官，一般由受精后的子房发育形成，由果皮和种子构成。果皮分为外果皮、中果皮与内果皮三层。不同的果实类型往往具有分类学价值。观察果实结构时要特别注意形成果实的心皮数目，心皮的联合与否，外果皮、中果皮与内果皮的形态差异以及果实的开裂方式，上述特征对鉴别不同的果实类型具有十分重要的意义。

种子是种子植物特有的器官，由受精后的胚珠发育而成来，其主要功能是繁殖。种子由种皮、胚和胚乳组成。通过观察种子的构造，掌握不同类型种子的组成及其各部分的特征，熟悉易与果实混淆的药用种子鉴别特征。

【实验材料】

1. 材料

（1）果实 不同类型新鲜果实或浸泡果实标本、干燥果实标本：番茄或葡萄、桃、橘、黄瓜、苹果或梨、八角茴香、豆荚、油菜果实、菥蓂果实、马兜铃、蓖麻、紫薇、曼陀罗、虞美人、金鱼草、莨菪或车前、石竹或王不留行、向日葵、小麦或玉米、杜仲、小茴香、板栗、鸡冠花或千日红、毛茛、草莓、蔷薇、五味子、莲蓬、悬钩子、凤梨、桑椹、无花果或薜荔。

（2）种子 蓖麻种子、杏仁、银杏、大豆、蚕豆或扁豆种子、小麦或玉米的纵切片。

2. 仪器和器材 放大镜、镊子、解剖针、刀片、纱布、擦镜纸。

【实验内容】

1. 不同果实类型形态结构的观察

（1）单果 由一朵花的单雌蕊或复雌蕊形成的果实。在解剖时注意观察外、中、内三层果皮的特性，原来子房的心皮个数以及果实的开裂方式。

1）肉质果 外、中、内三层果皮的特性是区分不同肉质果的重要依据。观察葡萄、桃、橘、黄瓜、苹果的果实，注意三层果皮的结构，判断果实类型，将结果记录在实验记录上。

2）干果 心皮数目以及成熟果实的开裂的方式是区分不同干果的重要依据。观察八角茴香、豆荚、油菜果实、菥蓂果实、马兜铃、紫薇或百合果实、曼陀罗果实、虞美人果实、车前果实、石竹或王不留行果实、向日葵果实、小麦或玉米、板栗、榆或杜仲果实、小茴香、鸡冠花的果实、益母草的果实，判断果实类型，将结果记录在实验记录上。

（2）聚合果 由一朵花中的离生心皮雌蕊发育形成的果实。

1）聚合蓇葖果 观察八角茴香，一朵花中有多个心皮，聚成轮状，注意每个心皮沿什么缝线开裂？厚朴果实为延长的花托上聚生多数沿背缝线开裂的蓇葖果。

2）聚合瘦果 观察毛茛或草莓的果实，花托膨大，其上聚生多数瘦果。

3）聚合坚果 观察莲的莲蓬或莲子，莲的花托呈漏斗形，其内嵌入多数坚果。

4）聚合浆果 观察五味子的果实，由许多浆果聚生在延长的花托上。

5）聚合核果 观察悬钩子的果实，由许多小核果聚生于突起的花托上。

（3）聚花果（复果） 由整个花序发育而成。观察凤梨、桑葚、无花果的果实，判断果实类型，将结果记录在实验记录上。

2. 种子的构造和类型 由外至内观察，注意由外种皮上的特征区分胚珠类型。注意子叶数目、有无胚乳等特征。

（1）双子叶植物有胚乳种子 取蓖麻种子观察、解剖。

（2）双子叶无胚乳种子 取蚕豆或大豆种子观察、解剖。

（3）单子叶植物种子（示教） 取小麦种子观察。

【实验记录】

1. 单果

（1）肉质果

1）葡萄外果皮薄，中、内果皮是否肉质（   ）二者界限是否明显（   ）属于（   ）果。

2）桃子肉质可食的部分属于（   ），中间坚硬核状的部分属于（   ），属于（   ）果。

3）橘子外果皮较韧，中果皮疏松，内果皮（   ）质，所食用的"果肉"属于（   ），药材橘络属于（   ），药材陈皮属于（   ）。

4）黄瓜有（   ）个心皮，属于（   ）果。

5）苹果有（   ）个心皮，属于（   ）果。

（2）干果 将观察内容填在下表中。

果实名称	开裂方式	心皮个数	果实类型	其他特征
八角茴香				
豆荚				
油菜				
马兜铃				
曼陀罗				
向日葵				
小麦或玉米				
板栗				
榆钱或杜仲果实				
小茴香				

2. 聚合果

（1）八角茴香，有（   ）个心皮，每个心皮沿（   ）缝线开裂，属于（   ）果。

（2）毛茛或草莓的果实，花托（   ）状，其上聚生多数（   ）果，属于（   ）果。

（3）莲膨大部分是（　　　），内嵌入的是（　　　）果，属于（　　　）果。

3. 聚花果

（1）凤梨可食用的部分是（　　　），属于（　　　）果。

（2）无花果膨大部分是（　　　）发育来的，内面生多数（　　　）果，属于（　　　）果。

（3）桑葚果实是由（　　　）发育来的，每朵花的子房各发育成 1 个（　　　），包藏于肥厚多汁的肉质（　　　）内。

4. 种子的构造和类型

（1）蓖麻种子外种皮坚硬，其上有一条纵的脊状结构是（　　　），种子的一端点状的结构是（　　　），海绵状结构是（　　　），小孔状的结构是（　　　），剥离外种皮，可见一层白色膜质的结构是（　　　）。纵切开种子，肥厚的部分是（　　　），其内很薄的两片结构是（　　　）。胚位于（　　　），由（　　　）构成。

（2）蚕豆种子种皮上的粗黑线叫（　　　），一端孔状的结构是（　　　），另一端有脊状突起的是（　　　）。

【实验报告内容】

1. 列表比较葡萄、桃、橘、黄瓜、苹果的果实异同点和果实类型。

2. 解剖并绘橘、苹果、马兜铃、小茴香果实外形图和解剖图，标出各部分结构的名称。

3. 绘蓖麻、蚕豆或大豆种子的外形图和纵剖面图，标出种子各部分构造。

【思考题】

1. 如何判断真果与假果？

2. 荚果、角果、柑果、双悬果、梨果分别是哪些科特有的果实？

3. 如何区分单果与聚合果？

4. 如何区别有胚乳种子和无胚乳种子？

实验十　孢子植物与裸子植物

PPT

◎ 学习目标

知识目标

1. 掌握　藻类植物、菌类植物、地衣等低等植物的共同特征；苔藓、蕨类植物的主要特征及分类依据；裸子植物的主要特征以及重点科的特征。

2. 熟悉　常见的药用真菌、苔藓、蕨类和裸子植物；苔藓植物、蕨类植物和裸子植物的生活史。

3. 了解　蕨类和裸子植物进化的联系。

能力目标　通过本实验的学习，要求学生掌握孢粉制片的方法，具备识别和鉴定孢子植物以及裸子植物的能力，并能将所学知识正确应用于菌类、蕨类和裸子植物来源的药材的鉴定。

【实验概述】

藻类、菌类、地衣、苔藓和蕨类植物都用孢子进行有性生殖，不开花结果，因而称为孢子植物。而裸子植物进行有性生殖，开花并形成种子，属于种子植物。

藻类、菌类和地衣植物属低等植物，结构简单，无根、茎、叶的分化和组织分化，无胚；藻类是自养生物，而菌类是异养生物，地衣是菌类和藻类高度共生的复合体；真菌的菌丝体在不同的生活状态下有子实体、菌核、根状菌索以及子座的区别，形成了不同的药材，是学习的重点。苔藓植物、蕨类植物和裸子植物是高等植物，出现了多细胞的生殖器官，出现了胚；苔藓植物具有假根，没有维管系统出现，属较原始的高等植物；蕨类植物出现了根茎叶的分化和维管系统，特别是叶的特征、孢子的形态和叶柄残基的特征具有分类学价值。裸子植物的孢子体发达，出现了花的结构，叶的形态、着生方式、球花的形态、裸露胚珠的特征往往具有分类学价值。

【实验材料】

1. 材料

（1）新鲜材料 葛仙米、甘紫菜、地钱、问荆、海金沙、肾蕨、狗脊蕨、井栏边草等新鲜植株；具孢子叶球的苏铁和马尾松枝条；带球果的侧柏、柏木的新鲜枝条。

（2）标本 石莼、紫菜、海带、鹧鸪菜、石花菜、裙带菜等干标本；冬虫夏草、蘑菇、木耳、银耳、灵芝、茯苓、猪苓等的药材标本；松萝、石耳、地钱、泥炭藓等药用植物标本；卷柏、木贼、问荆、粗茎鳞毛蕨、肾蕨、紫萁、海金沙、石韦、蜈蚣草等的腊叶标本；马尾松或油松、侧柏或柏木、苏铁、银杏、中麻黄或木贼麻黄等具雄球花的腊叶标本；草麻黄的浸泡雌花序和雄花序。

（3）永久制片 衣藻的永久制片；水绵接合生殖的永久制片；冬虫夏草子座横切永久制片；松萝、石耳等地衣的横切永久制片；地钱、葫芦藓的颈卵器和精子器的永久制片；蕨类植物永久制片；松花粉装片。

2. 仪器和器材 显微镜、镊子、放大镜、解剖针、载玻片、盖玻片、刀片、培养皿、吸水纸、擦镜纸等。

【实验内容】

1. 藻类植物 取新鲜的葛仙米或发菜、水绵、紫菜及海带，切段或块，置载玻片上，加蒸馏水并轻轻挤压，盖片，然后在显微镜下观察植物体的细胞构成。

2. 菌类植物 观察冬虫夏草标本与子座的切片，注意子囊与子囊孢子的结构。取蘑菇的子实体，观察其外形，注意各个部分；取菌褶的横切片在显微镜下观察菌褶两面有排列整齐的子实层。观察木耳或银耳的子实体，并与蘑菇区别。观察茯苓的菌核。

3. 地衣植物 在显微镜下观察松萝、石耳等地衣的横切永久制片，熟悉地衣植物的内部构造。

4. 苔藓类植物 观察地钱原的配子体，注意其背面的假根与正面的生殖器官。

5. 蕨类植物 观察石松、卷柏、木贼、问荆、粗茎鳞毛蕨、肾蕨、紫萁贯众、狗脊贯众或海金沙等植物的新鲜原植物或腊叶标本，注意区分大型叶、小型叶，营养叶与孢子叶，特别注意孢子囊着生的位置和叶柄横切面维管束的排列方式。

6. 裸子植物

（1）松科 注意采集记录及实物的下列特征：雄球花和雌球花的结构，雌球花珠鳞腹面倒生胚珠的数目、苞鳞与珠鳞的结构以及球果的特征。将结果记录在实验记录上。

（2）柏科 注意叶的形态与着生情况，理解交互对生的含义；观察苞鳞与珠鳞是否分离。观察侧柏带球花或球果的枝条。将结果记录在实验记录上。

【实验记录】

1. 藻类植物

(1) 发菜植物体由许多（　　）形细胞组成的不分枝的（　　）体，形如念珠状，丝状体外面有一个共同的（　　）；水绵为（　　）的丝状体，细胞为（　　）形，细胞内大而透明的是（　　），悬于中央的是（　　）。

(2) 紫菜藻体（　　）色，（　　）状，藻体由（　　）层细胞构成。

(3) 海带是由（　　）（　　）（　　）三部分组成，假根分枝，牢固地固着于基质上，柄粗而短，在柄的上面为扁带状的叶片。内部分化为（　　）（　　）和（　　）三部分。

2. 菌类植物

(1) 冬虫夏草近表面生有许多（　　），内生许多（　　）形的子囊，每个子囊具细长有多数横隔的（　　）。

(2) 蘑菇子实体（　　）状，由（　　）（　　）（　　）等结构组成，菌褶高倍镜下可见子实层中的（　　），紧密排成（　　）层，担子（　　）状。

(3) 木耳的药用部位是（　　），银耳的药用部位是（　　），茯苓的药用部位是（　　）。

3. 地衣植物

在显微镜下观察松萝的横切片，最外一层为（　　），由菌丝紧密交织而成的，有（　　）和（　　）之分。

4. 苔藓类植物

地钱植物的配子体为（　　）状的扁平叶状体，匍匐生长于地面上。雄器托（　　）状，边缘裂为（　　）瓣，具有长柄。雌器托（　　）状，边缘具（　　）个指状裂片，两裂片之间生有（　　）排颈卵器。

5. 蕨类植物

(1) 石松的叶呈（　　）状，孢子叶穗生于（　　）位置；卷柏的叶呈（　　）排列；木贼的叶呈（　　）状，孢子叶穗生于（　　），问荆的叶呈（　　）状，生于（　　），孢子叶穗生于（　　）。

(2) 粗茎鳞毛蕨叶片（　　）状全裂，叶轴上密被（　　），孢子囊群生于（　　）；海金沙的植物体是（　　），药用部位是（　　）。

6. 裸子植物

(1) 马尾松枝条短枝上的针叶（　　）枚簇生。花粉粒装片置显微镜下观察，能见（　　）个气囊，雌球花生于（　　），由多数（　　）呈螺旋状排列。取成熟的球果种鳞腹面裸露，着生（　　）枚种子，苞鳞和种鳞的关系是（　　）。

(2) 侧柏小枝（　　）状，鳞叶的着生方式是（　　），球果有种鳞（　　）对，种鳞反曲，其腹面茎部有（　　）粒种子。

【实验报告内容】

1. 绘藻类或葛仙米或海带的构造图。

2. 绘蘑菇子实体示意图，注意标明各个部位的名称。

3. 列表比较石松、木贼、粗茎鳞毛蕨和马尾松的异同。

4. 绘粗茎鳞毛蕨的孢子体图，注意突出叶形、孢子囊群着生的位置及叶柄横切面的维管束排列方式。

5. 绘马尾松枝和松花粉粒图。

【思考题】

1. 有些分类系统将蓝藻称之为蓝细菌，为什么？与两界分类的菌类相比，有何特点？

2. 苔藓植物属于高等植物，其原始的特征有哪些

3. 试从花、叶的关系角度阐述蕨类植物与裸子植物的演化关系。

4. 通过新型繁殖器官结构的概念，如雄蕊、子房等，解释裸子植物的胚珠的原始的特征。

实验十一　被子植物——离瓣花亚纲植物分类（桑科、蓼科、毛茛科、木兰科、十字花科、石竹科）

PPT

◉ 学习目标

知识目标

1. **掌握**　桑科、蓼科、毛茛科、木兰科、十字花科和石竹科的特征。

2. **熟悉**　使用工具书和植物分类检索表鉴定药用植物的方法；各科内重点属的特征。

3. **了解**　各科在系统学中的地位；各科药用植物的形态及应用。

能力目标　通过本实验的学习，要求学生具备借助植物形态学的基础知识进行植物科属鉴定的能力，以及熟练使用检索表鉴定药用植物的能力。

【实验概述】

　　离瓣花亚纲又称原始花被亚纲或古生花被亚纲，植物通常无花被、单被或重被，花瓣大多离生，叶多互生，雄蕊和花冠离生，胚珠多具1层珠被。在进行植物鉴定时要结合植物形态学的知识，借助《中国植物志》和《中国种子植物科属词典》等工具书加以鉴定。桑科多单性花，具乳汁，聚花果；蓼科植物无托叶，具有托叶鞘，花被宿存；毛茛科与木兰科属于较原始的被子植物，花被、雄蕊和心皮多数，聚合果。十字花科花瓣十字形，角果；石竹科叶对生，具特立中央胎座。

【实验材料】

1. **材料**　实验材料为带花枝的新鲜植物、浸泡标本和腊叶标本。

桑科：桑、无花果、构树、大麻、榕树等。

蓼科：药用大黄、酸模、何首乌、虎杖、金荞麦等。

石竹科：孩儿参、石竹、瞿麦、麦蓝菜等。

毛茛科：毛茛、黄连、乌头、威灵仙等。

木兰科：玉兰、厚朴、五味子或华中五味子、含笑等。

十字花科：油菜、萝卜、荠菜、菘蓝等。

2. **仪器和器材**　搪瓷方盘、放大镜、解剖针、镊子、刀片、培养皿、吸水纸、烧杯等。

【实验内容与要求】

1. **观察植物形态，描述植物特征**

（1）**桑科**　取桑、无花果、构树、大麻、榕树等植物带花序或果实的新鲜枝条，观察该科植物有无乳汁以及托叶、叶序、叶形、花序及果实与种子等特征。注意观察桑的雌、雄花序，并从花序中各取

一朵小花解剖观察，记录其花的性别、花被、雄蕊、雌蕊及子房位置、花柱、柱头等特征。切开无花果的隐头花序或隐花果，观察其内壁着生的小花情况。

（2）蓼科　取药用大黄、酸模、何首乌或虎杖带花果的新鲜植株及腊叶标本和花的浸泡标本，观察植株性状；叶序、叶形、有无托叶及托叶形态；花序及花各部分形态，果实与种子的形态等特征。注意观察药用大黄根形状及断面的颜色、基生叶与茎生叶形态、托叶、花序及果实特征。解剖一朵花，观察记录花的性别、花被数、雄蕊数、雌蕊的子房位置、心皮数及果实形状。

（3）毛茛科

1）取乌头带花果和块根的完整植株，观察其块根的形状，叶序、叶形、有无托叶；花序及果实与种子的形态等特征。取一朵花解剖，观察记录花的性别、对称性、花萼和花瓣的形状及颜色、雄蕊、雌蕊特征。

2）取黄连有根茎带花果的新鲜材料，注意观察根茎形态及断面的颜色、叶的着生方式、花序及果实形态等特征。解剖一朵花，观察并记录花的性别、对称性、花萼和花瓣的形状、颜色及数目、雄蕊数目、雌蕊的心皮数、心皮有无柄等特征。

3）取毛茛带花果的新鲜植株，注意观察茎叶特征，花序及果实特征。解剖一朵花，观察记录花的性别、对称性、花萼和花瓣的形状、颜色及数目、蜜腺位置、雄蕊数目、雌蕊的心皮数、在突起的花托的着生特征、果实类型。

4）取威灵仙带花果的茎藤，注意观察叶序、单叶或复叶、有无托叶。解剖一朵花，观察其是否仅有萼片而无花瓣、雄蕊和雌蕊的数目及分离情况、宿存花柱羽毛状。

（4）木兰科

1）取玉兰带花和聚合果的枝条，观察其枝叶特征、托叶痕、新鲜叶片揉搓是否有芳香气味。取一朵花解剖，观察记录花被片数目及排列轮数、每轮数目和颜色及形状；雄蕊数目及形状；雌蕊数目，如何着生于突起的花托上；聚合果的特征。

2）取五味子或华中五味子带花和聚合果的枝条，观察其性状和叶形；雄花的花被和雄蕊数目及雌株的花的花被和雌蕊数目，花托的特征；聚合果的形成特点。

（5）十字花科　取油菜带花果的新鲜植株，观察其植株性状、叶形、花序及果实特征。取一朵花解剖，观察记录花的对称性、花萼及花瓣的颜色及数目、排列情况、蜜腺位置、雄蕊类型、雌蕊心皮数目、子房位置、胎座类型及假隔膜特点。

（6）石竹科

1）取孩儿参带花果有块根的完整植株，观察其块根的形状、叶形、有无托叶；花及果实与种子的形态等特征。取一朵花解剖，观察记录花的性别、对称性、花萼和花瓣的形状及颜色、雄蕊、雌蕊等特征。

2）取瞿麦带花果的完整植株，观察其茎节、叶形、花或花序及果实等特征。取一朵花解剖，观察记录花的性别、对称性、花萼和花瓣的形状及颜色、雄蕊、雌蕊等特征。

3）取麦蓝菜带花果的完整植株，观察其叶形、有无托叶；花及果实与种子的形态等特征。取一朵花解剖，观察记录花的性别、对称性、花萼和花瓣的形状及颜色、雄蕊、雌蕊等特征。

2. 要求　以上实验材料，必须借助工具书加以鉴别，区分到属的级别。对桑科、蓼科、毛茛科、木兰科、十字花科的植物要鉴定到种。

【实验报告内容】

1. 列表比较桑、何首乌、石竹、毛茛、玉兰和油菜的形态的异同。

2. 解剖下列植物的花，并绘图，标出各部位的名称：乌头、玉兰、油菜、石竹。

3. 编制所鉴定的桑科、蓼科、毛茛科、木兰科、十字花科植物检索表。

【思考题】

1. 结合桑科的实验材料思考，按照真花学说，桑科的哪些特征属于进化的特征？

2. 如何区分蓼科中大黄属、蓼属、酸模属的特征？

3. 木兰科和毛茛科原始的特征有哪些？

4. 十字花科的角果与豆科的荚果的区别是什么？

5. 认真解剖石竹科植物材料，请解释什么是特立中央胎座？

实验十二 被子植物——离瓣花亚纲植物分类（蔷薇科、豆科、芸香科、五加科、伞形科）

PPT

 学习目标

知识目标

1. 掌握 蔷薇科、豆科、芸香科、五加科和伞形科的特征。

2. 熟悉 使用工具书和植物分类检索表鉴定药用植物的方法；各科内重点属的特征。

3. 了解 各科在系统学中的地位；各科药用植物的形态及应用。

能力目标 通过本实验的学习，要求学生具备借助植物形态学的基础知识进行植物科属鉴定的能力，以及熟练使用检索表鉴定药用植物的能力。

【实验概述】

　　蔷薇科、豆科、芸香科、五加科和伞形科是离瓣花亚纲的重点科。有很多常用中药来源于上述各科，在实验中，借助实验材料的形态特征，来学习各科的重点区别特征。蔷薇科多有托叶，具有各式花托，雄蕊多数，有核果、梨果、聚合瘦果和聚合蓇葖果。豆科植物叶具叶枕，托叶存在，具有蝶形花、假蝶形花和辐射对称的花冠，荚果；其中花冠类型是豆科分亚科的重要依据。芸香科植物多木本，含挥发油，花盘明显，有柑果、聚合蓇葖果、核果等果实类型。五加科多木本，有刺；伞形花序，花五基数，具有上位花盘，核果或浆果。伞形科多草本，具特殊香气，叶柄基部膨大成叶鞘；复伞形花序，花五基数；上位花盘形成花柱基结构，双悬果。

【实验材料】

1. 材料 实验材料为带花枝的新鲜植物、浸泡标本和腊叶标本。

蔷薇科：桃、杏、月季、玫瑰、龙牙草、西府海棠、华北珍珠梅、绣线菊等。

豆科：槐、苦参、甘草、豌豆、蚕豆、皂荚、决明、葛、紫荆、红花羊蹄甲、合欢、含羞草等。

芸香科：柑橘、枳、柚、黄皮树、吴茱萸、花椒、芸香等。

五加科：人参、三七、西洋参、五加、通脱木、八角金盘、白簕等。

伞形科：珊瑚菜、蛇床、当归、白芷、川芎、藁本、芹菜、胡萝卜、柴胡、防风等。

2. 仪器和器材 搪瓷方盘、镊子、放大镜、解剖针、解剖镜、刀片、吸水纸、烧杯等。

【实验内容与要求】

1. 观察植物形态，描述和记录植物特征

（1）蔷薇科

1）取带花和果的绣线菊或华北珍珠梅的枝条以及腊叶标本，观察有无叶序、托叶，以及花序、花或果实的形态。取一朵花在放大镜或解剖镜下解剖观察，注意萼片、花瓣、雄蕊、雌蕊的数目和类型。观察花托的形状，判断花是周位花还是下位花。认真观察雌蕊，判断雌蕊的类型，写出花程式。识别果实的形态及其类型。

2）取带花的月季以及带花和果的龙牙草植株。观察叶形、叶序、花序花或果实的形态。注意托叶的形状和位置。取花观察，特别注意月季的被丝托的结构以及多枚心皮的着生位置。注意龙牙草花筒顶端有无一圈钩状刚毛，横切子房观察心皮数目，写出花程式。观察果实类型。

3）取带花和果的杏或桃的枝条。注意叶形，观察有无托叶。观察并解剖花，写出花程式。观察果实的类型。

4）取带花和果的山楂或西府海棠枝条观察。注意叶序、叶形，观察托叶形状。观察花序类型。观察并解剖花，特别注意子房位置，需要对子房做横切面观察，写出花程式。对果实进行横切，观察果实内部结构并判断其类型。

（2）豆科 取带花和果的合欢、紫荆、决明、槐或苦参的枝条。特别注意观察叶的类型、托叶形状、叶枕的位置以及花冠的类型。认真解剖一朵花，注意花的对称性以及花萼、花冠的连合状况，雄蕊和心皮的数目。对于蝶形花和假蝶形花，尤要注意观察旗瓣、龙骨瓣和翼瓣的位置关系和大小；注意雄蕊数目及联合还是分离。理解不同的花结构代表的各亚科植物类群。写出花程式。

（3）芸香科 取带花和果的柑橘、柚的枝条或芸香带花的植株。先将茎或叶子揉碎，闻揉碎的部位是否有特殊气味。认真观察叶片着生的位置，叶的类型。然后每种植物解剖一朵花，写出花程式。带果实的必须横切果实，并观察其心皮组成和果皮的结构。

（4）五加科 取带花和果的五加、刺五加或八角金盘的枝条。观察枝条是否具刺，区分叶的类型；认真观察花序、花或果实的形态。特别观察花序类型以及一朵花的结构；观察果实的结构，并对果实做横切面观察。

（5）伞形科 取带花和果的当归或白芷植株。先体会植株是否具有特殊香气。观察植株、叶片、花序、花或果实的形态。观察叶的形态和类型，尤其注意叶柄基部性状。观察花序类型，注意总苞片和小苞片的特征。解剖花，注意观察子房的位置，写出花程式。观察果实的形态类型。

2. 要求 查阅资料，熟悉蔷薇科、豆科、芸香科、五加科、伞形科的识别特征和常见药用植物种类，制定实验计划。借助检索表和其他工具书对提供的实验材料加以鉴定。每个科选择一个代表性药用植物，列出此次实验鉴定植物的检索表。

【实验报告内容】

1. 列表比较月季、紫荆、柑橘、五加、白芷的形态的异同。

2. 解剖下列植物的花，并绘图，标出各部位的名称：西府海棠、苦参、柚、八角金盘、白芷。

3. 总结蔷薇科、豆科、芸香科、五加科、伞形科植物的分类识别特征；记录所观察的以上各科材料的花程式。

【思考题】

1. 通过实验材料的关键特征，来阐述蔷薇科、豆科、芸香科、五加科和伞形科的特征。
2. 蔷薇科分哪些亚科，其分类的依据是什么？
3. 豆科分哪些亚科，其分类的依据是什么？
4. 对此五加科和伞形科，二者有何异同点？
5. 分别介绍五加科的花盘和伞形科的花柱基。
6. 简述伞形科双悬果的组成及对中药鉴定的意义。

实验十三　被子植物——合瓣花亚纲植物分类（马鞭草科、唇形科、玄参科、葫芦科、桔梗科、菊科）

PPT

学习目标

知识目标

1. **掌握**　马鞭草科、唇形科、玄参科、葫芦科、桔梗科、菊科的特征。
2. **熟悉**　使用工具书和植物分类检索表鉴定药用植物的方法；各科内重点属的特征。
3. **了解**　各科在系统学中的地位；各科药用植物的形态及应用。

能力目标　通过本实验的学习，要求学生具备借助植物形态学的基础知识进行植物科属鉴定的能力，以及熟练使用检索表鉴定药用植物的能力。

【实验概述】

合瓣花亚纲植物的花瓣大多合生，叶多对生，雄蕊多定数。马鞭草科、唇形科与玄参科的结构相似，多为唇形花，二强雄蕊，2心皮，上位子房；其中子房裂的程度、花柱着生的位置以及果实类型是区别这三科的重要依据。葫芦科多草本，有卷须，单性花，下位子房，瓠果。桔梗科多草本，有乳汁，钟状花冠，下位或半下位。菊科有乳汁或树脂，头状花序，花冠舌状或管状，连萼瘦果。在进行植物鉴别的过程中必须注意这些科的重点识别特征。

【实验材料】

1. **材料**　实验材料为带花枝的新鲜植物、浸泡标本和腊叶标本。

马鞭草科：马鞭草、蔓荆子、黄荆、牡荆、三花莸等。

唇形科：益母草、丹参、黄芩、紫苏、藿香、荆芥、薄荷等。

玄参科：玄参、地黄、金鱼草、阿拉伯婆婆纳等。

葫芦科：绞股蓝、栝楼、丝瓜、苦瓜、赤瓟等。

桔梗科：桔梗、党参、沙参、半边莲等。

菊科：蒲公英、苦荬菜、菊花、红花、刺儿菜、牛蒡、向日葵等。

2. **仪器和器材**　搪瓷方盘、镊子、放大镜、解剖针、解剖镜、刀片、吸水纸、烧杯等。

【实验内容】

1. **观察植物形态，描述和记录植物特征**

（1）**马鞭草科**　取所提供的马鞭草科的新鲜植物材料、腊叶标本和花的浸泡标本，依次认真观察并记录。注意新鲜材料是否有特殊气味。认真观察叶序、花序和花的结构。认真解剖每种植物的花，注意观察花瓣的排列和裂片数目，雄蕊的形态、数目和类型，子房裂的情况以及子房心皮个数；果实的特征。对子房分别做横切和纵切，来判断心皮个数、胚珠着生位置和胎座类型。

（2）唇形科　取所提供的唇形科的新鲜植物材料、腊叶标本和花的浸泡标本，依次认真观察并记录。特别注意新鲜材料是否有气味；详细观察茎的形态、叶的着生方式以及。认真解剖每种植物的花，观察花萼形状，和花冠的类型，注意花序类型，雄蕊个数和长短排列，特别注意子房4深裂的情况和花柱着生的位置。对不同的花进行比较，理解不同属的分类特征。

（3）玄参科　取提供的新鲜植物材料、腊叶标本和花的浸泡标本，依次认真观察并记录。取新鲜的地下部分，暴露断面，放置一段时间观察是否变色。观察叶的着生方式、叶形；观察花序着生位置和类型，尤其注意观察花冠的颜色、形状、上下唇裂片的数目。认真解剖每种植物的花，特别注意雄蕊类型、子房的位置、花柱着生位置。分别横切和纵切子房，观察子房室、胚珠的数目及胎座类型。

（4）葫芦科　取所提供的葫芦科的新鲜植物材料、腊叶标本和花的浸泡标本，依次认真观察并记录。观察是否具有茎卷须以及卷须与叶的位置关系。认真解剖每种植物的花，注意花冠需要纵剖，来比较花冠和子房的位置关系。分别解剖雄花和雌花，雄花认真观察雄蕊的个数以及花药的形态。分别对子房做横切和纵切观察，区别构成子房的心皮个数以及胎座类型。

（5）桔梗科　取所提供的葫芦科的新鲜植物材料、腊叶标本和花的浸泡标本，依次认真观察并记录。首先观察折断茎叶后是否有乳汁流出。去新鲜植株和腊叶标本，认真观察根、茎、花、果实的形态及类型；认真解剖每一种植物的花，注意观察花冠的形状、颜色，观察子房的位置，判断子房室数、胎座类型。记录观察结果。

（6）菊科　取所提供的菊科的新鲜植物材料、腊叶标本和花的浸泡标本，依次认真观察并记录。观察折断茎叶后是否有乳汁流出；取新鲜植株和腊叶标本，观察植株形态、叶片的着生方式、花序的类型和花的类型。认真解剖所提供的的花，判断花的类型、花萼的不同形态、雄蕊的类型、子房的位置等重点特征。记录观察结果。

2. 要求　查阅资料，熟悉马鞭草科、唇形科、玄参科、葫芦科、桔梗科、菊科的识别特征和常见药用植物种类，制定实验计划。借助检索表和其他工具书对提供的实验材料加以鉴定。每个科选择一个代表性药用植物，列出此次实验鉴定植物的检索表。

【实验报告内容】

1. 列表比较马鞭草、益母草、栝楼、桔梗、蒲公英、刺儿菜的异同点，注意重点比较花结构的异同。

2. 每个科选1种植物，编制鉴定检索表。写出所观察的马鞭草科、唇形科、玄参科、葫芦科、桔梗科、菊科植物的花程式。

3. 解剖并绘下列植物的花解剖图：三花莸、丹参、益母草、金鱼草、丝瓜、党参、蒲公英、红花。

【思考题】

1. 马鞭草科、唇形科、玄参科有何异同点？

2. 桔梗科和菊科从形态和解剖方面有何异同？举例说明。

3. 为什么桔梗科的半边莲亚科在有些分类系统中被分成半边莲科？

4. 菊科是怎样分亚科的？请总结教材中常见的菊科来源的药材。

实验十四 被子植物——单子叶植物分类（禾本科、天南星科、百合科、石蒜科、鸢尾科、姜科、兰科）

PPT

学习目标

知识目标

1. **掌握** 禾本科、天南星科、百合科、石蒜科、鸢尾科、姜科、兰科的特征。
2. **熟悉** 使用工具书和植物分类检索表鉴定药用植物的方法；各科内重点属的特征。
3. **了解** 各科在系统学中的地位；各科药用植物的形态及应用。

能力目标 通过本实验的学习，要求学生具备借助植物形态学的基础知识进行单子叶植物科属鉴定的能力，以及熟练使用检索表鉴定单子叶药用植物的能力。

【实验概述】

单子叶植物多为草本，须根系，叶为平行脉序；花萼、花冠区分不明显，有定数。在实验中需要仔细观察，并和前面学过的双子叶植物进行对比。禾本科植物的叶有叶鞘、叶片、叶舌和叶耳等结构，穗状花序形成小穗结构；花被退化成浆片，柱头羽毛状，颖果。天南星科植物多含水液，肉穗花序。百合科、石蒜科和鸢尾科的花结构相似，花被均3基数，3心皮子房，均有蒴果。百合科雄蕊6，子房多上位，还有浆果；鸢尾科叶套叠着生，雄蕊3，子房下位；石蒜科植物多伞形花序，雄蕊6，子房下位。姜科植物多有香气，花被3基数，不育雄蕊退化成唇瓣，能育雄蕊1，蒴果。兰科植物花被3基数，两轮，有合蕊柱，下位子房，蒴果。

【实验材料】

1. 材料 实验材料为带花枝的新鲜植株、浸泡标本和腊叶标本。

禾本科：青秆竹、薏苡、芦苇、小麦、玉蜀黍等。

天南星科：半夏、天南星、石菖蒲、犁头尖、马蹄莲等。

百合科：知母、百合、黄精、玉竹、浙贝母等。

石蒜科：石蒜、仙茅、大叶仙茅、忽地笑等。

鸢尾科：射干、鸢尾、蝴蝶花、唐菖蒲等。

姜科：姜、姜黄、阳春砂、蓬莪术、山姜等。

兰科：白及、黄花白及、金钗石斛、大花蕙兰、天麻等。

2. 仪器和器材 搪瓷方盘、镊子、放大镜、解剖针、解剖镜、刀片、培养皿、烧杯等。

【实验内容】

1. 观察植物形态，描述和记录植物特征

（1）**禾本科** 取禾本科植物的新鲜植株、浸泡标本和腊叶标本。判断植物是草本还是木本植物，认真观察根系类型、叶形、叶脉的排列方式；特别注意观察叶的结构，区别叶鞘、叶片、叶舌和叶耳等结构。认真解剖一个小穗，能区分颖片和稃片，掌握小穗的构成，注意观察一朵花的结构，找出浆片、雄蕊以及雌蕊。观察颖果的形态。

（2）天南星科　取天南星科植物的新鲜植株、浸泡标本和腊叶标本。对于新鲜植物，观察断面是否有水液。认真观察叶、佛焰苞、花序的形状和类型。注意区分佛焰苞的颜色、附属体的形状、果实的类型。对于石菖蒲，还需要注意植物体是否有香气，观察叶片、佛焰苞的形状和区别，佛焰苞是否包被花序。

（3）百合科　取百合科植物的新鲜植株、浸泡标本和腊叶标本。观察营养器官和繁殖器官的形态；注意区别鳞茎和根状茎的形态。认真解剖每种材料的花，注意观察花被的排列与数目，雄蕊的数目，子房的位置和果实类型。分别对子房横切和纵切，观察子房室数及胎座类型。

（4）石蒜科　取石蒜科植物的新鲜植株、浸泡标本和腊叶标本。观察根状茎、须根、叶、花序、花的形态和类型。注意观察叶柄部位；注意观察花序类型并和百合科区分。认真解剖花，观察花被片的颜色、裂片形状；观察花各部分的数目、着生相对位置；观察子房的形态，顶端是否有长喙，是否被毛；分别对子房横切和纵切，观察子房室数及胎座类型。观察果实的形态和类型以及种子的形态。

（5）鸢尾科　取鸢尾科植物的新鲜植株、浸泡标本和腊叶标本。观察根状茎、须根、叶、花序、花的形态和类型。注意观察叶套叠着生的方式，注意叶是否有中脉。注意观察花序着生位置、类型；认真解剖花，观察花被片的颜色，是否有斑点；观察花各部分的数目、着生相对位置以及花药的形态；分别对子房横切和纵切，观察子房室数及胎座类型。观察果实的形态和类型。

（6）姜科　取姜科植物的新鲜植株、浸泡标本和腊叶标本。观察根状茎、叶、花序、花的形态和类型。注意根状茎折断后是否有芳香及辛辣气味，观察叶鞘。注意花的着生位置。认真解剖每一种植物的花，观察花冠的形状和颜色以及排列方式，区分唇瓣与花被的区别，找出能育雄蕊，注意花柱如何从药室间伸出。分别对子房横切和纵切，观察子房室数及胎座类型。

（7）兰科　取兰科植物的新鲜植株、浸泡标本和腊叶标本。观察块茎、叶、花的形态和类型。注意观察是否具有呈膜质鳞片状的叶。认真解剖每种植物的花，分清楚花萼和花瓣，分清上萼片、侧萼片和唇瓣，唇瓣近基部中央有深紫色大斑块。找出合蕊柱以及蕊喙、药帽和花粉块等结构。分别对子房横切和纵切，观察子房室数及胎座类型。

2. 要求　采样应注意植物的花期、果期，尽量采有花的植物，并注意采集量，直接能够进行鉴定的植物不用再采集。解剖花时尽量用花的浸泡标本。对花进行解剖和观察，写出每种植物的花程式。

【实验报告内容】

1. 列表比较小麦、天南星、百合、石蒜、鸢尾、姜黄、白及的异同点，注意重点区别花结构。

2. 写出所观察的禾本科、天南星科、百合科、石蒜科、鸢尾科、姜科、兰科植物的花程式。编制所鉴定的禾本科、天南星科、百合科、石蒜科、鸢尾科、姜科、兰科植物的检索表。

3. 绘制下列植物的花解剖图：小麦、半夏、天南星、石蒜、射干、鸢尾、姜黄、白及。

【思考题】

1. 通过实验材料的关键特征，来阐述禾本科、天南星科、百合科、石蒜科、鸢尾科、姜科、兰科的特征。

2. 百合科、石蒜科、鸢尾科三科有何区别与联系？

3. 姜科和兰科有何区别与联系？

4. 请分别解释姜科和兰科的唇瓣的概念。

5. 什么是合蕊柱？主要存在于哪些科？

6. 请总结说明，为什么兰科植物是被子植物最进化的科？

7. 请总结姜科中常见的药用植物及其药材名称。

书网融合……

思政导航　　　　　　微课　　　　　　题库

第十一章　开放性和综合性实验

实验一　校园药用植物多样性调查

PPT

 学习目标

知识目标

1. **掌握**　药用植物资源调查的基本方法和流程。
2. **熟悉**　校园药用植物资源种类、分布情况。
3. **了解**　校园药用植物的药用部位及应用。

能力目标　通过本章学习，掌握药用植物资源调查的基本方法，具备药用植物物种鉴定的基本能力，具备植物标本采集、压制和制作的基本能力，在今后的工作中能顺利开展相关资源调查工作。

【实验概述】

为了解校园植物种类、数量及功能，同时为校园植物的认知和科普提供参考。通过全面实地调查，标本采集整理，鉴定及查阅相关文献资料等方法对校园植物资源进行调查，统计和分析校园植物的种类、生活型、分布情况、药用部位及功效等情况。使学生的药用植物分类学实习及理论知识得到拓展，培养学生科技创新精神，增强独立自主学习、团队合作与沟通能力。通过校园植物资源的调查，能全面了解校园药用植物的现状、特点及存在的问题，为进一步丰富校园植物品种，实现校园植物科学、多样化配置提供依据。

【实验材料】

标本夹（压夹、背夹）、台纸、采集记录、鉴定标签、标本消毒液、枝剪、吸水纸、编织袋（大、小）、小纸袋（装脱落的果实和种子或花粉）、绳子、采集记录本、小锄头、小型放大镜、钢卷尺等各种野外采集、调查用具。

【实验要求】

1. 写出详细的校园植物资源调查计划。
2. 写出调查报告：包括校园植物的种类、名称及数量等。
3. 编写校园植物名录。
4. 提交相关的照片和视频资料。

【注意事项】

1. 自备野外作业服装、雨具、宽边草帽、球鞋或旅游鞋、水壶等。
2. 准备常用药品：炎药、防中暑药（藿香正气水或丸）、抗过敏药等。

3. 在校园植物资源调查中要爱护环境，不乱采滥挖。采集植物时，应确保同学观察后，方可采摘（标本应采集具有完整叶片的植株或枝条，同时，应尽量具备植物的显著特征）。

【实验报告内容】

1. 写出校园植物的品种和利用情况调查论文报告，附校园调查名录。

2. 写一篇校园植物资源调查学习心得。

3. 工作汇报：以小组为单位进行工作总结与汇报。要求有影像资料。

实验二　乡野药用植物调查鉴定和编目

PPT

学习目标

知识目标

1. 掌握　药用植物和中草药的调查方法。

2. 熟悉　乡野常见的药用植物和草药的分布使用情况。

3. 熟悉　乡野常见的药用植物和草药。

能力目标　通过本实验，要求学生能用所学过的植物形态学和分类学的基础知识，具备开展药用植物资源调查和鉴定的能力。

【实验概述】

进行药用植物和草药的乡野调查鉴定是引导学生进行中药品种品质鉴定和中药资源研究训练的绝佳机会，也是对所学课程掌握情况的真实检验。在实验前制定周密的计划，对实验的成功具有决定意义。本实验除涉及药用植物学、中药鉴定学的知识外，还涉及生态学、中药资源学的知识，以及野外工作的常识性知识。

通过乡野药用植物调查实践训练可以使学生更多地了解大自然，认识大自然中千姿百态的药用植物。对于激发学生学习兴趣、培养学生观察能力、创新思维和动手能力具有重要的意义。还可以使学生受到药用植物野外工作的训练，培养实践能力和综合素质。

【实验材料】

标本夹（压夹、背夹）、台纸、鉴定标签、标本消毒液、枝剪、吸水纸、编织袋（大、小）、小纸袋（装脱落的果实和种子或花粉）、绳子、采集记录本、小锄头、手持 GPS、小型放大镜、钢卷尺等各种野外采集、调查用具。

【实验要求】

1. 写出详细的调查计划。

2. 写出调查报告：包括品种、资源、药用情况等。

3. 采集和制作调查的植物的腊叶标本

【实验内容】

具体见表 11 - 1。

表 11 – 1　乡野药用植物和药材调查鉴定内容参考

活动内容		时间安排	具体要求
准备阶段	明确调查区域和调查目的；提前查阅关于调查地的地理信息及资源资料	3月中旬前	学生自愿组合，分组，选出组长，确立研究子课题，教师调整使小组间课题不重复，鼓励学生自主选择
实施阶段	问卷调查　调查乡野药材品种、学名及生长特点，民间用药习惯，并作记录	3月中心至6月中旬	合理设计问卷调查表，师生共同探讨问卷内容；同学分组进行问卷设置，共同合作，共同探讨
	查阅资料　针对调查结果，学生上网或者到图书室查阅资料，并作记录		提前明确调查区域的物种多样性、气象、海拔、经纬度、水文等信息。
	采集标本　采集合适的药用植物做标本		鼓励学生走出课堂，走出校园，去亲近自然，感悟人和自然的和谐发展
	制作标本　压制、干燥、整理、消毒、上台		规范标本制作
	探讨药用价值　学生上网查阅资料，了解该种药材的药用价值，并补充到标本卡片当中		让学生通过了解药材的药用价值，进一步树立爱我家乡、保护家乡野生药材的责任感。
活动总结阶段	活动评价　讨论并设计出成长记录袋、"大家心目中的我"评价手册	6月下旬至7月初	来自同伴的评价对学生来说，既是一种激励，又是一种挑战，学生们是乐于接受的，且学生在评价别人的同时也提高了自己。在教师、学生、社会的评价中，学生间的差异变成了不同的亮点，学生也就更有了发展的自尊心、自信心
	举办活动展　让学生把整个活动过程中拍摄的记录照片、心得、制作的标本等材料进行交流、展览		通过让学生亲自参加综合实践活动，获得亲身参与实践的积极体验和丰富经验；检验课堂所学知识。形成对自然、社会、自我之内在联系的整体认识，发展对自然的关爱和对社会、对自我的责任感
	撰写结题报告　生以小组为单位，把活动中的资料进行整理，写出结题报告		

【注意事项】

1. 学生自备野外作业服装、雨具、宽边草帽、球鞋或旅游鞋、水壶、手电筒等。

2. 准备常用药品：蛇药、风油精、创可帖、正红花油、防蚊物品或维生素 B_1、感冒药、消炎药、止泻药、防中暑药（藿香正气水或丸）、抗过敏药。

3. 注意安全，不能擅自单独外出行动，若外出必须有三人以上同行，禁止晚上外出。不能到河里洗澡或嬉戏。不能在室外或野外生火，注意消防安全。

4. 野外活动中要防蛇、野兽的伤害，在野外不乱吃野果、乱喝生水等。野外行走或采挖前，注意打草惊蛇。

5. 在乡野实践学习中要爱护环境，爱护野生植物，不乱采滥挖，注意保护生态环境。采集植物时，应确保全部同学观察后，方可采摘（标本应采集具有完整叶片的植株或枝条，同时，应尽量具备植物的显著特征）。禁止采摘国家立法保护的和人工栽培的物种。

【实验报告内容】

1. 写出药用植物的品种和利用情况调查论文报告。

2. 写一篇乡野药用植物实践调查学习体会和感悟。

3. 制作介绍一种药用植物的小视频（不超过3分钟），内容包括药用植物的形态特征、分布、药用部位与药效。

PPT

实验三　药用植物生长动态与物候期观察记录

学习目标

知识目标

1. 掌握　药用植物生长动态与物候期观察记录的流程与方法。

2. 熟悉　不同物候期的气象特征。

3. 了解　植物生长动态与物候期观察的意义。

能力目标　通过本章学习，掌握药用植物生长动态与物候期观察的基本技术流程，具备一定的药用植物生长与环境相关性研究的能力。

【实验概述】

药用植物生长动态与物候期直接关系到药用植物生产质量与产量，观察与记录生长动态与物候期对生产实践具有十分重要的指导意义。涉及研究对象植物在时间与空间尺度上的观察，定性与定量的动态记录。

植物生长过程一般包括发芽期、幼苗期、开花期、结果期到植株死亡，涉及复杂的形态建成及生理生化的变化。植物物候是研究自然界的植物和环境条件的周期变化之间相互关系。可通过不同观测点四季的变化，记录植物的发芽、生长与枯荣情况，进而了解气候变化对植物生长动态影响的规律。物候期的变化是气象因子、自然地理条件、生态环境综合影响的结果，是多种因素的综合体现。所以，观测和研究植物动态生长和物候期在安排药用植物栽培农时、检测环境、引种驯化等方面都具有重要意义，其目的是认识与揭示植物生长发育与自然季节气候现象变化关系的规律，以服务于生产和科学研究。

【实验要求】

1. 选择感兴趣的药用植物为调查对象，以小组（6~8 人）为单位，查阅有关植物生长动态和物候期相关基础知识、使用的工具、物候环境数据获取的途径、观察与记录的方式与方法。总结文献资料，设计出拟采用的实验方案。

2. 对文献内容和设计方案进行交流、讨论。确定具体实验内容和观察记录方法。

3. 各小组成员以 2~3 人为 1 单元，分别实施拟定的实验方案，可在不同生境下开展同种植物生长动态和物候期调查，或不同植物生长动态和物候期比较。综合各小组调查结果，对最后结果进行总结分析。

4. 实验报告以论文形式书写，内容包括题目、摘要、关键词、前言、材料与方法、结果与讨论、结论。讨论部分必须对实验结果和现象作出科学解释。

5. 参考建议

（1）根据当地环境条件，选择适于生长分布较广泛的植物，包括木本和草本，一年生和多年生植物进行定株、定时观察。

1）定株观察　选取某一株植物后，对该植株进行长期连续的观察为确保实验结果的可靠性，每种植物应选取不同地点或生境下的植株 5 株以上，同时观察记录。

2）定时观察　指选好植株后对植物进行连续一年的观察（时间可从当年的秋季到第二年的夏季，

也可自行调整），观察次数可根据不同的生长季节面有所变动。

一般春夏季物候变化快，每 1～3 天观察一次，其他季节每周观察一次。对不同生境下的同种植物或不同种植物间的物候期进行比较，分析温度、生境、湿度或光照对植物物候期的影响。

（2）观察记录内容

1）木本植物　萌动期（芽开始膨大期、芽开放期）、展叶期（开始展叶期、展叶盛期）、开花期（花序或花蕾出现期、开花始期、开花盛期、开花末期、第二次开花期）、果熟期（果实形成期、果实成熟期果实脱落开始期果实脱落末期）、叶秋季变色期（叶开始变色期、叶全部变色期）、落叶期（开始落叶期烙叶末期）。

2）草本植物　萌动期、展叶期、花序或花蕾出现期，开花期、果实或种子成熟期、果实脱落期种子散布期、第二次开花期、黄枯期。

3）栽培药用植物观测记录时注意　播种、出苗、第三、叶出现、抽茎、现蕾、开花结实、完熟（收获）等，并配合记录田间管理措施。

（3）配合观察记录　环境气象条件：风、雨、雷、电；温度；光照；霜、冻、雪等的起始及结束期。

【实验报告内容】

写出科研论文报告。

PPT

实验四　药用植物 DNA 的提取和检测

◉ **学习目标**

知识目标

1. **掌握**　药用植物 DNA 提取与检测的技术方法。
2. **熟悉**　药用植物的 DNA 提取与检测的基本原理。
3. **了解**　DNA 提取与检测技术对药用植物和中药鉴定的意义。

能力目标　通过本章学习，要求学生熟练掌握药用植物 DNA 提取各种试剂的配置方法和 DNA 提取和质量检测的技术，为今后顺利开展药用植物分子相关研究奠定实验基础。

【实验概述】

提取分离纯的高浓度 DNA 是药物植物和中药分子鉴定的前提。植物组织在液氮或低温下进行研磨，从而研碎细胞。细胞提取液中的活性剂溶解膜蛋白而破坏细胞膜，使蛋白质变性而沉淀下来。通过抑制 DNA 酶活性，去除蛋白，得到 DNA。植物 DNA 的提取主要采用两种方法，CTAB 法和 SDS 法。本实验采用 CTAB 法提取药用植物材料的基因组 DNA。CTAB 法简便、快速，DNA 产量高（纯度稍次，适用于一般分子生物学操作）。CTAB（十六烷基三甲基溴化铵，hexadecyltrimethylammonium bromide，简称 CTAB）是一种阳离子去污剂，可溶解细胞膜，且能与核酸形成复合物，在高盐溶液中（0.7mol/L NaCl）是可溶的，当降低溶液盐的浓度到一定程度（0.3mol/L NaCl）时可以从溶液中沉淀，通过离心可将 CTAB 与核酸的复合物蛋白、多糖类物质分开，然后将 CTAB 与核酸的复合物沉淀溶解于高盐浴液中，再加入乙醇使核酸沉淀，CTAB 能溶解于乙醇中。为了得到纯的 DNA 制品，可用适量的 RNase 处理提取液，以降解 DNA 中掺杂的 RNA。

核酸中的碱基具有共轭双键，因此具有紫外光吸收性质。核酸在紫外光谱区的吸收高峰在 260nm 处，蛋白质在紫外区的吸收高峰在 280nm 处，所以可以用紫外法测定核酸的纯度和含量，但紫外法不能区分 DNA 和 RNA。纯净的核酸溶液 A_{260}/A_{230} 的消光值比大于或等于 2.0；A_{260}/A_{280} 大于或等于 1.80。如果 A_{260}/A_{280} 值过小，说明蛋白质未脱净；如果 A_{260}/A_{230} 过小，说明有杂质（一般为多酚类或色素）。

【实验材料】

1. 材料　新鲜药用植物，如丹参、黄芪、黄花蒿、青蒿等药用植物的新鲜叶片。

2. 试剂

（1）CTAB 提取缓冲液　100mmol/L Tris – HCl（pH 8.0），20mmol/L EDTA – 2Na，1.4mol/L NaCl，2% CTAB，使用前加入 0.1%（V/V）的 β – 巯基乙醇。

（2）TE 缓冲液　10mmol/L Tris – HCl，1mmol/L EDTA（pH 8.0）。

（3）DNase – free RNase A　溶解 RNase A 于 TE 缓冲液中，浓度为 10mg/ml，煮沸 10～30 分钟，除去 DNase 活性，–20℃ 贮存（DNase 为 DNA 酶，Rnase 为 RNA 酶）。

（4）三氯甲烷 – 异戊醇混合液（24∶1，V/V）。

（5）异丙醇。

（6）70% 乙醇。

（7）液氮。

注意：TE 缓冲液，Tris – HCl（pH 8.0）液需要高压灭菌。

3. 仪器和器材　研钵，离心机，恒温水浴锅，微量移液器，紫外分光光度计，1.5ml 离心管（已灭菌），陶瓷研钵（灭菌后置冰箱中预冷），吸头（已灭菌），0.2ml EP 管。

【实验要求】

1. 正确成功地提取实验材料的基因组 DNA。

2. 正确地对提取的 DNA 进行纯度检测。

【实验方法】

1. 材料的预处理

（1）洁净　称取 0.1g 新鲜植物叶片，用自来水、蒸馏水先后冲洗叶面，用滤纸吸干水分备用。

（2）粉碎　将材料置于预冷的研体中，加入液氮，迅速研磨成粉末。

2. 药用植物 DNA 的提取　CTAB 法。

（1）将粉末迅速转入 1.5ml 离心管中，加入 700μl CTAB 提取缓冲液，混匀，置于 65℃ 水浴中保温 10 分钟，其间颠倒混匀 2～3 次。

（2）冷却至室温后，加等体积的三氯甲烷/异戊醇（24∶1）溶液，充分颠倒混匀，8000r/min 离心 10 分钟，取上清液。

（3）将上清液移入新的 1.5ml 离心管中，加入等体积异丙醇（–20℃ 预冷），颠倒混匀，可见 DNA 絮状沉淀。

（4）低温放置 15 分钟，8000r/min 离心 10 分钟，弃上清。

（5）加入 1ml 70% 乙醇洗涤沉淀，7000r/min 离心 5 分钟，弃上清。

（6）将离心管倒置，沉淀于室温自然干燥。

（7）向沉淀中加入 30μl 的 TE 缓冲液溶解，获得 DNA 溶液，待测。

3. DNA 纯度的检测 紫外分光光度计法。

（1）将纯化的 DNA 溶液用 TE（pH 8.0）稀释至每毫升含 5～50μgDNA 浓度范围，用 TE（pH 8.0）作空白对照。

（2）用紫外分光光度计分别测定 260nm、280nm 吸收值，计算 A_{260}/A_{280} 的比值，并换算出核酸的含量。

【注意事项】

1. 整个提取过程应在较低温度下进行（一般利用液氮或冰浴）。

2. 提取过程中，动作要轻柔，避免过酸过碱、剧烈地搅拌，防止热变性，在进行 DNA 溶液转移时用大口吸管。

【实验报告内容】

思考为了获得高质量的植物总 DNA，在分离提取过程中应注意哪些问题，并写出科研论文报告。

实验五 药用植物分子鉴定

PPT

◎ **学习目标**

知识目标

1. 掌握 药用植物分子鉴定的原理和不同方法的特点；PCR 实验的基本技术。

2. 熟悉 PCR 技术的原理及实验过程。

3. 了解 RAPD 技术在药用植物分子鉴定中的应用。

能力目标 通过本章学习，要求学生掌握药用植物分子鉴定的方法之一——RAPD 法的技术流程，并能将此方法初步用于药用植物的分子鉴定。

【实验概述】

药用植物分子鉴定是通过比较药用植物种间 DNA 分子遗传多样性差异来鉴别其种类的方法。根据原理及所使用的核心技术，分子鉴定技术可分为三大类：①DNA 指纹图谱技术；②DNA 测序技术；③基于 PCR 的高通量核酸杂交技术。DNA 指纹图谱具有丰富的多态性，具有高度的个体特异性和环境稳定性，可以像人类指纹一样用来区分不同的个体。DNA 指纹技术将物种间的 DNA 序列差异以图像方式间接地呈现到图谱，具有操作简易、灵敏度高的优点，可为中药鉴定提供更加准确可靠的手段，尤其是它可以在不知道特异 DNA 序列的情况下检测 DNA 的多态性，在目前绝大多数动、植物中药材 DNA 序列尚不清楚的情况下，在中药品种鉴定研究方面具有广阔的应用前景。指纹图谱的另一长处是确认药材的来源地，即药材道地性分析。基于 DNA 序列差异的分子标记具有不易受环境影响、数量多、分布广、多态性高、自然材料存在丰富的变异等特点，为育种材料的选择和鉴定提供了极大的便利。DNA 测序是将基因片段上每一个碱基序列直接展示。生物中某些 DNA 区域的序列在品种之间差异大，但在相同品种的不同个体则表现保守，可用作物种分类之用。利用 DNA 测序获得的序列结果所建构的物种亲缘关系可以用于未知物种的鉴定。DNA 测序分析结合有关化学型分析数据，还可以为物种鉴定和道地性评价提供分子依据。生物芯片或 DNA 微阵列是一种高通量的检测平台，在小小一块生物芯片上，同时进行海量的核酸杂交实验，观察基因数据，此技术适合高通量鉴定。

本实验采用随机扩增多态性 DNA 标记（random amplified polymorphic DNA，简称 RAPD）技术对药用植物进行分子鉴定。RAPD 技术是一种基于 PCR 的分子标记技术，它利用随机合成的一般为 10 个碱基的寡聚核苷酸为引物，对基因组 DNA 进行 PCR 扩增。PCR 原理类似于 DNA 的天然复制过程，在待扩增的 DNA 片段两侧和其两侧互补的两个寡核苷酸引物，经变性、退火核延伸若干个循环后，DNA 扩增 $2n$ 倍。扩增的片段具有种、品种、品系及单株特异性。

【实验材料】

1. 材料　新鲜药材如人参、西洋参、三七、青蒿、黄花蒿等的叶片。

2. 试剂　CTAB DNA 提取液，DNA marker DL15000，DNA marker DL 2000，Gold View DNA 染料，$MgCl_2$，dNTPs，Taq DNA 聚合酶，10 碱基随机引物，GC 含量为 $50\% \sim 70\%$；缓冲液（$10 \times$ Buffer），冷的重蒸馏水；琼脂糖。

3. 仪器和器材　离心机，恒温水浴锅，电泳仪，紫外线投射仪，数码相机，PCR 热循环仪，微量移液器。1.5ml 离心管（已灭菌），陶瓷研钵（灭菌后置冰箱中预冷），吸头（已灭菌），0.2ml EP 管。

【实验要求】

正确成功地进行 RAPD 实验并进行数据分析。

【实验内容】

1. 药用植物基因组 DNA 的提取　详见开放性实验三。

2. PCR 扩增

（1）模板　为得到最佳效果，模板尽可能纯，必要时可用 RNase 处理总 DNA 粗制品，提取后，乙醇沉淀，最后将 DNA 溶解于 $0.1 \times$ TE 缓冲溶液中。

（2）实验操作

1）反应体系（单位 μl）（更大体积需要适当延长变性及退火时间）

Buffer（10X）	Mg^{2+}	dNTP	引物	模板 DNA	双蒸水	Taq 酶	合计
4	2.4	2	2	2	27.4	1 unit	40μl

注：① 为使加样准确，可将反应所需 Buffer、Mg^{2+}、dNTP 一次取出混匀，再分装到各个 EP 管中。
② Taq 酶也可 1 次取出所需总量与水混匀，再分成所需等份到各个 EP 管中，酶液可在预变性后再加入反应体系。
③ 上述操作均在无菌超净工作台上操作，严禁污染，所用一次性移液头、EP 管、双蒸水、液状石蜡需高压灭菌。
④ 每次 PCR 反应均设不含模板 DNA 的空白对照。

2）反应程序　① 94℃预变性 4 分钟。② 94℃变性 1 分钟。③37℃复性 1 分钟。④72℃延伸 2 分钟。⑤ 重复 2～4 步骤 40 个循环。⑥ 72℃保温 10 分钟，立即于 0.7%～1.5% 琼脂糖凝胶电泳检测或置于 4℃冰箱。

3. 电泳分离　由于琼脂糖凝胶简便易行，故一般用琼脂糖凝胶电泳检测 RAPD 产物，溴化乙锭（EB）染色，在 305nm 紫外光照射下，扩增产物呈现橙红色荧光。

4. 统计分析　根据可重复性试验及空白对照实验确定哪些是人为变异、去伪存真，在某一位置上扩增产物"有"记为"1"，"无"记为"0"。

根据 $F = 2Nxy / (Nx + Ny)$ 计算遗传距离，其中 Nxy 为两样品共有带数，Nx、Ny 分别为 x、y 样品的总扩增带数。

根据遗传距离构建种系发生树（Phylogenetic tree）。

方法：Spss/pc 软件包中的组内（组间）平均连锁（within/between – group average linkage）法；MEGA（molecular evolution and genetic analysis）中的非加权组平均（UPGMA）法和最近距离（WJ）法，MPDM 软件等，其中 RAPD DIST 软件则是专为分析 RAPD 数据编写的。

【注意事项】

1. EB 为强致癌物质，所有操作需戴一次性手套。

2. 尽量缩短点样时间，以免样品扩散。

3. 紫外线有伤害眼睛作用，检测时应注意。

【实验报告内容】

写出科研论文报告。

PPT

实验六　药用植物的组织培养

 学习目标

知识目标

1. 掌握　药用植物组织培养的不同类型及其特点。

2. 熟悉　药用植物组织培养的方法和基本流程，包括外植体选择和无菌体系建立、中间繁殖体的增殖和生根以及炼苗过程。

3. 了解　组织培养在中药研究中的应用。

能力目标　通过本章学习，掌握药用植物组织培养的方法和基本流程。

【实验概述】

植物的组织培养是利用植物细胞全能性原理（即任何具有完整细胞核的植物细胞，都拥有形成完整植株所必需的全部遗传信息和在一定条件下发育成完整植株的能力），使植物组织在人工培养基的环境中，通过细胞的脱分化和分化作用，快速发育成一株完整的植物的技术。药用植物组织培养作为中药生物工程的核心内容之一，在药用植物的资源保护和可持续利用方面具有重要作用。

实验过程包括培养基的制备、外植体的选择和消毒、培养条件的筛选以及试管苗的移栽等复杂程序。组织培养具有以下优势：快速繁殖优良品种、优良类型和珍贵种质资源，脱除各类病毒，幼化复壮植物，有效地培养创造新品种，直接诱变和筛选出具抗病、抗盐、高蛋白等具有优良性状的品种，保存种质资源，避免基因的丢失和毁灭。

组织培养条件人为控制，组织培养采用的植物材料完全是在人为提供的培养基质和小气候环境条件下生长，摆脱了大自然中节令的规律变化以及不良气候的影响，可以设置对植物生长有利的条件，实现生长周期短，繁殖率高，且管理方便，以利于工厂化生产和自动化控制。

【实验要求】

1. 选择合适的药用植物作为本实验操作对象，以小组（6~8 人）为单位，查阅已成功培养与拟培养对象亲缘关系较近的有关植物组织培养原理及方法和相关应用研究等。总结文献资料，设计出拟采取的实验方案。

2. 对文献内容和设计方案进行交流、讨论。确定具体实验内容和操作方法。

3. 各小组成员以 2~3 人为单元，实施已设定的实验方案。尝试不同的培养条件，观测愈伤组织、试管苗的生长和生根情况。并根据实际情况及时调整培养条件，最后对实验结果进行总结分析。

4. 实验报告以论文形式书写，内容包括题目、摘要、关键词、前言、材料与方法、结果与讨论、结论。讨论部分必须对实验结果和现象作出科学解释。

【实验方法】

1. 实验材料　用于诱导愈伤组织的外植体，可选择药用植物材料的嫩叶片。

2. 培养基

（1）以 MS 为基本培养基，分别附加不同种类和浓度的激素。

（2）诱导培养基参考：① 6 – BA 0.5mg/L（单位下同）；②6 – BA 1.0；③2,4 – D 0.5 + 6 – BA 0.5；④ 2,4 – D 1.0 + 6 – BA 0.5；⑤ NAA 1.0 + 6 – BA 0.5；⑥NAA 1.0 + 6 – BA 1.0。

（3）分化培养基：⑦ MS + NAA 0.5 + 6 – BA 1.0；⑧ MS + NAA 0.3 + 6 – BA 1.0。

（4）生根培养基：⑨ 1/2MS。

以上培养基均添加 3% 蔗糖、0.8% 琼脂粉，pH 为 5.8~6.0。培养温度为（25±2）℃，光照强度 2000 lx，光照时间为 12h/d。

3. 无菌材料的处理　取叶片，用洗洁精水小心清洗其表面并用流水冲洗后，用洁净纱布吸干，于无菌条件下用75%乙醇消毒10秒，无菌水冲洗1~2次，再放入0.1%升汞溶液中浸泡6分钟，无菌水冲洗4次。把叶片切成0.5×0.5cm 大小的方块，分别接种于诱导培养基①~⑥上。放在培养箱中进行培养。

4. 诱导愈伤组织　观察上述接种材料，记录愈伤组织出现的性状、时间等，并拍照记录。

5. 愈伤组织的分化　约40天后，将诱导培养基上符合要求的愈伤组织分别转入不同的分化培养基中进行分化培养。接种30天后记录试验结果并作比较。

6. 根的诱导　当小苗长至 1.5~2.5cm 高时，在无菌条件下将健壮的丛生苗分成单株，转移至生根培养基⑨上诱导生根，观察幼苗生长状况，记录时间和现象。

【实验报告内容】

根据上述实验过程，写出详细的实验报告。对于实验中失败的地方，尤其进行详尽的分析总结。

书网融合……

思政导航

微课

题库

附　录

附录一　常用试剂与配制方法

一、常用的显微化学鉴定试剂

（一）细胞壁性质的鉴别

1. 木质化细胞壁　加间苯三酚试液1~2滴，稍放置，加盐酸1滴，因木质化程度不同，显红色或紫红色。

2. 木栓化或角质化细胞壁　加苏丹Ⅲ试液或紫草试液，稍放置片或微热，显橘红色至红色；遇碱性钾加热，则木栓质或角质溶解成黄色油滴状。

3. 纤维素细胞壁　加氯化锌碘试液，或先加碘试液湿润后，稍放置，再加硫酸溶液（33→50），显蓝色或紫色。

4. 硅质化细胞壁　加硫酸无变化。

（二）细胞后含物性质的鉴别

1. 淀粉粒　加碘试液，显蓝色或紫色。

2. 菊糖　实验材料（桔梗、党参等）在70%乙醇中放置1周后，切成薄片，制片时，加95%乙醇1~2滴使之析出更多的结晶，然后再加入10%α-萘酚乙醇溶液，再加硫酸，显紫红色并溶解。

3. 脂肪油、挥发油或树脂　加苏丹Ⅲ试液，显橘红色、红色或紫红色；加90%乙醇，脂肪油和树脂不溶解（蓖麻油及巴豆油例外），挥发油溶解。

4. 糊粉粒　加碘试液显棕色或黄棕色；加硝酸汞试液，显砖红色。实验材料中若含有大量的油脂，宜用石油醚或乙醚脱脂后进行检查。

5. 黏液　加钌红试液，显红色。

6. 草酸钙结晶　加稀醋酸不溶解，加稀盐酸溶解而无气泡发生；加硫酸溶液（1→2）逐渐溶解，片刻后析出针状硫酸钙结晶。

7. 碳酸钙结晶　加稀盐酸溶解，并产生气泡，与草酸钙结晶相区别。

8. 鞣质　加三氯化铁试液显蓝黑色或黑绿色。

9. 硅质　加硫酸不溶解。

二、形态和组织结构研究用试剂

（一）常用试液的配制

1. α-萘酚试液　取15%的α-萘酚乙醇溶液10.5ml，缓缓加硫酸6.5ml，混匀后再加乙醇40.5ml及水4ml，混匀，即得。

2. 碘试液　取碘化钾7g溶于20ml水中，加入碘2.5g，溶解后，加水至1000ml，即得。

3. 甘油醋酸试液　取甘油、50%醋酸溶液与水各 1 份，混合，即得。

4. 间苯三酚试液　取间苯三酚 0.5g，加乙醇使溶解成 25ml，即得。本液应置玻璃塞瓶内，在暗处保存。

5. 钌红试液　取 10%醋酸钠溶液 1~2ml，加钌红适量使呈酒红色，即得。本液应临用新制。

6. 氯化锌碘试液　取氯化锌 20g，加水 10ml 使溶解，加碘化钾 2g 溶解后，再加碘使饱和，即得。本液应置棕色玻璃瓶内保存。

7. 氢氧化钾试液　取氢氧化钾 6.5g，加水使溶解成 100ml，即得。

8. 氢氧化钠试液　氢氧化钠 4.3g，加水使溶解成 100ml，即得。

9. 水合氯醛试液　取水合氯醛 50g，加水 15ml 与甘油 10ml 使溶解，即得。

10. 苏丹Ⅲ试液　取苏丹Ⅲ 0.01g，加 90%乙醇 5ml 溶解后，加甘油 5ml，摇匀，即得。本液应置棕色的玻璃瓶中保存，在 2 个月内应用。

11. 碳酸钠试液　取水合碳酸钠 12.5g 或无水碳酸钠 10.5g，加水使溶解成 100ml，即得。

12. 碳酸氢钠试液　取碳酸氢钠 5g，加水使溶解成 100ml，即得。

13. 稀醋酸　取冰醋酸 60ml，加水稀释至 1000ml，即得。

14. 稀甘油　取甘油 33ml，加水稀释使成 100ml，再加樟脑一小块或液化苯酚 1 滴，即得

15. 稀硫酸　取硫酸 57ml，加水稀释至 1000ml，即得。本液含 H_2SO_4 应为 9.5%~10.5%。

16. 稀硝酸　取硝酸 105ml，加水稀释至 1000ml，即得。本液含 HNO_3 应为 9.5%~10.5%。

17. 稀盐酸　取盐酸 234ml，加水稀释至 1000ml，即得。本液含 HCl 应为 9.5%~10.5%。

18. 硝酸汞试液　取黄氧化汞 40g，加硝酸 32ml 与水 15ml 使溶解，即得。本液应置玻璃塞瓶内，在暗处保存。

19. 紫草试液　取紫草粗粉 10g，加 90%乙醇 100ml，浸渍 24 小时后，滤过，滤液中加入等量的甘油，混合，放置 2 小时，滤过，即得。本液应置棕色玻璃瓶内，在 2 个月内应用。

20. 组织解离液（Jeffrey 液）　取硝酸 10ml，加入 100ml 水中，混匀；取铬酸 10g，加水 100ml 使溶解。用时将两液等量混合，即得。

（二）显微制片相关试剂的配制

1. 番红染液　番红是一种碱性染料，可使木质化、木栓化和角质化的细胞壁及细胞核中的染色质和染色体染成红色。在植物组织制片中常与固绿配染。常用配方有下列两种。

（1）番红水液　取番红 0.1g，溶于 100ml 蒸馏水中，过滤后，即得。

（2）番红酒液　取番红 0.5g 或 1g，溶于 50%乙醇 100ml 中，过滤后，即得。

2. 固绿染液　固绿是一种酸性染料，可使纤维素的细胞壁和细胞质染成绿色。在植物组织制片中，常与番红配染。常用固绿酒精液，即取固绿 0.1g 溶于 95%乙醇 100ml 中，过滤后使用。

3. 紫草试液　取紫草粗粉 10g，加 90%乙醇 100ml，浸渍 24 小时，滤过，滤液中加入等量的甘油混匀，过滤即得。贮棕色瓶中，在 2 个月内应用。可使脂肪油、挥发油显红色。

4. 稀醋酸　醋酸（6%）可用以区别草酸钙与碳酸钙结晶，前者不溶解，后者溶解并产生气泡。

5. 5%氢氧化钾试液　取氢氧化钾 5g，溶于蒸馏水 100ml 中，即得。用作薄壁组织解离剂。此试液可用 5%氢氧化钠溶液代替。

6. 锇酸试液　取锇酸 0.1g，溶于蒸馏水 5ml 中，即得（此液密塞避光贮存）。脂肪油遇此试液显棕色至黑色，挥发油和树脂均不显色。

7. 三氯化铁试液　取三氯化铁 9g，溶于蒸馏水 100ml。临用时取此液 1ml，加水 9ml 稀释。鞣质及其他多元酚类（黄酮类等）遇此液显蓝黑色或黑绿色。

8. 墨汁 用商品墨汁于临用前加蒸馏水稀释10倍即得，黏液质不着色而显无色透明块状，其他细胞壁及细胞内含物显黑色。

9. 66%硫酸，碘–碘化钾试液 取硫酸66ml，慢慢加入适量（约34ml）蒸馏水中，边加边搅拌，冷后补加少量蒸馏水，使全量为100ml即可。可用于纤维素细胞壁染色，先滴碘–碘化钾试液，稍放置片刻，再加66%硫酸，使含纤维素细胞壁染蓝色。

10. 麝香草酚试液 取麝香草酚1g溶于95%乙醇10ml中。应用时先滴麝香草酚试液，1~2分钟后再加80%硫酸，可使菊糖变成红色。

11. 粘贴剂

（1）明胶粘贴剂 配方为：

明胶	1g
石碳酸结晶	2g
甘油	15ml
蒸馏水	100ml

先将粉末状的明胶徐徐溶入微热（36℃）的100ml蒸馏水中，再加2g石碳酸的结晶与15ml的甘油，搅拌使之完全溶解，然后过滤，存于有瓶塞的瓶中待用。

（2）阿拉伯胶粘贴剂 取少许阿拉伯粉末和少许重铬酸钾结晶，加入蒸馏水（50~100ml）中溶解成淡黄色液即可使用。但要注意随用随配，时间长了效果不好。

（3）甘油蛋白粘贴剂 配方为：

新鲜鸡蛋白	50ml
甘油	50ml
麝香草酚或石碳酸	1g

将以上三者放入烧杯内用玻璃棒搅匀，再用消毒棉或纱布过滤即得，使用期约2个月。

12. 封藏剂（封固剂）

（1）加拿大树脂 用加拿大胶冷杉提取的树脂，为黄棕色浓稠透的液体，用时加二甲苯稀释，其浓度以玻璃棒挑起形成水滴，滴下而不成丝状物为适。

（2）甘油明胶 明胶1份，甘油7份，蒸馏水6份，石碳酸结晶或苯酚适量（约0.15g），使明胶溶于蒸馏水后，加入甘油、石碳酸结晶（每100ml甘油明胶液加1g石碳酸、搅拌均匀后趁热用纱布过滤储存备用。天气寒冷会凝固，用时须加热使其溶解。此试液多用于徒手切片或滑走切片法所切成的组织薄片以及花粉粒、藻类等材料，封藏后可保存数月至2年。

13. 氯酸钾、硝酸 是极强的解离试剂，能使坚硬的材料（木材、种皮等）解离面透明，使用时将材料加硝酸浸盖，然后加入氯酸钾结晶粒。

14. 70%乙醇 对菊糖不溶，可使之成球形结晶析出；对树脂及黏液等也不溶解。此外，在水合氯醛液透化前加70%乙醇少许于材料上，可利用透明剂的透入，先溶去部分细胞后含物。

15. 固定液

（1）FAA固定液 配方：

50%（或70%）乙醇	90ml
冰醋酸	5ml
福尔马林（37%~40%甲醛）	5ml

FAA固定液可用于固定植物的一般组织，是一种应用较普遍、效果较好的固定液，它不仅起固定作用，也是较好的材料保存剂，材料可以保存几个月甚至2~3年仍可使用。此外，经FAA固定的材料，

不需要水洗可直接进行下步的脱水过程。FAA 固定液用作细胞学上固定不及其他专用固定剂；如用于固定植物胚胎材料，可适当改变比例，效果较好，配方为：

50% 乙醇	89ml
福尔马林	5ml
冰醋酸	6ml

（2）卡尔诺（Carnoy's）固定液　配方为：

	C－Ⅰ	C－Ⅱ
纯酒精	3 份	30ml
冰醋酸	1 份	1ml
三氯甲烷	1 份	5ml

尔诺固定液穿透能力强，通常用于细胞材料、根尖、花药等材料的固定。较小材料一般固定 1～2 小时即可，材料在此液中时间不宜过长（最多不超过 24 小时）。因而它不能作保存液，固定后要进行洗涤，再行脱水后保存。

（3）萨斯（Sass's）改良液　由甲、乙两液组合而成，使用前将甲、乙两液等量混合。

甲液配方为：

	S－Ⅰ	S－Ⅱ
苦味酸饱和液	20ml	35ml
福尔马林	10ml	10ml
10% 醋酸	20ml	/
冰醋酸	/	5ml

乙液配方为：

1% 铬酸	50ml

此液适用于花药和胚胎学等材料固定。固定时间为 1～4 小时，但材料可在其中过夜，可直接用 70% 乙醇洗涤，时时更液，直至无黄色为止。如果酒精中放少许氨水，则黄色除去较快。

（4）冷多夫（Randoph）固定液

甲液配方为：

	R－Ⅰ	R－Ⅱ
铬酸	1g	1.5g
冰醋酸	7ml	10ml
蒸馏水	92ml	90ml

乙液配方为：

	R－Ⅰ	R－Ⅱ
福尔马林	30ml	40ml
蒸馏水	70ml	60ml

用时甲、乙两液等量混合。可固定根尖、花药、子房、细胞有丝分裂等材料，能把染色体和纺锤丝显示出来。固定时间为 12～24 小时，固定后用流水冲洗。

（5）铬酸 – 醋酸固定液　配方为如下。

	弱液	中液	强液
10% 铬酸	2.5ml	7ml	10ml
10% 醋酸	5.0ml	10ml	30ml
蒸馏水	92.5ml	83ml	60ml

弱液可用于固定比较柔嫩的材料，如藻类、真菌、苔藓、蕨类等植物；中液可用作固定高等植物的根尖、子房和分离出来的胚珠等材料。固定时间为 24 小时，此液不作保存液，固定后用流水冲洗干净（大约 24 小时）；强液可用于植物组织，如木材、坚韧的叶子、成熟子房等等。固定时间为 24 小时或更长。固定后亦用流水冲洗 24 小时。

（6）包因（Bouin）固定液　配方如下。

苦味酸饱和液（1.5g 苦味酸溶于 100ml 蒸馏水中）	15 份
福尔马林	5 份
冰醋酸	1 份

此液的特点是固定迅速，材料不收缩不变脆，着色效果也好，适合植物一般组织固定，时间为 12 ~ 24 小时，固定后用 50% 或 70% 乙醇冲洗，固定液应现用现配。

（7）萧丁（Sehaudinn）固定液　配方如下。

升汞饱和液	10 ~ 20ml
95% 乙醇或无水乙醇	5ml
冰醋酸（临用前加入）	0.2 ~ 1ml

此固定液可固定单细胞藻类和酵母等材料，固定时间为 5 ~ 10 小时，固定后用 70% 乙醇浸洗，每次加 1 至数滴碘酒以去汞，经 48 小时浸洗后，保存在 70% 乙醇中。

16. 脱水剂　所谓脱水，就是利用某种化学试剂把材料中的水分全部置换出来。用于脱水的试剂称为脱水剂，通常有乙醇、氧化二乙烯、正丁醇、叔丁醇、丙酮、甘油等。这里重点介绍以下两种。

（1）乙醇　是目前制片技术中最常见的一种脱水剂。尽管应用乙醇脱水有容易引起组织发生收缩材料变硬等缺点，但由于应用时间较长，价格又便宜，方法也较简便易行。因此，至今仍普遍应用。脱水过程应由低浓度开始，逐渐替换到高浓度。不可操之过急，否则会使材料严重收缩变形。一般由 30% 乙醇开始，经 50%、60%、70%、80%、90%、95%、100% 乙醇等依次进行。材料在各级乙醇中浸的时间视材料性质、大小情况而定，一般为 2 ~ 4 小时。材料越嫩，含水量越多，乙醇级度间隔应越小。

在用乙醇脱水过程中，配制各级浓度乙醇极其频繁。因此，对各级乙醇浓度的配法，制片工作者应熟练掌握。这里简要介绍两种方法供参考。

1）第一种方法　百分比方法。

100：A（欲配浓度）

X：B（原液浓度）

$X = 100 \times B/A$

式中，X 为已知浓度的乙醇稀释后的容积；A 为欲配浓度；B 为原有乙醇浓度。

例如，将现有 90% 乙醇配成 70% 乙醇时，应如何稀释？将上面各数值代入公式：$X = 100 \times B/A = 100 \times 90/70 = 129$

计算说明：欲配 70% 乙醇，需取 90% 乙醇 100ml，再加水至 129ml（总量）即得。

2）第二种方法　廖维氏定则的应用。该定则的含义是：欲从现在的 v% 乙醇配成 z% 溶液，必须将 Xml 的 v% 溶液加水至 Vml。例如，欲将 95% 乙醇配成 20% 乙醇，其具体配法是：先把 95% 乙醇向量简中注入 20ml，然后，再加水至 95ml 即成。此方法在实际工作中较为方便。根据此法，将药用酒精（95% 乙醇）配成各级浓度的乙醇，如下表。

附表　商用酒精配制成各级浓度乙醇表

已知浓度（%）	95	95	95	95	95	95	95	95	95	95
所需浓度（%）	10	15	20	30	40	50	60	70	80	85
加已知浓度乙醇的量（ml）	10	15	20	30	40	50	60	70	80	85
应加入水量（ml）	85	80	75	65	55	45	35	25	15	10

配制各级浓度乙醇时通常应用 95% 的商用酒精配制，而不用纯酒精制备，否则造成较大的浪费。脱水用过的 70% 以上的酒精可作酒精灯燃料。或回收经蒸馏重新利用。

（2）叔丁醇　是目前应用较广的一种脱水剂。它具有许多优点，如可与水、乙醇及二甲苯等试剂混合。脱水时，可单独或与乙醇混合使用；脱水后不会使组织收缩或变硬，也不必经过透明剂；此外，由于它比熔融的石蜡轻，因此包埋时易从组织中除去。所以应用叔丁醇脱水可以简化脱水、透明、浸蜡等步骤，可逐渐取代乙醇脱水。

17. **透明剂**　在材料脱水以后，还要用一种既能与脱水剂混合又能与包埋剂（如石蜡、火棉胶等）混合的药剂进行处理。其目的是将脱水剂从材料中除去，再将包埋物质渗入材料中去，以便于包埋后进行切片。这种药剂处理能使材料透明，所以称此步骤为"透明"。具有此类作用的试药称为透明剂。此外，切片在染色后和封藏前也要进行透明处理，应用透明剂取代脱水剂，并与封固剂混合，使材料达到透明和封固的目的。常用的透明剂有二甲苯、三氯甲烷、甲苯、香柏油、苯胺油等。其中最常用的是二甲苯。重点介绍如下。

（1）2/3 无水乙醇 + 1/3 二甲苯

（2）1/2 无水乙醇 + 1/2 二甲苯

（3）1/3 无水乙醇 + 2/3 二甲苯

（4）纯二甲苯

为了防止材料收缩，透明过程应由低到高逐级进行，在脱水剂量逐渐减少的同时，使二甲苯逐渐增多。每级停留时间视材料的大小和性质而定，一般在 0.5～2 小时。

附录二　植物组织培养中常用基本培养基配方

单位：mg/L

培养基成分	MS	White	B_5	MT	Nitsch	N_6
KCl		65				
$MgSO_4 \cdot 7H_2O$	370	720	250	370	185	185
$NaH_2PO_4 \cdot H_2O$		16.5	150			
$CaCl_2 \cdot 2H_2O$	440		150	440		166
KNO_3	1900	80	2500	1900	950	2830
$CaCl_2$					166	
Na_2SO_4		200				
$(NH_4)_2SO_4$			134			463
NH_4NO_3	1650			1650	720	
KH_2PO_4	170			170	68	400
$Ca(NO_3)_2 \cdot 4H_2O$		300				
$FeSO_4 \cdot 7H_2O$	27.8		27.8	27.8	27.8	27.8

培养基成分	MS	White	B₅	MT	Nitsch	N₆
Na₂ – EDTA	37.3		37.3	37.3	37.3	37.3
MnSO₄ · 4H₂O	22.3	4.5	10	22.3	25	4.4
MnSO₄ · H₂O						
KI	0.83	0.75	0.75	0.83		0.8
CoCl₂ · 6H₂O	0.025		0.025	0.025		
ZnSO₄ · 7H₂O	8.6	3	2	8.6	10	1.5
CuSO₄ · 5H₂O	0.025	0.001	0.025	0.025	0.025	
H₃BO₃	6.2	1.5	3	6.2	10	1.6
Na₂MoO₄ · 2H₂O	0.25	0.0025	0.25		0.25	
Fe₂（SO₄）₃		2.5				
肌醇	100	100	100	100	100	
烟酸	0.5	1.5	1	0.5	5	0.5
盐酸硫胺素	0.1	0.1	10	0.1	0.5	1
盐酸吡哆醇	0.5	0.1	1	0.5	0.5	0.5
甘氨酸	2	3		2	2	2

附录三　分子生物学常用试剂配制

一、分子生物学常用贮存液的配制

1. 30%丙烯酰胺溶液　将29g丙烯酰胺和1g N,N′–亚甲双丙烯酰胺溶于总体积为60ml的水中。加热至37℃溶解，补加水至终体积为100ml。用滤器（0.45μm孔径）过滤除菌，查证该溶液的pH应不大于7.0，置棕色瓶中保存于室温。

【注意】

丙烯酰胺具有很强的神经毒性，并可以通过皮肤吸收，其作用具累积性。称量丙烯酰胺和亚甲双丙烯酰胺时应戴手套和面具。可认为聚丙烯酰胺无毒，但也应谨慎操作，因为它还可能会含有少量未聚合材料。一些价格较低的丙烯酰胺和双丙烯酰胺通常含有一些金属离子，在丙烯酰胺贮存液中加入大约0.2体积的单床混合树脂（MB–1Mallinckrodt），搅拌过夜，然后用Whatman 1号滤纸过滤以纯化之。在贮存期间，丙烯酰胺和双丙烯酰胺会缓慢转化成丙烯酰和双丙烯酸。

2. 40%丙烯酰胺　把380g丙烯酰胺（DNA测序级）和20g N,N′–亚甲双丙烯酰胺溶于总体积为600ml的蒸馏水中。继续按上述配制30%丙烯酰胺溶液的方法处理，但加热溶解后应以蒸馏水补足至终体积为1L。

【注意】

见上述配制30%丙烯酰胺溶液的注意，40%丙烯酰胺溶液用于DNA序列测定。

3. 放线菌素D溶液　20mg放线菌素D溶解于4ml 100%乙醇中，1∶10稀释贮存液，用100%乙醇作空白对照，读取OD440值。放线菌素D（分子量为1255）纯品在水溶液中的摩尔消化系数为21900，故1mg/ml的放线菌素D溶液在440nm处的吸光值为0.182，放线菌素D的贮存液应放在包有箔片的试管中，保存于−20℃。

【注意】

放线菌素 D 是致畸剂和致癌剂，配制该溶液时必须戴手套并在通风橱内操作，而不能在开放的实验桌面上进行，谨防吸入药粉或让其接触到眼睛或皮肤。作治疗用途的放线菌素 D 制品常含有糖或盐等添加剂。通过测量贮存液在 440nm 波长处的光吸收，可确定放线菌素 D 的浓度。

4. **0.1mol/L 腺苷三磷酸（ATP）溶液**　在 0.8ml 水中溶解 60mg ATP，用 0.1mol/L NaOH 调至 pH 至 7.0，用蒸馏水定容 1ml，分装成小份，保存于 −70℃。

5. **10mol/L 乙酸酰溶液**　把 770g 乙酸酰溶解于 800ml 水中，加水定容至 1L 后过滤除菌。

6. **10%过硫酸铵溶液**　把 1g 过硫酸铵溶解于终量为 10ml 的水溶液中，该溶液可在 4℃ 保存数周。

7. **BCIP 溶液**　把 0.5g 的 5 − 溴 − 4 − 氯 − 3 − 吲哚磷酸二钠盐（BCIP）溶解于 10ml 100% 的二甲基甲酰胺中，保存于 4℃。

8. **2×BES 缓冲盐溶液**　用总体积 90ml 的蒸馏水溶解 1.07g 盐溶液 BES［N,N − 双（2 − 羟乙基）− 2 − 氨基乙磺酸］、1.6g NaCl 和 0.027g Na_2HPO_4，室温下用 HCl 调节该溶液的 pH 至 6.96、然后加入蒸馏水定容至 100ml，用 0.22μm 滤器过滤除菌，分装成小份，保存于 −20℃。

9. **1mol/L $CaCl_2$ 溶液**　在 200ml 蒸馏水中溶解 54g $CaCl_2 \cdot 6H_2O$，用 0.22μm 滤器过滤除菌，分装成 10ml 小份，贮存于 −20℃。

【注意】

制备感受态细胞时，取出一小份解冻并用蒸馏水稀释至 100ml，用 Nalgene 滤器（0.45μm 孔径）过滤除菌，然后骤冷至 0℃。

10. **2.5mol/L $CaCl_2$ 溶液**　在 20ml 蒸馏水中溶解 13.5g $CaCl_2 \cdot 6H_2O$，用 0.22μm 滤器过滤除菌，分装成 1ml 小份贮存于 −20℃。

11. **1mol/L 二硫苏糖醇（DTT）溶液**　用 20ml 0.01mol/L 乙酸钠溶液（pH 5.2）溶解 3.09g DTT，过滤除菌后分装成 1ml 小份，贮存于 −20℃。

【注意】

DTT 或含有 DTT 的溶液不能进行高压处理。

12. **脱氧核苷三磷酸（dNTP）溶液**　把每一种 dNTP 溶解于水至浓度各为 100mmol/L 左右，用微量移液器吸取 0.05mol/L Tris 碱分别调节每一 dNTP 溶液 pH 至 7.0（用 pH 试纸检测），将中和后的每种 dNTP 溶液各取一份作适当稀释，在下表中给出的波长下读取光密度计算出每种 dNTP 的实际浓度，然后用水稀释成终浓度为 50mmol/L 的 dNTP，分装成小份贮存于 −70℃。

碱基	波长（nm）	消化系数（ε）[L/（mol·cm）]
A	259	1.54×10^4
G	253	1.37×10^4
C	271	9.10×10^3
T	260	7.40×10^3

比色杯光径为 1cm 时，吸光度 = εM。

13. **0.5mol/L EDTA（pH8.0）溶液**　在 800ml 水中加入 186.1g 二水乙二胺四乙酸二钠（EDTA − Na·$2H_2O$），在磁力搅拌器上剧烈搅拌，用 NaOH 调节溶液 pH 至 8.0（约需 20g NaOH 颗粒），然后定容至 1L，分装后高压灭菌备用。

【注意】

EDTA 二钠盐需加入 NaOH 将溶液的 pH 调至接近 8.0 时，才能完全溶解。

14. **溴化乙锭（10mg/ml 溶液）**　在 100ml 水中加入 1g 溴化乙锭，磁力搅拌数小时以确保其完全溶解，然后用铝箔包裹容器或转移至棕色瓶中，保存于室温。

【注意】

溴化乙锭是强诱变剂并有中度毒性，使用含有这种染料的溶液时务必戴上手套，称量染料时要戴面罩。

15. **2×HEPES 缓冲盐溶液** 用总量为90ml 的蒸馏水溶解 1.6g NaCl、0.074g KCl、0.027g $Na_2PO_4 \cdot 2H_2O$、0.2g 葡聚糖和1g HEPES，用 0.5mol/L NaOH 调节 pH 至 7.05，再用蒸馏水定容至100ml。用 0.22μm 滤器过滤除菌，分装成 5ml 小份，贮存于 −20℃。

16. **IPTG 溶液** IPTG 为异丙基硫代 − β − D − 半乳糖苷（分子量为238.3），在 8ml 蒸馏水中溶解 2g IPTG 后，用蒸馏水定容至10ml，用 0.22μm 滤器过滤除菌，分装成 1ml 小份，贮存于 −20℃。

17. **1mol/L 乙酸镁溶液** 在 800ml 水中溶解 214.46g 四水乙酸镁，用水定容至 1L，过滤除菌。

18. **1mol/L $MgCl_2$ 溶液** 在 800ml 水中溶解 203.4g $MgCl_2 \cdot 6H_2O$，用水定容至 1L，分装成小份并高压灭菌备用。

【注意】

$MgCl_2$ 极易潮解，应选购小瓶（如 100g）试剂，启用新瓶后勿长期存放。

19. **β − 巯基乙醇（BME）溶液** 一般得到的是 14.4mol/L 溶液，应装在棕色瓶中保存于4℃。

【注意】

BME 或含有 BME 的溶液不能高压处理。

20. **NBT 溶液** 把 0.5g 氯化氮蓝四唑溶解于 10ml 70% 的二甲基甲酰胺中，保存于4℃。

21. **酚/三氯甲烷溶液** 把酚和三氯甲烷等体积混合后用 0.1mol/L Tris·HCl（pH 7.6）抽提几次以平衡这混合物，置棕色玻璃瓶中，上面覆盖等体积的 0.01mol/L Tris·HCl（pH 7.6）液层，保存于4℃。

【注意】

酚腐蚀性很强，并可引起严重灼伤，操作时应戴手套及防护镜，穿防护服。所有操作均应在化学通风橱中进行。与酚接触过的部位皮肤应用大量的水清洗，并用肥皂和水洗涤，忌用乙醇。

22. **10mmol/L 苯甲基磺酰氟（PMSF）溶液** PMSF 成 1.74mg/ml（10mmol/L），分装成小份贮存于 −20℃。如有必要可配成浓度高达 17.4mg/ml 的贮存液（100mmol/L）。

【注意】

PMSF 严重损害呼吸道黏膜、眼睛及皮肤，吸入、吞进或通过皮肤吸收后有致命危险。一旦眼睛或皮肤接触了 PMSF，应立即用大量水冲洗。凡被 PMSF 污染的衣物应予丢弃。PMSF 在水溶液中不稳定。应在使用前从贮存液中现用现加入裂解缓冲液中。PMSF 在水溶液中的活性丧失速率随 pH 的升高而加快，且25℃的失活速率高于4℃。pH 为 8.0 时，20μmol/L PMSF 水溶液的半寿期大约为 85 分钟，这表明将 PMSF 溶液调节为碱性（pH >8.6）并在室温放置数小时后，可安全地予以丢弃。

23. **磷酸盐缓冲溶液（PBS）溶液** 在 800ml 蒸馏水中溶解 8g NaCl、0.2g KCl、1.44g Na_2HPO_4 和 0.24g KH_2PO_4，用 HCl 调节溶液的 pH 至 7.4，加水定容至 1L，在 15lbf/in2（1034×105Pa）高压下蒸汽灭菌 20 分钟，保存于室温。

24. **1mol/L 乙酸钾（pH 7.5）溶液** 将 9.82g 乙酸钾溶解于 90ml 纯水中，用 2mol/L 乙酸调节 pH 至 7.5 后加入纯水定容到 1L，保存于 −20℃。

25. **乙酸钾溶液（用于碱裂解）** 在 60ml 5mol/L 乙酸钾溶液中加入 11.5ml 冰乙酸和 28.5ml 水，即成钾浓度为 3mol/L 而乙酸根浓度为 5mol/L 的溶液。

26. **3mol/L 乙酸钠（pH 5.2 和 pH 7.0）溶液**　在 80ml 水中溶解 408.1g 三水乙酸钠，分别用冰乙酸调节 pH 至 5.2，用稀乙酸调节 pH 至 7.0，加水定容到 1L，分装后高压灭菌。

27. **5mol/L NaCl 溶液**　在 800ml 水中溶解 292.2g NaCl 加水定容至 1L，分装后高压灭菌。

28. **10％十二烷基硫酸钠（SDS）溶液**　在 900ml 水中溶解 100g 电泳级 SDS，加热至 68℃助溶，加入几滴浓盐酸调节溶液 pH 至 7.2，加水定容至 1L，分装备用。

【注意】

SDS 的微细晶粒易扩散，因此称量时要戴面罩，称量完毕后要清除残留在称量工作区和天平上的 SDS，10％SDS 溶液无须灭菌。

29. **20×SSC 溶液**　在 800ml 水中溶解 175.3g NaCl 和 88.2g 柠檬酸钠，加入数滴 10mol/L NaOH 溶液调节 pH 至 7.0，加水定容至 1L，分装后高压灭菌。

30. **20×SSPE 溶液**　在 800ml 水中溶解 17.5g NaCl、27.6g $NaH_2PO_4 \cdot H_2O$ 和 7.4g EDTA，用 NaOH 溶液调节 pH 至 7.4（约需 6.5ml 10ml/L NaOH），加水定容至 1L，分装后高压灭菌。

31. **100％三氯乙酸溶液**　在装有 500g TCA 的瓶中加入 227ml 水，形成的溶液含有 100％（M/V）TCA。

32. **1mol/L Tris 溶液**　在 800ml 水中溶解 121.91g Tris 碱，加入浓 HCl 调节 pH 至所需值。

pH HCl：7.4　70ml　　　　　7.6　60ml　　　　　8.0　42ml

应使溶液冷至室温后方可最后调定 pH，加水定容至 1L，分装后高压灭菌。

【注意】

如 1mol/L 溶液呈现黄色，应予丢弃并置备质量更好的 Tris.

尽管多种类型的电极均不能准确测量 Tris 溶液的 pH，但仍可向大多数厂商购得合适的电极。Tris 溶液的 pH 因温度而异，温度每升高 1℃，pH 大约降低 0.03 个单位。例如：0.05mol/L 的溶液在 5℃、25℃、和 37℃时的 pH 分别为 9.5、8.9 和 8.6。

33. **Tris 缓冲盐溶液（TBS）（25mmol/L Tris）**　在 800ml 蒸馏水中溶解 8g NaCl、0.2g KCl 和 3g Tris 碱，加入 0.015g 酚，并用 HCl 调至 pH 至 7.4，用蒸馏水定容至 1L，分装后在 151bf/in2（1.034×105Pa）高压下蒸汽灭菌 20 分钟，于室温保存。

34. **X–gal 溶液**　X–gal 为 5–溴–4–氯–3–吲哚–β–D 半乳糖苷。用二甲基甲酰胺溶解 X–gal 配制成的 20mg/ml 的贮存液。保存于一玻璃管或聚丙烯管中，装有 X–gal 溶液的试管须用铝箔封裹以防因受光照而被破坏，并应贮存于 −20℃。X–gal 溶液无须过滤除菌。

二、常用抗生素溶液

抗生素	贮存液[a]		工作浓度	
	浓度	保存条件	严紧型质粒	松弛型质粒
氨苄青霉素	50mg/ml（溶于水）	−20℃	20μg/ml	60μg/ml
羧苄青霉素	50mg/ml（溶于水）	−20℃	20μg/ml	60μg/ml
氯霉素	34mg/ml（溶于乙醇）	−20℃	25μg/ml	170μg/ml
卡那霉素	10mg/ml（溶于水）	−20℃	10μg/ml	50μg/ml
链霉素	10mg/ml（溶于水）	−20℃	10μg/ml	50μg/ml
四环素[b]	5mg/ml（溶于乙醇）	−20℃	10μg/ml	50μg/ml

注：a：以乙醇为溶剂的抗生素溶液无须除菌处理。所有抗生素溶液均应放于不透光的容器保存。
　　b：镁离子是四环素的拮抗剂，四环素抗性菌的筛选应使用不含镁盐的培养基（如 LB 培养基）。

三、常用的电泳缓冲液

缓冲液	使用液	浓贮存液（每升）
Tris - 乙酸（TAE）	1×：0.04mol/L Tris - 乙酸	50×：242g Tris 碱
	0.001mol/L EDTA	57.1ml 冰乙酸
		100ml 0.5mol/L EDTA（pH 8.0）
Tris - 磷酸（TPE）	1×：0.09mol/L Tris - 磷酸	10×：10g Tris 碱
	0.002mol/L EDTA	15.5ml 85%磷酸（1.679g/ml）
		40ml 0.5mol/L EDTA（pH 8.0）
Tris - 硼酸（TBE）[a]	0.5×0.045mol/L Tris - 硼酸	5×：54g Tris 碱
	0.001mol/L EDTA	27.5 硼酸
		20ml 0.5mol/L EDTA（pH 8.0）
碱性缓冲液[b]	1×：50mmol/L NaOH	1×：5ml 10mol/L NaOH
	1mmol/L EDTA	2ml 0.5mol/L EDTA（pH 8.0）
Tris - 甘氨酸[c]	1×：25mmol/L Tris	5×：15.1g Tris
	250mmol/L 甘氨酸	94g 甘氨酸（电泳级）（pH 8.3）
	0.1% SDS	50ml 10% SDS（电泳级）

注：a. TBE 溶液久置易产生沉淀，可在室温下用玻璃瓶保存 5×溶液。
　　b. 碱性缓冲液应现用现配。
　　c. Tris - 甘氨酸缓冲液用 SDS 聚丙烯酰胺凝胶电泳。

附录四　推荐参考书目及网站

一、推荐书目

[1]林奈(Carl Linnaeus). 植物种志(Species Plantarum),1753.

[2]本瑟姆(G. Bentham),约瑟夫·胡克(Hooker J. D.). 植物属志(Genera plantrum),1862 - 1883.

[3]杰克逊(B. D. Jackson). 植物文献指南(Guide to the Literature of Botany),1881.

[4]恩格勒(A. Engler),柏兰特(K. Prantl.). 植物自然分科志(Die Naturlichen P flanzen familien),1887 - 1915.

[5]哈钦松(J. Hutchinson). 有花植物科志一. 双子叶植物(The Families of Flowering Plants I. Dicotyledons),1926.

[6]哈钦松(J. Hutchinson). 有花植物科志二. 单子叶植物(The Families of Flowering Plants II. Monocotyledons),1934.

[7]哈钦松(J. Hutchinson). 世界有花植物分科检索表(Key to the Families of Flowering Plants of the World),1968.

[8]韦立士(Willis, J. C. A.). 有花植物和蕨类植物词典(A Dictionary of the Flowing Plants and Ferns),1973.

[9]塔赫他间(A. Takhtajan). 被子植物起源(Origin of Angiospermous Plants),1954.

［10］克朗奎斯特（A. Cronquist）. 有花植物的综合分类系统（An Integrated System of Classification of Flowering Plants）,1981.

［11］侯宽昭. 中国种子植物科属辞典［M］. 北京:科学出版社,1958,1982.

［12］中国科学院植物研究所. 中国高等植物科属检索表［M］. 北京:科学出版社,1979.

［13］中国科学院植物研究所. 中国高等植物图鉴（共 7 册）［M］. 北京:科学出版社,1972 - 1983.

［14］中国植物学会. 中国植物学文献目录［M］. 北京:科学出版社,1983.

［15］中国植物志编辑委员会. 中国植物志（共 80 卷 126 册）［M］. 北京:科学出版社,1993.

［16］杨春澍. 药用植物学［M］. 上海:上海科技出版社,1997.

［17］姚振生. 药用植物学［M］. 北京:中国中医药出版社,2007.

［18］古尔恰兰·辛格. 植物系统分类学——综合理论及方法［M］. 北京:化学工业出版社,2008.

［19］万德光. 中药品质研究——理论、方法与实践［M］. 上海:上海科学技术出版社,2008.

［20］严铸云,张水利. 药用植物学［M］. 北京:人民卫生出版社,2022.

［21］刘春生,谷巍. 药用植物学［M］. 北京:中国中医药出版社,2021.

二、教学资源网站

［1］中国植物志:http://www. iplant. cn/frps

［2］中国植物志英文修订版:http://www. iplant. cn/foc

［3］泛喜马拉雅植物志:http://www. flph. org/

［4］中国植物图像库:http://ppbc. iplant. cn/

［5］中国数字植物标本馆:https://www. cvh. ac. cn/

［6］中国大学 MOOC:https://www. icourse163. org/

［7］学堂在线:https://www. xuetangx. com/

［8］智慧树:https://www. zhihuishu. com/

彩图 药用植物精细解剖摄影图示

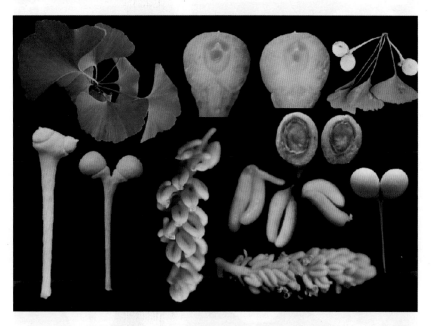

附图 1 银杏 *Ginkgo biloba* 的精细解剖（王光志 摄）

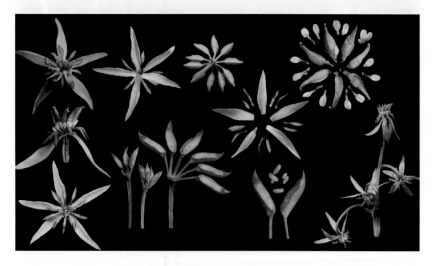

附图 2 黄连 *Coptidis chinensis* 花精细解剖图（王光志 摄）

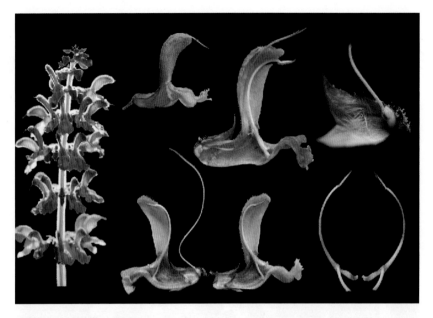

附图 3　丹参 *Salvia miltiorrhiza* 花的精细解剖（王光志 摄）

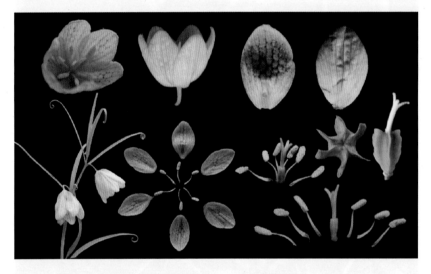

附图 4　浙贝母 *Fritillaria thunbergii* 花的精细解剖（王光志 摄）

参考文献

［1］中国科学院植物研究所．中国高等植物科属检索表［M］．北京：科学出版社，1979.

［2］中国科学院植物研究所．中国高等植物图鉴（共7册）［M］．北京：科学出版社，1972 – 1983.

［3］中国植物志编辑委员会．中国植物志（共80卷126册）［M］．北京：科学出版社，1993.

［4］侯宽昭．中国种子植物科属辞典［M］．2版．北京：科学出版社，1998.

［5］杨春澍．药用植物学［M］．上海：上海科技出版社，1997.

［6］郑汉臣．药用植物学［M］．北京：人民卫生出版社，2000.

［7］姚振生．药用植物学实验指导［M］．北京：中国中医药出版社，2003.

［8］姚振生．药用植物学［M］．北京：中国中医药出版社，2007.

［9］严铸云 药用植物与中药鉴定实验［M］．北京：科学出版社，2008.

［10］严铸云，张水利．药用植物学［M］．北京：人民卫生出版社，2022.

［11］刘春生，谷巍．药用植物学［M］．北京：中国中医药出版社，2021.

［12］窦晓兵．生物学实验教程［M］．厦门：厦门大学出版社，2012.

［13］谈献和、王冰．药用植物学实验指导［M］．北京：中国中医药出版社，2014.

［14］李会军．生药学实验与指导［M］．北京：中国医药科技出版社，2022.

［15］万德光．中药品质研究——理论、方法与实践［M］．上海：上海科学技术出版社，2008.

［16］古尔恰兰·辛格．植物系统分类学——综合理论及方法［M］．北京：化学工业出版社，2008.

［17］陈士林．中国药典中药材DNA条形码标准序列［M］．北京：科学出版社，2015.

［18］马炜梁．中国植物精细解剖［M］．北京：高等教育出版社，2018.

［19］黄璐琦．分子生药学［M］．北京：人民卫生出版社，2021.

［20］李和平．植物显微技术［M］．2版．北京：科学出版社出版社，2019.